后浪

The
Happy
BRAIN

The Science of Where Happiness
Comes From, and Why

神经科学家揭秘大脑的快乐真相

Dean Burnett

[英] 迪安·博内特 著   周东 译

我的快乐还有救吗

海峡出版发行集团
THE STRAITS PUBLISHING & DISTRIBUTING GROUP | 福建教育出版社

致所有购买我第一本书的读者，

这全都怪你们！

简　介

一位智慧的哲人曾经说过："快乐，快乐，这是我所拥有的最高天赋。"应该是亚里士多德吧？我想。又或者是尼采？听上去像是他会说的话。无所谓，反正这个观点是正确的，快乐非常重要。

然而，是什么令人快乐呢？为什么不同的人会在不同的时间，因为不同的事情而感到快乐呢？快乐的"意义"究竟是什么？它是否真的存在？我之所以对此感兴趣，是因为我计划要写第二本书了，却不知道该写些什么。被我问到的每个人都给出了不同的建议，但最终都会加上一句："就写那些让你感到快乐的东西啊！"作为一个非常较真的科学思维派，我试着去查阅了一下：是什么"真正"让我们快乐？可我只找到了连篇累牍的管理学流行语和技巧、鸡汤哲学、自助手册以及人生导师等，尽是些程度不同的含糊其词。而且他们所有人都坚持认为自己掌握了快乐的秘密，无论对谁都适用。我倒不是特别介意，可他们的这些"秘密"都互相矛盾，说明其中有不少或许是在胡扯。

我举几个例子，这是英国声名狼藉的《每日邮报》(*Daily Mail*)上的一些真实头条："忘了钞票吧——性爱和睡眠才是快乐的关键""快乐的关键？从年薪5万英镑开始""为什么快乐的秘诀是有37件可穿的衣服""像对宝宝那样呵护自己是快乐的关键吗？""55岁以上人士的快乐之本？买个新宠物，然后每月来趟在小酒馆吃午餐的一日游""快乐的关键？到街上派发蛋糕吧"，诸如此类。至于怎么看就要靠读者自己的判断力了。

对于一个像我这样的神经科学博士、科普作者以及大脑相关新闻的主流评论意见领袖，更让我恼火的是，这里有许多所谓的"秘诀"都涉及我的学科领域，或者说常常貌似言之凿凿、实则暧昧不明地提到某些与脑功能相关的方面，例如"多巴胺"或"催产素"或"情绪中枢"，来佐证自己的说辞。如果你是神经科学领域经验丰富的同道中人，那你很容易就会看出有些人只是在借用该领域中的术语，好让自己的话听起来靠谱，而不是真的对此有一丁点实用的理解。

然后我想到，你猜怎么着？如果他们打算假借我的领域之名，起码得花点儿力气、上点儿心吧。诚然，大脑并不完美——我往往是第一个指出这一点的人，可它仍然是最奇妙且复杂得令人难以置信的研究对象。要真正解释大脑如何处理快乐，单靠两行含糊的总结或者寥寥几句听上去特别专业的术语肯定远远不够，它需要整整一本书……

就在那一刻，我终于恍然大悟。我可以写那本书！那本关于大脑究竟如何在最基本的层面上处理快乐的书，也就是此刻你手上拿着的这本书。要说我对什么事最在行，那就是对再微小的疏漏也愿意投入百倍的精力将它纠正过来，哪怕造成这些问题的责任方从始至终都没有意识到我的存在。

所以，这是一本关于快乐和它在大脑中源自何处的书。它由什么引发，以及为什么？是什么让我们的大脑如此喜欢某些东西，而不是另外一些？有没有什么屡试不爽的办法，能够在任何人的大脑中引起快乐，一如许多人声称的那样，仿佛快乐就是敲一串密码后登录网上银行账户？永恒的快乐究竟存不存在——以及它值不值得追求？日复一日、年复一年地不断体验相同的事情，到底是会把我们推向疯狂的边缘，还是会为我们带来持久的满足？还有更多类似的问题。

仅根据那些所谓的快乐"秘诀"是如此千差万别这一点，就足以非常清楚地做出判断：快乐毋庸置疑具有强烈的主观色彩。我们对于什么能够或者将会带来快乐都有着非常不同的认知，答案可以是财富、名誉、爱情、性、权力、欢笑等。然而，我们只能确定什么对"自己"有奇效。所以，我想要囊括来自各行各业有着完全不同人生历程的一个大范围人群，来看看到底什么让他们快乐（或不快乐）。以此为起点，我采访了许多舞台和荧幕上的明星、百万富翁、顶尖科学家、记者、驱鬼师和一个……这么说吧，在我以前做的所有研究中，"性爱地牢"这个词都没有如此随意而频繁地出现。

当然我需要先提醒你一下，写作本书的初衷并不是提供一本自救书，或是展示一个如何让生活变得更快乐、更充实的范本，或是其他任何类似的想法。我纯粹只是对大脑和它的功能赞叹不已，其中之一就是让我们体验到快乐。我的目标就是尽我最大的努力，为你解释它如何做到这一点。我希望这能令你快乐——如果你还是不快乐，我也能理解。

而且一旦读过此书，你也会理解的。

目　录

第1章

大脑中的快乐

你愿意被塞进管子里吗？头朝里的那样？

先别急着回答，我还没有说完。

你愿不愿意头朝里地被塞进一根又冷又狭窄、你还不能动的管子里？一次持续数个小时？那根管子会发出非常大的噪声——一种持续不断的咔嗒声和尖叫声，仿佛它是一只愤怒的金属海豚？

几乎所有被问及这个问题的人都会说"不"，接着急忙去找附近的安保人员。然而请你想象一下，有的人不仅同意这么做，而且还心甘情愿地主动要求这么做，甚至反复去做！这会是什么样的人呢？

那就是我啦！是的，我已经这么做过许多次了。如果再次被问到，我依然会欣然同意。我并没有什么奇怪又特异的癖好，但我是个神经科学家，一个热衷于大脑研究的学徒和科学狂热分子，所以在过去的日子里，我已经志愿参加了许多神经科学和心理学实验。从21世纪初开始，许多这类实验都需要使用fMRI来对我的大脑进行探测。①

MRI是磁共振成像（Magnetic Resonance Imaging）的缩写，这是一种复杂的高科技检测操作，使用强磁场、电磁波以及许多其他类型的科技魔法来获取活人体内非常精细的影像，从而揭示诸如骨裂、软组织肿瘤、肝损伤和外星寄生虫（大概吧）等问题。

不过，更加仔细的读者一定已经发现了，我前面说的是fMRI。这个"f"非常重要。它是"功能性（functional）"的缩写，所以这项技术的全称是"功能性磁共振成像"。这意味着，用来探查身体结构的同一种方法也能在经过调整后用于观察"工作中的大脑的活动"，使我们亲眼看见那些构成大脑的无数神经元之间的相互作用。听上去可能不怎么有吸引力，但这种活动究其本质而言，构成了我们心智和意识的基础，就像无数的单个细胞构成了我们的身体（细胞以复杂的方式连接形成组织，组织再以复杂的方式连接构成器官，器官进一步连接起来成为一个功能性实体，那就是你）。从科学角度来说，这已经相当牛了。

----

① 必须承认，我为了制造戏剧效果而刻意让它听上去比实际情况糟糕很多。你也能巧言令色地使一些日常体验听起来糟糕透顶，例如："你想不想被扒光衣服后塞进一个高科技棺材里，再让有害辐射轰炸你的全身？"这听上去是个十足恶劣的体验，但实际上，太阳灯浴床可是非常受欢迎的。——作者注（若无特殊说明，本书脚注均为作者注）

但是……我为什么要跟你们说这些呢？我们本该去找快乐的来源，说这些神经成像先进技术的细节有什么用呢？这个嘛，尽管我不否认讨论神经成像的复杂方法确实能让我快乐，但其实这里还有一个更加简单的原因。

你想知道快乐从哪里来，对吗？那么，什么是快乐呢？它是一种感觉，或是一种情绪、一种心情、一种精神状态，或是类似这样的东西。无论你怎么定义它，都很难否认，从最基础的层面而言，快乐是我们大脑的某种产物。所以好了，快乐源自大脑。这下我们用一页的篇幅就总结了一切，对吗？

错。尽管快乐源自大脑这句话在技术层面上是"正确"的，但它在本质上却是毫无意义的表述。因为从逻辑上来说，"一切"都源自大脑——我们所感知、记忆、思考和想象的一切。人类生命中的各个方面都或多或少涉及大脑。尽管重量只有几磅，[①]人类大脑的工作却繁重得出奇，每秒钟都有数以百计的不同区域在执行数以千计的各项任务，为被我们视作理所当然的存在感提供丰富的细节。所以，快乐**当然**是源自大脑的。这结论就和当别人问你"南安普敦在哪里"时，你回答"在太阳系"一样准确但毫无助益。

我们需要知道的是，快乐究竟源自大脑的**什么地方**。是哪个部分产生了它？哪个脑区是它的基础？又是哪个区域负责识别那些能够引起快乐的事件？为此，我们必须能够透视一个快

---

① 人类大脑约重3磅，相当于1.3千克至1.4千克。——译者注

乐的大脑，看看到底发生了什么。这不是件容易的事，想要做到这一点，我们必须依赖复杂的神经成像技术，例如fMRI。

瞧，我就跟你说这是有关系的吧！不幸的是，这个特别的实验目前还面临着几个障碍。

首先，一台可靠的MRI扫描仪重达数吨，耗资数百万，并且它产生的磁场强得足以令办公椅以致命的速度飞过房间。另外，即使有一台这样的超级机器供我使用，我也拿它无能为力。我已经多次进入这种机器接受检查，但那并不意味着我知道如何操作，就像搭乘过长途航班并不意味着我成了飞行员。

我自己的神经科学研究方向是记忆形成的行为学[1]。尽管这听上去令人印象深刻，它复杂而细致，但大多数时候只涉及构建精巧（但廉价）的迷宫供实验动物探索，然后看它们如何突围。有趣的确是很有趣，却意味着我有自信能驾驭的最危险的工具就只有美工刀而已——即使如此，大多数人为了以防万一，依然会在我操作时离开房间。我从未获准靠近像MRI扫描仪这么精密的东西。

然而，我的好运来了。我住的地方离CUBRIC——卡迪夫大学脑研究影像学中心（Cardiff University Brain Research Imaging Centre）——很近，也就是我志愿参加那些研究的地方。当我在卡迪夫心理学学院（Cardiff Psychology School）获得博士学位时，这个中心尚在建设中，等到它完工开放时我恰好刚刚离开。老实说，这种时序真是恶意满满，仿佛整个研究所都在说："他走了吗？很好，现在我们可以把好东西亮出来了。"

CUBRIC是一个开展最前沿人类脑功能研究的绝佳场所，让我倍感幸运的是，我有朋友在那里工作。克里斯·钱伯斯（Chris Chambers）教授就是其中一位，他是大脑成像技术领域的著名专家和研究者。他很乐意与我会面，并讨论我那关于在大脑中定位快乐的计划。

然而，这将是个业务会议，不是社交聚会。如果我要说服一位教授允许我动用他那价值连城的设备，来展开我自己的关于大脑如何处理快乐的研究，我必须确保自己做足了功课。那么，对于大脑中快乐的机制问题，现在科学界已经知道了些什么？或者说有哪些猜想呢？

快乐化学

如果你想知道是大脑中的哪一块负责快乐，不妨先来思考一下大脑的那一"块"指的是什么。尽管大脑常常被认作一整个（丑得令人发指的）物体，但它可以被分解为大量独立的组成部分。①大脑有两个半球（左与右），分别由四个不同的脑叶构成（额叶、顶叶、枕叶和颞叶），每个脑叶又包含许多不同的脑区和核团。所有这一切，都是由大脑中被称为神经元（neuron）的细胞，以及其他被称为胶质细胞（glia）的生命支持细胞组成的，后者负责维持一切的功能运转。每一个细胞

―――――――――

① 在此声明，在任何情况下你都不应该真的试图把大脑从物理上分割成各个部分。这会让你的研究对象立即死亡，你也会被终身囚禁。

在本质上都是化学物质的复杂排布。所以我们可以说，与大多数器官和生命体一样，大脑也是一大堆化学物质。这些化学物质的排布形式复杂得令人窒息，但它们仍然是化学物质。

公平地说，我们还可以做进一步拆分。化学物质由原子构成，原子则由电子、质子和中子构成，后面这些又由胶子（gluon）等基本粒子构成。随着继续深究物质本身的基本构成，我们最终会陷入复杂的粒子物理学（particle physics）领域。然而，有些化学物质在大脑中的功用超越了其基本的物理结构，也就是说，在充当细胞构建材料之外，它们还有更加"动态"的功能。这些化学物质就是神经递质（neurotransmitter），它们在大脑运作过程中发挥着至关重要的作用。如果想要寻找那些最简单、最基本，同时又对我们如何思考和感知发挥着重要影响的要素，那无疑就是它们了。

究其本质，大脑就是一个由神经元构成的巨大而无比复杂的实体。大脑的运作依赖于这些神经元，而它的所有功能也都是由神经元在不同活动模式下产生的。单个电化学信号，也就是一种名为"动作电位（action potential）"的神经脉冲，会沿着神经元传播，当它到达轴突末端时，就会传递给下一个邻接的神经元，直到最终到达应该去的地方。你可以把它想象成1安的电流①，沿着电路从发电站传输到你床边的夜灯。对这么不起眼的东西而言，它的传输距离着实令人惊叹。只是我们已

---

① "安培"与"放大器（ampere）"在英文中缩写类似，此处为作者的小幽默，但中文语境下并无有效类比。——译者注

经对此习以为常，甚至根本不会在意。

这些信号——动作电位——的模式和频率千差万别，负责传递它们的神经元链也可能长度惊人，并且拥有仿佛无穷无尽的分支。以几乎所有功能脑区间的普遍连接为基础，人类大脑可以产生数十亿种模式，支持数万亿种可能的计算。这就是大脑如此强大的原因。

暂且稍退一步说，这些信号在哪个部位从一个神经元传递到下一个神经元显然非常重要。事件发生在两个神经元交会的地方，也就是所谓的突触（synapse）。然而，事情在这里就有点奇怪了：两个神经元之间并没有明确的物理接触，突触本身其实是它们之间的缝隙，而不是一个实体。那么，如果彼此间都不接触，信号如何从一个神经元传递到另一个呢？

答案就是神经递质。信号传递到了神经链中第一个神经元的末端，引起神经元向突触中释放神经递质。递质随即与第二个神经元上的专用受体相互作用，在该神经元中引发神经信号，接着继续向下一个神经元传递。如此这般，周而复始。

譬如有一条重要的信息，由中世纪军队中的侦察兵密探发送给身在总部的指挥官。这条信息被写在一张纸上，由一位士兵徒步递送。他来到河边，需要将情报送到对岸的营房。于是，他把密文绑在弓箭上射到了对面。在那里，另一位士兵会把它捡起，然后继续踏上去往大本营的旅程。神经递质就好比这支箭。

大脑中存在着各种各样的神经递质，具体使用哪种特定的神经递质，会对下一个神经元的活动和行为产生明显的影响。当然，前提是下一个神经元的细胞膜上存在着对应的受体。神经递质只有在找到与其相互作用的受体时才能发挥作用，有点像一把钥匙只能打开配套的那一把或那一系列锁。回到前面士兵的比喻，这就像那份情报是加密的，只有来自同一支部队的人才能解读。

这份情报中可能包含多种不同的指令：攻击、撤退、集结部队、防御左翼等。神经递质也具有类似的灵活性。有些神经递质能增强信号的强度，有些则使之衰减；有些会终止信号，有些则干脆引起完全不同的反应。我们现在探讨的可都是细胞，而不是那些没有生命的电缆，细胞的反应方式五花八门。

正是因为这种机制具有的多样性，大脑往往会在特定的脑区使用特定的神经递质，来满足特定的角色和功能需求。因此，考虑到这一点，有没有可能存在一种神经递质——一种化学物质，专门用来产生快乐呢？或许你会感到惊讶，但这个想法并非多么不切实际。符合条件的物质甚至有好几种呢！

多巴胺（dopamine）就是一个明显的例子。多巴胺是大脑中一种具有多种功能的神经递质，但它最确定也最广为人知的功能之一，就是在奖赏与愉悦中的功能。[2] 多巴胺是支撑中脑边缘系统奖赏通路（mesolimbic reward pathway）中一切活动的关键神经递质，基于这一事实，这条通路有时也被称为多巴胺能奖赏通路（dopaminergic reward pathway）。每当大脑发现我们做了让它认可的事情（口渴时喝水、从险境中脱身、与伴侣亲密接触等）时，一般都会对此加以奖赏，即通过释放多巴胺来让我们体验到短暂但强烈的愉悦感。愉悦感就会带来快乐，对不对？多巴胺能奖赏通路就是负责处理这一过程的脑区。

还有证据提示，一种奖赏或体验的"意外"程度也会影响多巴胺的释放。一件事情越是出乎意料，就越能让我们乐在其中，而这似乎取决于大脑派发了多少多巴胺。[3]"意料之中"的奖赏伴随着最初的多巴胺快速释放，之后便消退了。而"意料之外"的奖赏会在奖赏体验之后的更长一段时间内，都保持更高水平的多巴胺释放。[4]

用现实生活中的具体情况来说明，就是如果在发薪日你看到账户里多了一笔钱，那就是可预期的奖赏。反过来，如果在一条旧裤子的口袋里翻出20英镑，那就是意外之财了。后者的金额要少得多，却有"更大"的收获感，因为你本身并没有任何预期。而这个，起码就科学家们所知，会引起更多的多巴胺释放。[5]

同样的，预期奖赏的"缺失"（例如发薪日你的银行账户没有收到工资）似乎会造成多巴胺显著"下跌"。类似的事件都会令人不快且备感压力。因此，对我们享受生活的能力而言，多巴胺显然不可或缺。

但是，正如前面已经提到的，支持愉悦和奖赏只是多巴胺在大脑各部分所发挥的众多不同功能之一。是不是还有其他的化学物质，在引起愉悦方面更加专一地发挥着作用呢？

当然，神经递质内啡肽（endorphin）是众多引起愉悦的化学物质的"爹中爹"。无论释放的原因是大啖巧克力，还是激情的性爱，内啡肽都能带来美妙而强烈的、令人目眩又温暖的感觉，使人浑身舒畅，直呼妙不可言。[6]

内啡肽的效用是不应该被低估的。如海洛因和吗啡这种强效阿片类药物之所以能发挥作用，就是因为它们能触发我们大脑和身体内的内啡肽受体。[7]显而易见，这能带来愉悦感（因此滥用者的数量多到触目惊心），但这些药物也会很明显地造成衰弱。那些陷入强效阿片类药物引起的"嗨"状态下的人，除了目光呆滞和偶尔流涎之外再做不了什么事情。而且某些估算结果提示，海洛因的效能"仅有天然内啡肽的20%"！比最具成瘾性的毒品还要强效5倍的物质，居然就在我们的大脑里徘徊着——我们还能有所作为简直就是个奇迹。

对那些追求快感的人来说，这可能是个坏消息，但对人类机能运作而言却是个好消息：大脑在运用内啡肽时非常谨慎。大脑释放内啡肽最常见的情况是去应对严重的疼痛和压力，分娩就是个不错的例子。

母亲们会用许多词汇去描述分娩，包括"奇迹""不可思议""惊人"等，"令人愉快"这种说法却鲜少出现。尽管生育将女性的身体机能逼至极限，她们还是撑过来了，而且往往还会再次尝试。这是因为人类女性已经演化出许多不同的适应性策略来帮助分娩，其中之一就是在过程中蓄积和释放内啡肽。

大脑释放出内啡肽来减轻疼痛，使之不至于达到令心跳停止的程度（这是有可能发生的[8]）。内啡肽也是促成女性在婴儿出生的那一刻体验到欣喜若狂之感的原因之一（当然也可能只是因为她们终于解脱了）。要不是因为有它，生孩子这件已经够折磨人的事情还会变得更糟。

上面只是一个极端案例。其实还有许多别的方法可以让我们经受足够的疼痛和压力，诱发内啡肽的释放。譬如作为一个男人，却要去告诉母亲们其实分娩的体验还不算太坏，或者让身体经历其他生理极限。跑马拉松的人们会描述一种"奔跑的快感"，那是因为当身体被压榨到一定程度后，大脑会使出全部撒手锏来压抑所有酸痛，产生极度美妙愉快的体验。

因此，我们也可以说，内啡肽的功能并不是用来引起愉悦，而是避免疼痛。或许给内啡肽贴上"引发快感"的标签，就像把消防车描述为"让东西变得湿漉漉的机器"：没错，它的确可以做到这一点；但是不对，这不是它的"用途"。

有些人认为，内啡肽只有在达到"可检测"的浓度水平时才具有减轻疼痛的功能，这时它的功能才会被人们注意到。[9]然而有证据表明，较低浓度的内啡肽能发挥更基础的作用，也就是协助行为调控和任务管理。通过与调控压力和动机的神经系统之间复杂的相互作用，[10]内啡肽系统帮助我们感知到某件事情"已经完成"。当有重要的任务需要执行时，我们就会产生压力；而当我们完成这项任务后，大脑会释放微量的内啡肽来让我们产生"完事收工"的感觉。确切地说，这算不上什么愉悦感，却有益身心，并且能减轻压力，促进我们的健康和幸福感。[11] 这也进一步证明了内啡肽的预防性功能有助于维持快乐。

关于多巴胺和内啡肽的解读都存在同一个问题，那就是假设"快乐"等同于"愉悦"。尽管很有可能（甚至很常见）人在体验愉悦时会感到快乐，但真正的快乐所需要的远远不止这一点。人生可不是一连串极乐时刻。快乐还取决于知足、自得其乐、爱、人际关系、家、动力、健康，以及许多其他在社交媒体上被广为转发的鸡汤词汇。是否有什么化学物质能够支撑这些更加"深远"的东西呢？或许吧。

催产素（oxytocin）就是有力的竞争者之一。它声名显赫，常被称为"迷情荷尔蒙"，或是"拥抱激素"。无论现代媒体持怎样的观点，人类基本上还是一个非常友好的物种，为了得到快乐，一般会积极地"寻求"与他人建立社会纽带。这种纽带越亲密、越强烈，就越具有重要性。爱人、亲属和密友之间的社会纽带，往往会让人们获得长期的快乐。催产素对以上种种都至关重要。

让我们再次回到分娩过程。催产素最为人熟知的一面，就是它是一种在生产和哺乳阶段大量分泌的化学物质。[12] 它是人类个体间最基本联系的关键，能够促进母亲与婴孩间瞬时建立起牢固的纽带。它存在于乳汁中，并且会刺激乳汁分泌。[13] 然而，催产素后来被发现与别的许多不同的情境也有关系：性欲的激发和反应、压力、社会交往、忠诚度，此外毫无疑问还有更多。

这就带来了一系列奇怪的后果。例如，催产素对于形成和巩固社交纽带非常重要，但它也会在性交的过程中释放。这或许就解释了为什么所谓的"床伴关系"（即有肉体上的亲密接触，但没有稳固的关系或承诺的朋友）竟如此难以维系。有赖于催产素的帮助，性行为可以显著改变我们对伴侣的感受，将单纯的肉体吸引力转变为发自内心的情感和渴望。催产素在"造爱"的过程中"造出了爱情"。

尽管催产素对女性的影响大过男性，但它对男性的影响也不容小觑。举例来说，有一项研究结果显示，服用催产素后，有伴侣的男性会比单身男性更多地在社交场合中与有魅力的女性保持距离。[14] 该研究的结论是，提高催产素的水平能让男性对他们的伴侣更忠诚，使他们更多地意识到自己的行为给对方造成的影响。也就是说，他们会更加谨慎地与陌生美女互动，尤其是有其他人在场的时候。大体上，我们可以认为催产素能强化已有的浪漫关系。但是仅靠它并不能"凭空创造"出这种表现，因为单身男性并无类似的行为。

可以讲的东西远不止这些，但我想说明的重点是，催产素对于人类大脑感知爱情、亲密、信任、友谊和社交纽带都不可或缺。就算是最善于讽刺挖苦的虚无主义者也应该会认同，这些东西对持久的快乐来说非常重要。那么，是不是催产素就能带来快乐呢？

并非如此。和大多数事情一样，催产素也有它的阴暗面。

譬如说，增强我们与某一个体或群体之间的社交纽带，可能相应地会增强我们对处于纽带之外的其他人的敌意。一项研究发现，服用催产素的男性会更快地将一些负面特点归咎于其文化或族裔背景之外的人。[15] 或者换另一种方式来说，催产素会让我们成为种族主义者。如果种族主义是快乐的基础要素，那我还真不确定人间是否值得。

当然也没有必要这么极端；你或许也曾目睹某人（或者这个某人就是你自己）在看见自己心仪的对象与另一个人进行过分热情的互动时，表现出强烈的嫉妒和鄙夷——甚至还有憎恶。而"激情犯罪"这回事的存在本身，就足以体现这种反应有多么激烈并具有破坏性。可以用很多词汇去描述一个妒火中烧或被无端猜忌控制住的人，"快乐"却显然不在此列。催产素或许对社交纽带至关重要，但并不是所有的社交纽带都能带来快乐。事实上，它有时可能把我们引向另一端。

也许我们的整个探讨方式有点舍近求远了？既然愉悦和亲密被视为能"带来"快乐，那么任何引发这两者的化学物质就仅仅是间接地"引起"快乐了。有没有什么化学物质能够直接让我们快乐起来呢？

5-羟色胺（serotonin）或许能做到。这是一种在许多神经生物过程中会被用到的神经递质，因此它也具有多种功能，例如促进睡眠，控制消化，以及——与我们关系最密切的——调节情绪。[16]

5-羟色胺似乎对我们能否达到一个好的情绪状态，也就是"快乐",至关重要,目前最常用的抗抑郁药就是通过增加大脑中 5-羟色胺的水平来发挥效用。我们现有的认知表明,抑郁的产生就是因为 5-羟色胺水平的降低,而这是一种可以改善的情况。

百忧解（Prozac）及类似药物都被归至缩写为 SSRI 的类型,即选择性 5-羟色胺再摄取抑制剂（selective serotonin reuptake inhibitor）。当被释放到突触中发挥信号传递作用后,5-羟色胺并未被降解或摧毁,而是被重新吸收回到神经元。SSRI 类药物基本能够阻止这种重吸收的发生,使 5-羟色胺不再是在突触中如昙花一现般发挥短促的活性,而是能够长时间地产生效用,因为它一直完整地存留在突触中,不停地触发相关受体。你是否经历过烤面包机老化的情况?它总是在面包烤好之前把它们弹出来,所以你不得不设置更长的时间才能得到想要的烘烤程度。5-羟色胺的情况就与此类似,而且这样做能治疗抑郁症。因此,5-羟色胺显然就是那个带来快乐的化学物质了,对吗?

不对。事实上（迄今为止）没有人真的知道 5-羟色胺的增加在大脑里究竟"做"了什么。如果单纯只是因为缺乏足够的 5-羟色胺来引起快乐,那抑郁症应该是可以轻易解决的问题。考虑到我们的代谢速度和大脑的运作方式,SSRI 类药物几乎可以说在瞬间便让 5-羟色胺的水平上升了。但是,绝大多数 SSRI 在正常剂量下都需要服用**数周**时间才能起效。[17] 很显然,快乐的情绪不仅仅依赖于 5-羟色胺,一定还有什么别的东西在间接地发挥作用。

或许问题的核心正是这种探讨方式。我们大可以按照自己的喜好把强大的神经特性归因于简单的分子，但这并不代表事实就是如此。如果我们审视四周，就会发现许多文章和专栏都在传授如何破解"快乐荷尔蒙"或是类似的技能，声称一些简单的饮食和锻炼技巧就能提高大脑中相关化学物质的水平，给我们的人生带来持久的满足和享受。遗憾的是，这是对一系列超级复杂进程的过度简化。

总而言之，把快乐构建在某种特定化学物质上的方法似乎是错误的。这些化学物质都有参与，但并不是**原因**。一张50英镑的纸币有价值，而且它由纸张印制而成，但是它的价值并不**在于**它是张纸。或许上述提到的化学物质之于快乐，就像纸张与货币之间的关系。它们令快乐成为可能，但在绝大多数情况下，它们的作用还是偶然的。

去让你开心的地方

那么，如果快乐不是由特定的化学物质引发的，那么它可能来自大脑的哪个部分呢？是否存在一个专门负责处理快乐的"脑区"呢？这个脑区是否从大脑的其他部位获取与我们的体验相关的信息，然后进行评估，识别出它们应该让我们快乐，继而引发这种令人苦苦探求的情绪状态呢？如果把那些化学物质比作燃油，这个脑区岂不就是发动机了？

这种可能性肯定是存在的，但想要得出任何结论都必须小心谨慎。具体原因如下。

我撰写这部分内容的时间（2017年中期），正是作为神经科学家的好时候。关于大脑及其运作方式的科学研究在主流媒体上大放异彩：美国和欧洲公布了重金投资的重大脑科学项目，[18] 探索大脑及其工作机制的书籍和文章目不暇接，关于大脑的最新突破或发现成为日常新闻头条，诸如此类。对神经科学来说，这真是令人兴奋又充满机遇的时代。

但是，这种主流关注也有其不利的一面。比方说，如果你想要在报纸上报道什么，它必须能够被读者理解，而他们中的绝大多数都不是受过训练的科学家。因此，就需要对报道进行简化，并去掉各种专业术语。另外，它还必须足够精简，这在如今竞争白热化、对吸引眼球和概括提炼的追求达到极致的媒体环境下简直是金科玉律。如果你曾阅读过任何科学出版物，就会知道大多数科学家不这么撰写报告。所以，要把以精巧设计的实验为基础的、烦冗难懂的技术报告翻译成简单易懂的版本，意味着要对其进行大刀阔斧的修改。

如果足够幸运，那么操刀进行修改的或是训练有素的科学记者，或是经验老到的科学通讯作者。他们理解主流媒体的需求，同时也对内容有充分的把握，清楚哪些信息是重点，而哪些为方便理解可以删除。不幸的是，很多时候负责修改的并不是这类人。此人可能是报社里一个经验不足或不合格的记者，甚至是名实习生，^① 也有可能是完成相关研究的大学或研究所的宣传部，想要给自家的工作和努力争取知名度。

无论是谁，他们的修改编辑往往会扭曲原初的故事，甚至做出错误的解读。如果我们再考虑一下其他可能导致真实信息被歪曲的因素（为了吸引关注而进行夸张，某些报纸为了宣扬特定的意识形态而片面强调某个问题等），就不会奇怪为什么许多新闻里的科学报道与产生它们的实际研究相去甚远了。

对神经科学这样的学科来说，尽管它已经得到很多报道和关注，但其底层的科学事实还很模糊，依然属于尚未被充分理解的新兴科学。上面提到的种种歪曲，就可能导致对大脑如何运作的理解遭到过度简化并广泛传播。[19]

此类说法中最常出现的一种，就是大脑所做的一切事情都有特定的"脑区"或"中枢"与之对应。我们可以看到许多报道，涉及与投票偏好、宗教，或是热衷于苹果公司产品，或是与清醒梦境，又或是与社交媒体成瘾有关的脑区（以上种种我都看过白纸黑字的印刷版）。那种把大脑当作模块化实体，由许多边界清晰的部分组成，每个部分各司其职（就像宜家的橱柜，不过没那么让人困惑）的说法更是众人皆以为然。但是，真相实际要复杂得多。

大脑特定部分负责特定功能的理论已经存在数百年之久，其

---

① 科学新闻至今依然常被许多主流平台视为"小众"，所以相关负责人员往往层级较低。我曾经不得不帮一家英国著名报业负责报道科学新闻的人去进行一次采访。那个充满困惑的可怜小伙承认，直到前一周，他都仍在娱乐版工作。

中某些历史片段甚至会让人冒冷汗。就拿颅相学（phrenology）来说，这个理论声称人的头颅形状可以用来研究此人的性格特点。[20] 具体逻辑相当直白。颅相学认为大脑是一系列独立思考的脑区协同合作的集合，每种想法、行为或性格都在大脑中占有特定的位置。并且就像肌肉一样，哪个脑区使用得越多或能力越强，它的体积也越大。所以，举例来说，如果你更聪明，这就意味着你负责智力的脑区更大。

然而，在我们还是小孩时，我们的颅骨尚未定型，它会随着我们年龄的增长而逐渐固化。根据颅相学者的说法，是大脑的形状在影响我们颅骨的形状，或大或小的脑区决定了颅骨的凸或凹。而且他们相信，这些可以用来评估或确定大脑的类型，进而判断个人的能力和性格。前额扁平的人智力偏低，后脑勺隆起不那么明显的人缺乏艺术天赋，诸如此类，简单明了。

这种理论唯一真正的问题在于，它诞生于19世纪早期。在那个时代，用充分翔实的证据来支持一种理论只是个"不错的想法"，而不是标准操作。颅相学根本就不靠谱。颅骨的确在幼年时期"更软"，但它毕竟是几块相对致密坚固的骨板，为了保护大脑不受外力冲击才演化出来。而且，这还没把包绕大脑的液体和膜纳入考虑范畴。

由海绵状灰质构成的脑区在体积上的微小差异，可以让我们坚实的颅骨产生可测量的扭曲，还能与个人性格特征一一对应，并且在每个人身上都屡试不爽，这种想法本身就荒谬可笑。幸运的是，即使在当时，颅相学也只算相当"非主流"的科学，后来更是渐渐失去人们的信任而不再流行。另外还有一件幸事，它的用途常常惹人嫌恶，例如"证明"白种人比其他种族优越，或是女性在智力上更低劣（因为她们体型更小，所以相应的颅骨也更小）。这一点，再加上缺乏主流科学界的认可，让颅相学可谓声名狼藉。

颅相学的另一个不那么明显但依然影响恶劣的后果，就是让一部分同时代的神经科学家开始反对大脑的模块化理论，也就是大脑有特定区域负责特定事务的观点。许多科学家认为，大脑更具"同质性"，其结构在整体上无分化，因此大脑的每个部分都会参与各项功能。特定的脑区做特定的事情？那听上去就像是"颅相学"，所以任何理论稍有这种倾向，就要冒被批判的风险。[21]

这一点很不幸，因为我们现在已经知道，大脑**确实**有许多特定的区域专门执行特定的功能。只不过这些脑区负责的是更为基础的方面，而非性格特征，并且它们显然不能通过颅骨上的凸起被探查到。

举例来说，有个位于颞叶（temporal lobe）、名为"海马"（hippocampus）的脑区，① 被公认是与记忆编码和存储有关的

---

① 在此额外说明一下。大脑由左右两个半球组成，正如上文提到过的那样。一般某个半球会占"主导"，因此人们会分为左利手（左撇子）或右利手，但两个半球在结构上几乎一模一样。所以，当我提到任何特定脑区时，例如"海马"，大脑中实际上都存在两个：一个在左侧，另一个在右侧。两个平行的脑区通常协同运作，或者彼此互为备份。由此可见，大脑中存在许多的冗余。不过，在文中为方便起见，都以单数名词指称。

重要部位；而梭状回（fusiform gyrus）则被认为负责面部识别；布罗卡氏区（Broca's area）——一个位于额叶（frontal lobe）的复杂多样的脑区——负责语言；位于额叶后侧的运动皮层（motor cortex）则负责意识对运动的控制。像这样的脑区还有很多。[22]

记忆、视觉、交谈、移动，这些都是基础功能。但是，让我们回到本书的主旨，是否存在一个脑区负责比较抽象的东西——例如快乐呢？或者，像过去的颅相学理论和当今媒体所曲解的那样，这种想法会不会是对大脑结构的过度简化，走向了不合逻辑的极端呢？

有证据提示，将快乐归因于某个脑区并不一定只是笑谈，有一系列脑区似乎确实与特定的情绪相关。以杏仁核（amygdala）为例，这是一小块邻近海马、负责赋予记忆"情绪背景"的关键脑区。[23] 简而言之，如果关于某事物我们有一段恐惧的记忆，那么为其加上恐惧感的就是杏仁核。缺失杏仁核的实验动物似乎都记不起自己应该对哪些事物感到害怕。

另一个例子是岛叶皮层（insular cortex），它位于大脑的深处，额叶、顶叶（parietal lobe）和颞叶之间。与岛叶皮层有关的功能之一就是处理恶心的感觉。当我们闻到恶臭的气味、看见断肢或任何类似的令人不适的画面时，它都会被激活，甚至在注意到他人露出嫌恶的表情，或者仅仅**想象**令人恶心的东西时也会更加活跃。

所以，已经有两块脑区是用来处理被许多人视为感觉或情绪的东西——和快乐没什么两样。那么，有没有什么脑区负责的是快乐本身呢？

其中一个候选项在前面已经提到过了，那就是中脑边缘系统奖赏通路。它位于中脑（大脑下方靠近脑干处一片位置较深且"资历也更深"的区域），负责在我们做了某些令人愉快的事情后提供奖赏性的感受。当涉及快乐而不是愉悦时，某些研究结果显示，必须激活腹侧纹状体（ventral striatum）才能产生持久的快乐。有一项研究表明，左侧前额叶（prefrontal cortex）的活动会在快乐的感觉持续期间增强，[24] 而另一项研究则称活跃的是右侧楔前叶（precuneus）。[25] 基本上，顶尖的科学家们一直在大脑中搜寻生产快乐的脑区，但每次都得出不一样的结论。

这结果并没有听上去那么奇怪。大脑是一个无比复杂的结构，而对其进行细致研究的各种技术从科学上来说都相对较新。至于使用严密的分析方法和先进的技术手段来研究难以捉摸的情绪状态，那就更是新上加新了。这也就意味着，将快乐筛检出来的"最佳方法"或"正确手段"都仍在探索中，现阶段可以预期会存在一些令人困惑或前后不一致的情况。这不是科学家的过错（好吧，一般来说不是），因为有许多因素都会引起混淆。

其中最明显的，就是研究者让他们的研究对象"快乐"时所使用的方法。有些使用问卷或提示的方法来引出快乐的记忆，有些使用令人愉悦的图像，还有一些则使用信息和任务来诱导快乐的心情，不一而足。到底这些方法能让人快乐到什么程度见仁见智，并且毫无疑问，不同受试者之间存在着显著的差异。归根结底，这些实验通常依赖受试者报告自己的快乐程度，而这又增加了另一重困惑。

许多心理实验都面临着这样一个问题，即试图在实验室条件下分析人类在特定场景中会怎么做。而实际情况是，在实验室中参与实验对于大多数人不是一种日常状态，因此他们或多或少会感到不自在，甚至可能有点被吓到。这意味着他们更有可能按照身边的一个权威角色所说的去做。不可避免地，这种"权威角色"就是研究者本人。受试者最终会下意识地说出他们**觉得**研究者想听到的话，而不是研究者**真正**想听的（也就是对其内心状态尽可能准确的描述）。另一种风险也总是存在，那就是受试者为了"帮助"研究者而故意夸张或修饰他们的真实感受。（例如，他们会想："这是关于快乐的研究，如果我说我不快乐，可能会毁了整个项目。"）尽管他们的初衷是善意的，这其实却是在帮倒忙。

综上所述，在人类大脑中寻找快乐显然充满挑战。我们当然有可能绕过这些障碍，只要我们能设法找到这样一个受试者：这个人必须无比熟悉实验室的环境，不会被研究者或他们的奇怪设备震慑住，有充足的知识能够完全准确地报告内心状态，还能独立设计实验甚至分析自己的数据……

那问题就解决了！我不用去问钱伯斯教授能不能借用他的MRI设备，我要问他"我能不能成为被扫描的人"？这完全说得通：我知道我是不是快乐，周遭环境几乎不可能影响我，这让我的任何读数都更加真实可靠，能够提供有价值的信息。所以，我要做的就是钻进扫描仪内，把它打开，让自己进入快乐的状态，然后去看数据。搞定！

当然，在我提出这个想法的同时，立即就有人表示了担心，认为这件事非常可笑，或者干脆就太奇怪了。幸运的是，哪怕只是粗略地一眼扫过关于快乐的研究，我们也能发现事情往往都变得非常奇怪。

快乐无觅处

在 2016 年早些时候，我听了一场莫滕·L.克林格巴赫（Morten L. Kringelbach）教授的讲座，他是欢愉转化性研究组（Hedonia: Translational Research Group）的领导者。你可以想象一下由本尼迪克特·康伯巴奇（Benedict Cumberbatch）饰演一位丹麦科学家的样子，那基本上就是克林格巴赫教授了——除了后者更矮一点。

克林格巴赫教授的欢愉研究组进行的是英国牛津大学（Oxford University）与丹麦奥胡斯大学（Aarhus University）的合作项目。[26] 他们研究让人们体验愉悦的各种方法，尤其是它们与健康和疾病的关系。在这一天的讲座中，克林格巴赫教授探讨的是他们发现的一件怪事。

研究者们想要找出究竟是音乐中的什么东西令人如此享

受，甚至情不自禁地翩翩起舞。许多人都很享受跳舞，也有许多人享受观看舞蹈表演。舞蹈给很多人带来快乐，但并不是所有人。有些人就是不喜欢跳舞，至少是不愿意在会被人看到的地方跳。不过，即使对于这类人，也有某些特定的歌曲或旋律能让他们"舞动"起来，哪怕这所谓的舞动只是有节奏地拍腿、点头，或者是在他们认为四下无人时的摇摆。如果那是他们主动厌弃的行为，为什么还会有这些表现呢？

正如克林格巴赫教授解释的那样，我们的大脑青睐的其实是某些特定的音律属性。这个研究组的实验显示，若要让人产生愉快反应并引发相关躯体动作，音乐里必须存在中等水平的切分音（或者说不可预测性）。用通俗的话来讲，就是音乐要有节奏感，但节拍又不能太细碎，只有这样才能让人们喜欢到愿意舞蹈的程度。[27]

我们的亲身体验很可能足以验证这一点。单调的节奏并没有什么娱乐性（你大可以试着伴随节拍器的节奏去跳舞，看会有什么结果），它们往往只有极少的切分音，显然不会让我们有跳舞的冲动。相反，纷乱莫测的音乐，例如自由的即兴爵士乐，尽管包含大量的切分音，却几乎无法让人随之舞蹈——就算有也极其罕见。当然，肯定有人对此持有异议。不过话又说回来，无论一件事情多么令人或不快，或感觉奇怪，或无法理喻，我们总能在某处找到喜欢着它的人。是的，人类就是这么优秀。

　　上述两种情况的折中状态（像詹姆斯·布朗①的放克音乐就是研究者中引用率最高的形式，也是当时克林格巴赫教授为了博大家一乐而翩翩起舞的背景音乐）正切中了可预测性与混沌不可知之间的美妙平衡点，对此，我们的大脑表现出强烈的偏爱。大多数现代流行乐都落在这个范畴之内。这就是为什么我们会激烈地痛恨某一首流行歌曲，公开宣称自己讨厌与它相关的一切，却发现自己在逛街听到它时不由自主地用脚打起拍子。

　　我想说的是，由于某种原因，在可预测性和混沌不可知之间达到特殊平衡的旋律，会在我们的大脑中引起愉悦的感觉，让我们达到能够被驱使着做出身体反应的快乐程度。显然，我们的大脑判断什么使我们快乐的这个潜在过程并没有那么明确直接。某样东西能否让我们快乐，答案并非简单的是或否，而往往是这个东西达到"特定的程度"后才令我们感到快乐，过多或太少都只会起反作用。不妨把它想象成盐：食物里的盐太少了就不好吃，盐太多了味道也不好，只有盐的分量刚刚好，东西的口味才会好，这时那个可怜的服务生才总算能去服务下一桌的客人。

　　这里还有另一个诡异的发现：决定我们是否快乐的可能甚至都不是我们的大脑，而是肠道。尽管一些老掉牙的俗语常言早就提到过我们的大脑和消化系统之间的关系（例如"掌握了

①　詹姆斯·布朗（James Brown，1933年5月3日—2006年12月25日），美国黑人歌手，有"灵魂乐之父"的美誉，也被认为是"放克"（Funky）这一音乐形式的开创者。——译者注

男人的胃就拥有了他的心"或"肚子不饱脑子不转"之类），但是如果知道有很多科学证据表明肠道对我们的精神状态确实有直接和深刻的影响，人们可能还是会感到震惊。

需要特别牢记的是，我们的胃和肠并不单纯只是扭来扭去的管道，让有用的小块食物由此通过。它们本身就已经无比复杂，更不用说还拥有自己专属的精密神经系统［即肠神经系统（enteric nervous system），在某些情况下可以独立运作，因此也常常被称为"第二大脑"］。我们的肠道中还居住着数以十万亿计的细菌，分属成千上万种不同的株系和类型。它们都可能在我们的消化过程中发挥某种潜在作用，决定哪些物质会被吸收到血液，继而被输送至身体各处，对每个器官和组织的活动造成影响。总的来说，我们已经确认这些细菌对我们的内在状态有着直接的影响。

要知道，无论大脑的复杂度多么令人眼花缭乱，它依然只是一个器官。它不仅会受我们从外部世界中感知到的事物影响，也会受制于身体内部的各种情况。荷尔蒙、血液供应、氧气水平，以及人类生理学不胜枚举的其他方面，都会影响大脑的运作。考虑到肠道（和居住其中的细菌）对体内环境的关键作用，或许我们可以预见它能对大脑的功能产生间接却非常显著的影响。① 科学家们也认识到了这个事实，并创造出"肠-

---

① 你或许会以为这只是一种单向关系，但大可不必担心，大脑常常会以许多意外且往往有害的方式主导甚至无视消化系统。与此有关的大部分内容都已经在我的第一本书《是我把你蠢哭了吗》（*The Idiot Brain*，后浪出版公司于2020年引进。——编者注）中进行过介绍。

脑轴"（gut-brain axis）的概念。[28]

这种复杂关系的后果之一，就是肠道与抑郁症的发病之间存在强关联性。[29]有研究显示，拥有某些特定菌株和类型的肠道细菌是出现应激、抑郁以及类似情绪障碍的先决条件。[30]这些证据中的大多数目前都还局限于动物模型，尚不确定人类的肠道和情绪之间是否也存在类似的"显著"关联。但是，这至少不是空穴来风。

人体内90%的五羟色胺，也就是对好心情来说似乎至关重要的神经递质，都存在于肠道。我们也研究了特定的神经递质如何决定我们的情绪和对愉悦的感知。这些神经递质由神经元产生，因此神经元为了合成神经递质需要稳定可靠的物质和分子供应。这些基础材料一般来自我们摄入的食物，而肠道细菌在此过程中起到了关键作用。所以，如果肠道内摄取合成神经递质所需的代谢产物（即通过代谢过程从较大、较复杂的化学物质中获取的组成成分）的特定细菌类型有所欠缺，或是数量过剩，那么我们大脑中可供调配的神经递质数量也会随之改变。这显然会影响我们的情绪——至少你可能会这么想。

尽管"肠道细菌会影响我们的心情"这句话在一定程度上是合理的，但它忽视了一个重要的事实，那就是肠-脑关系及其所构成的系统是**极度复杂的**，而这种描述并没有体现这一点。①

---

① 卓越的科普作家埃德·扬（Ed Yong）在《我包罗万象》（*I Contain Multitudes*，后浪出版公司于2019年引进。——编者注）一书中详细介绍了肠道细菌至关重要且无比复杂的作用。有兴趣的话不妨一读。

肠道中的五羟色胺，至少以我们目前了解到的情况来说，似乎与大脑中的那些没有关系，最起码缺少任何有功能意义的关系。更确切地说，如果要聚焦于身体的某一部分如何影响我们的某项大脑功能，就相当于打开了泄洪闸，所有类似情况的一切可能的排列组合都会奔涌而出，根本不可能研究得过来。所以，不妨直接抓住重点：能够对大脑令人快乐的能力造成影响的东西，远远不止我们的经历和个人偏好。

然而，还是有人执着地想要给"什么令人快乐"这个难题找出简单的答案。媒体常常会报道某种公式或方程，号称通过它们能够预测什么让人们开心，一年中最快乐的是哪一天，以及哪一天最令人郁闷等。鉴于我们到目前为止关于快乐的复杂本质所做的各种讨论，如果能通过一个公式或方程来解释，那似乎相当惊人。我们也确实**应该**对此感到惊讶，因为这根本做不到。

这些毫无根据的公式之所以存在，是有一系列原因的，其中之一就是所谓的"物理妒忌"。[31] 无论你怎么看，物理学和数学都是非常"基础"的学科：它们的研究对象是数字、粒子和基本力的属性，都是构成宇宙和现实世界的基本要素。这些东西一般都遵循复杂但确定的法则，意味着几乎在任何情况下都可以对它们进行预估和测量。因此，只要已知所有的变量，就可以用公式对其加以定义。

不过，建立在更加"柔软"的生物学基础上的科学，尤其是心理学，却无法在硬性法则和可预测性上与之相提并论。一个有着特定重量的物体无论在世界何处掉落，都会以同样的加速度下降。但是，同一个人则可能表现出完全不同的行为或应答方式，这取决于他们身处的房间、谈话的对象、距离上次进食过了多久，或者他们具体吃了什么东西等。

由此造成的结果之一，就是物理学和数学往往被认为是更"正统"的科学。而其他领域的专家学者，或许在潜意识里都希望自己能像物理学同行那样被严肃对待，并试图在各自的领域中复制物理学和数学的方法，例如用公式去定义无比复杂的人类行为和情绪——譬如快乐。

所以，在把上述的一切都考虑进去之后，我知道了如果要研究快乐，哪些陷阱必须得小心避开，以及哪些事情不应该去做。那么，我现在的任务是什么呢？此时此刻，已经做完调查并将各种因素考虑在内的我，制定出了一个经过深思熟虑的计划。我想知道快乐源自大脑的什么部位。为了实现这一目标，我需要一台MRI扫描仪来检测一个活跃的、快乐的大脑。因为招募对此类研究并不熟悉的人类受试者会产生许多问题，我认为最佳选择就是使用我自己的大脑，毕竟我有相关的背景和经验。所以我需要：

1. 一台可用的MRI扫描仪；

2. 进入这台设备；

3. 让自己开心起来（或许会需要一些令人愉快的刺激或类似的东西，但如果计划已经进展到了这一步，十有八九我已经足够开心）；

　　4. 找个人来扫描我的大脑；

　　5. 审视结果，找到大脑的哪个区域更加活跃，那就是快乐的来源！

　　就是这么简单明了！那么现在我就需要去找这位拥有上述资源的教授，然后说服他让我实施计划了。

神秘的钱伯斯

　　我到达了与钱伯斯教授会面的地点，那是他办公室附近的一家不错的卡迪夫酒馆，我们约好在这里吃午餐。他已经在内堂就座，在我进门时向我挥手致意。

　　克里斯·钱伯斯教授是一个看上去非常闲适的澳大利亚人，年龄不到40岁。与全世界对澳洲人的刻板印象几乎完全一样，他那天穿着一件T恤衫配宽松的休闲短裤（尽管外面还在下雨）。同时，他还是个彻底的大光头，秃到发亮的那种。我已经遇到过好几个发量稀少甚至光头的年轻男教授了。对此我的理论是，由于他们强大的大脑功率太高，所以产生的热量从内部把毛囊都烧焦了。

　　话说回来，我打算开门见山地直接说出我的诉求："我能借用你的MRI扫描仪，让我在快乐的时候扫描自己的大脑吗？我想知道快乐源自大脑的哪个部分。"

差不多过了5分钟，他总算不再当着我的面大笑了。即使最乐观的人也必须承认，这不是一个良好的开端。在接下来的一个多小时里，钱伯斯教授向我详细解释了为什么我的计划如此可笑。

"其实fMRI不是这么用的，或者说不应该这么用。当fMRI在20世纪90年代刚刚被研发出来时，也就是被我们称为神经影像学的'艰苦岁月'时期，出现了很多所谓的'团块学'①研究：把人塞进扫描仪，然后去寻找大脑中活跃的团块（blob）。"

"这方面我最喜欢的例子来自我第一次参加的学术大会，当时展示了一项名为'下棋与休息的fMRI'的研究。简单来说，就是让人们躺在扫描仪里，有的人下棋，有的人则什么都不做。整个大脑都是活跃的，但是在不同情况下有不同的活跃形式：下棋时，大脑中某些区域显示出**更高**的活跃度。根据这一结果，他们声称这些区域负责与下棋有关的功能。这项研究里用到了大量的逆向推断：某个部位活跃了，同时我们在棋局中进行了某种操作，所以这个部位负责的一定是该项功能。整个都反过来了。他们把大脑视为一辆汽车的引擎，认为每个脑区都必须做点什么，并且只做这一件事。

"这种方法得出了各种错误的结论，一旦看到某个脑区有活动，就赋予它某项特定的功能。但这完全是错误的。许多功能都涉及多个脑区，而这些都由认知网络——它复杂极

---

① Blobology，并无此学科，是研究界的戏称。——译者注

了——来处理。这是神经影像学普遍存在的一个问题，而当你要探究的是像快乐这类主观的东西时，问题就更大了。"

尽管我表面上也跟他一起嘲笑那些自以为能用 fMRI 找到负责下棋的脑区的傻瓜，实际上我心里已经快要尴尬死了。我自己想做的也是非常类似的事情。用我刚刚才学到的术语来说，我也是个"团块学家"。

事实证明，使用影像学的工具来研究诸如视觉等领域是一回事：你能够可靠地控制受试者看到的东西，确保每个受试者看到的是同样的影像，以保证研究的一致性为前提，用这种方式来定位和研究视觉皮层。但是，要研究钱伯斯教授所谓的"主观的东西"，也就是类似情绪或自控这类更高级的功能，那就是另一回事了。

"问题不应该是'快乐从大脑的哪里来'，这就像在问'听到狗叫声的感觉源自大脑的何处'一样。一个更好的问法是'大脑如何实现快乐，是什么网络和处理过程使它成为可能'。"

钱伯斯教授也谈到了我早先提出的一个问题：从技术角度来说，快乐究竟是什么？"你是在什么时间尺度上提问的？问的是那种即时的快乐，例如'这杯酒棒极了！'？[①] 还是更加宽泛和长期的快乐，例如你的孩子让你感到快乐，或是为某个目标而努力、实现令你满意的生活、心情平静又放松之类的事

---

① 我们在酒馆会面，所以我给我们俩各买了一杯啤酒。既然他提到了这杯酒，而我又在这里进行了如实报道，那么它就算是一项正经的业务支出，我要去将它们进行申报抵税。

情？你的大脑中有许多不同层级的功能在支持着前面提到的一切，你打算如何分析呢？"

到了这会儿，我已经放弃了一切关于做实验的希望，并且完全承认自己的想法太不成熟。尽管我之前很担心钱伯斯教授会被我这弱智儿逼到出离愤怒，但他对整件事的态度还是很友善的。他表示，一般而言，他都会很愿意让我去尝试一下，哪怕只是作为对这种技术的一次有用的演示。不幸的是，fMRI的运行成本实在过于高昂，而且有好几个研究组一直都在竞相争取它的使用权。如果他浪费了宝贵的扫描时间，只为让一个呆子到自己的大脑皮层中探寻快乐，估计很多人会因此而感到愤慨吧。

我考虑过自己负担研究的成本，但是这确实过于高昂。不是每个作家都是J. K. 罗琳①，而且尽管我的图书公关索菲小姐在处理那些提交给出版商的报销费用时非常慷慨，但他们在看到这样的申报时依然会感到头痛：一张火车票48英镑，一个三明治5英镑，一杯咖啡3英镑，一天fMRI实验13,000英镑。我不敢奢望这张票据能够逃过财务部的法眼。

为了不让这次会面沦为彻底的失败，我决定问一问钱伯斯教授，关于fMRI这种方法我还需要考虑什么别的问题，以便后续把自己的想法改造成更"可行"的版本。结果我发现，一旦涉及现代神经影像学研究以及整个心理学领域存在的各种

---

① J. K. 罗琳（J. K. Rowling，1965年7月31日—— ），《哈利·波特》系列小说的作者。——译者注

问题，钱伯斯教授就变得非常积极而较真。他甚至写过一本《心理学的七宗罪》（*The Seven Deadly Sins of Psychology*），[32] 书中全都是关于现代心理学可以并且应该如何改进的话题。

有几个关于fMRI的重要问题让我意识到，我想用它来做实验寻找快乐是多么难以实现。首先，如上所述，它非常昂贵。所以用它来进行的研究一般规模相对较小，受试对象数量有限。这就带来了一个问题：研究对象越少，取到的结果就越难以确定是否具有显著性。研究对象的数量越多，所得结果的"统计学效力（statistical power）"[33] 就越大，其有效性就令人更有信心。

以掷骰子为例。你掷出20次，有5次得到了六点，也就是概率为25%。你或许会觉得这不太可能，但是也完全有希望实现，似乎看起来没什么特别之处。现在假设你掷了20,000次，得到六点的概率依然是25%，也就是掷出了5,000次六点，这种情况就很奇怪了。你或许会认为这个骰子有点问题，它可能被动了手脚或者灌了东西。心理学实验也是一样：在5个人中得到同样的结果只能算是有趣，但是如果从5,000个人那里都能得到同样的结论，就应该是重大发现了。

在一个人身上做实验，像我之前期望的那样，从科学的角度来说基本毫无意义。幸好我在开始之前就知道了。

钱伯斯教授接着解释道，如此高昂的成本也意味着很少有研究能够得到重复。科学家身上背负着发表阳性结果（即"我们发现了什么！"而不是"我们想去发现什么，但没找到！"）

的沉重压力。这类结果有更多发表在期刊上的机会，被同行及更多的人读到，同时令研究者的职业生涯和经费申请等各方面得到改善。但是，在条件允许的情况下，最好对实验加以重复，证明所得的结果不仅仅是侥幸。遗憾的是，科学家身上的压力驱使他们继续进行下一项研究，去做出下一个重大发现，因此许多有趣的结果往往无人挑战，[34] 尤其是 fMRI 的结果。

所以，倘若我可以进行我的实验，无论结果如何，我都确实很有必要重复做上多次，哪怕由此产生的数据有违我的预期。不过，这又是另一个问题了。

由 fMRI 产出的数据远不及主流媒体报道中暗示的那么清晰。首先，我们讨论的是大脑中哪个部分在研究期间表现"活跃"，但正如钱伯斯教授指出的，"这基本上是句废话。每时每刻，大脑的**各个部分**都处于活跃状态。这就是大脑工作的方式。问题的关键在于某些特定脑区**更加活跃**的程度，以及它们的活跃程度是不是**显著**高于平常的水平。"

就算是按照"团块学"的标准，我们依然必须判定扫描仪上的哪个团块是"有关联"的。对于监控大脑某个区域的活跃度①这种精密操作，要回答这个问题可不容易。首先，到底怎

---

① 雪上加霜的是，fMRI 根本就不是用来干这个的。它的工作原理是探测原子如何对无线电波进行散射，也就是说，它检测的是大脑中某些特定区域血氧水平的改变。大脑组织与其他组织一样，运作的时候需要消耗氧气。所以，越活跃的脑区也就需要用到越多的氧气，从而导致该区域的血氧水平发生更大的变化，被 fMRI 检测到。尽管得到的结果也是有效的，但毕竟是一个评估大脑活跃度的间接指标。这或许和你之前预期的不太一样。

样才算是活跃度的**显著**改变？如果大脑的各个部分每时每刻都处于时强时弱的活跃状态，到底活跃度要增加多少才能被算作有关联性呢？它必须达到的门槛在哪里？不同的研究对此有着不同的答案，这就有点像在一场当红巨星的流行音乐会上通过尖叫的音量来判断谁是头号歌迷：可行，但绝不简单，而且工作量巨大。

而这，就像钱伯斯教授解释的那样，又引发了一个令人目眩的新问题。

"fMRI存在一个被我们称为'研究者自由度'（researcher degrees of freedom）的巨大问题。人们一般不会事先确定好如何分析数据，甚至有时候连要问什么问题也不确定，直到他们完成了自己的研究。他们就直接出发，开始探索，然后遇到'歧路花园'①的问题：即使在最简单的fMRI研究里，也有数千个分析决策需要确定，每一个决策都会令所得的结果发生轻微的改变。所以，研究者们的做法就是在研究结束后再挖掘自己的数据，从中找到一个有用的结果。"

造成这种情况的原因在于，分析复杂数据的方法有许多种，某一种方法组合可能会产生有用的结果，而其他的则不会。这或许听上去很不诚实，就像用机枪对一堵墙进行扫射，然后在弹孔最密集的地方画一个靶子，声称自己打得很准。没**那么**糟糕，但有类似的性质。可是，考虑到你的职业生涯和成

---

① *The Garden of Forking Paths*，阿根廷作家博尔赫斯的短篇小说，也被译为《小径分岔的花园》。——译者注

功都取决于能否击中靶心，而你又拥有这样一个选项，还有什么不选的理由吗？

这还只是与fMRI实验有关的诸多问题的冰山一角。钱伯斯教授对于这一切问题给出了可能的答案和解决方案：在开始研究之前先报告分析方法；将不同研究组的数据和研究对象汇集起来，增加研究可信度的同时降低研究成本；改变目前给予科研基金和职业机遇时评判科学家的方式。

这些都是很好、很靠谱的解决方案，但没一个对**我**有帮助。我来参加这次会面的初衷，是要使用某种高科技魔法来定位我脑中的快乐从何而来。现在可好，我的脑子里全是前沿科学正面临的各种问题，这很显然让我感到不快乐。

会面结束后，钱伯斯教授回去继续工作，我则失望地踏上了回家之路。我的脑袋嗡嗡作响，始作俑者绝不只是我在谈话期间喝下去的那两杯啤酒。我最开始认为，要知道什么让我快乐以及快乐从何而来是一件相对轻松的事。现在看起来，就算被我寄予厚望的科技手段简单明了（事实上并不是），快乐——一种每个人都曾体验，每个人都渴望，并且每个人都认为自己能理解的感觉——这个研究对象也远比我想象中复杂得多。

我把它看作一个汉堡。每个人都知道汉堡是什么，每个人都理解汉堡的概念。但是，汉堡从何处来呢？一种显而易见的答案可以是"麦当劳"或"汉堡王"，或是你偏爱的任何食品商。如此简单。

可是，汉堡并不是从一个快餐厅厨房里以完整的形态凭空出现的。首先你要有牛肉（假设是牛肉汉堡），它是由供应商碾碎并制成肉饼的，而原料牛肉又是从屠宰场来的；屠宰场的上游是牲畜供应商，他们在牧场里照料和饲养牲口，而这又需要消耗大量的资源。

汉堡还需要用到面包，它们来自不同的供应商和某种类型的面包师。他们把面粉、酵母，还有许多其他原材料（甚至可能还在上面撒一层芝麻）混合后放入烤箱，而后者还需要持续消耗燃料来产生烘焙所需的热量。另外，别忘了还有酱料（大量的番茄、香料、糖，通过工业水平的处理流程完成包装）和配菜（专门种植蔬菜的农田通过复杂的基础设施实现收割、运输和存储）。

上述种种还仅仅提供了汉堡所需的必要材料，你依然需要专人进行烹调和装盘。这是由活生生的人来完成的工作，他们需要进食、饮水、接受教育和赚取薪资。而贩售汉堡的餐厅需要电力、供水、供暖、维护等才能运转起来。**所有一切**，这些对普通人来说几乎不会意识到其存在的、永不止息的资源和劳动力环流，最终汇聚成你面前餐盘里的一个汉堡——你却心不在焉地吃着，眼睛始终盯着手机屏幕。

这或许是一个绕了许多圈子的复杂比喻，但我的目的正在于此。如果仔细审视，你就会发现，汉堡和快乐似乎都是从复杂得近乎荒谬的资源、处理流程和行动网络中产生出来的，为人所熟悉又令人愉快的终产品。如果你想要理解这个整体，那也必须看清它的每一部分。

那么，如果我想要知道快乐是怎么回事，就需要认真审视让我们快乐的不同事物，并搞清楚为什么。所以，我下定决心就这么办——等我吃完一个汉堡就开始。

不知道为什么，我突然特别想吃汉堡。

—— 第2章 ——

没有比家更好的地方

有很多词汇可以描述我结束与钱伯斯教授会面后离开时的心情，但绝对不包括"快乐"。回家之路漫长而充满挫败感，因为我在为接下来该做什么而发愁。

然而，就在走到我的街区的那一刻，奇怪的事情发生了：我看到了我的房子，我的心情开始变好了。不是那种强烈的欣快感或令人眩晕的兴奋感，但毫无疑问是一种正向的、放松的感觉。或许我平时都不会注意到它，但在眼下这种低沉的状态中，这绝对是个明显的变化。真正走进家门后，我的情绪变得更好了。我心里想的从"我现在怎么办啊？"变成了"我现在**应该**怎么办？我接下来需要考虑什么？"。前者感觉略带消沉，后者则暗示着会有行动、动力和投入。回家提升了我的心情。许多人也提到过类似的体验，经历旅途劳顿或繁忙工作后终于到家时，会产生一种纯粹的放松和愉快感。这是一种很常见的感觉。从很多种意义上来说，家是会让我们快乐的地方。

这样说对吗？究竟是回到家意味着一件或一系列令人不快的事件终于结束了，还是关于家的什么东西会在我们的大脑中诱发积极的感觉呢？我们的脑袋里究竟发生了什么？

从神经科学的角度来说，家令我们快乐这件事情并不是很说得通。我们的神经系统会快速地适应熟悉的东西，神经元对那些重复出现，并且可以预测的刺激会停止做出响应。[1]想象一下我们走进一间厨房，有人正在煮一锅气味刺鼻的东西，譬如说鱼吧。太难闻了！但过个几分钟，我们就不再留意了。然后另一个人走了进来，开始吐槽这里的气味，我们可能还会纳闷他在抱怨什么。这就是适应（habituation）。当我们穿上衣服后，很快就停止"感知"身上衣服的触感，这也是适应。研究显示，人们甚至能对电击产生适应，[2]只要这电击可以预测，并且强度相对较轻。适应是一种非常强大的处理过程，意味着大脑能够立即专注于我们环境中突然的变化。但是，如果它持续存在，不再有任何重要的动作，大脑就会对其失去兴趣。

我们有大约一半的清醒时间（和几乎所有的睡眠时间）是在家中度过的，所以我们的大脑理应不再对它有任何反应。那么，为什么家会让我们的大脑产生反应，并最终让我们有快乐的感觉呢？

就像所谓"带来快乐的化学物质"一样，这种说法严重低估了大脑运作的复杂性。我们的大脑和神经系统确实会对事物失去响应，但是仅限于那些**没有生物学相关性**的事物——这是关键。它的意思是，我们对不会产生**生物学后果**的事情停止了回应。

我们需要食物，每天都进食数次。但我们会"厌倦"食物吗？我们可能会对某些**类型**的食物感到厌烦：连续一周每天都吃面条，很快就会吃腻。但是**进食**这个动作，对食物的摄取，永远都不会令我们无聊。① 当你饥肠辘辘时，最日常的食物是不是也让你感到心满意足，甚至有点愉悦和快乐？当你又热又渴的时候，即使是一杯普普通通的水，是不是也让你觉得像诸神酒杯中的玉液琼浆？这都是因为它们具有**生物学相关性**。大脑识别出这些东西是我们生存的必需品，因此当我们获得它们时，就会以愉悦感作为对我们的奖赏。[3]

这可不仅是锦上添花的东西。人们浸没到水中后可能会很快适应水的温度，如果是滚烫的热水就不行了。因为这会造成严重的疼痛，我们的大脑对此几乎不可能完全适应。最初的痛觉强度可能会减弱，但疼痛本身表示我们的身体受到了伤害，**或正在**受到伤害。这具有**极高的**生物学相关性，所以绝对无法忽略。疼痛甚至还有专用的神经递质、感受器和神经元，[4] 它们都专注于"伤害性感受"（nociception），即痛觉。尽管令人不悦，却至关重要。

一旦涉及重要的事情，我们的大脑就会"驳回"适应性过程。如果这件要事积极而有益，奖赏通路就会被激活，意味着

---

① 当然，像进食障碍这种极端的情况不在讨论之列。

每次我们遇到这种情况都会感觉到某种形式的愉悦。所以，我们对某些事情总是保持着敏锐和反应，无论它有多么熟悉。

这与家有什么关系呢？是因为我们的家具有"生物学相关性"吗？考虑到所有在家中完成的事情——补充营养、安然酣睡，甚至五谷轮回（排出体内废物也是一项重要的身体机能），这很有可能。

巴甫洛夫[①]实验中著名的狗狗们了解到，那个原本无关痛痒的铃声预示着食物的到来，因此对它产生了激动的反应。[②]5这个研究奠定了联想学习（associative learning）的基础，也就是在分别发生的事件之间建立心理联结。人类发达的大脑几乎不需要什么时间就能够学到，家是我们各种生物学需求得到满足的地方，因此我们和家建立起正向的关联。

但是，这是一个**习得**的东西。家并没有做任何有生物学相关性的事情，它只是那些有生物学相关性的事情发生的场所。有什么证据能说明我们的大脑对家产生了直接的反应吗？要回答这个问题，就需要了解这个事实：家其实是**自然形成**的。

家并不是人类发明创造出来，用于方便地存放我们的鞋子和iPad的。它在自然界中无处不在：鸟巢、蚁丘、虫洞、兔窟、熊穴，凡此种种。无数的物种都有家，我们人类只是第一

---

① 伊万·彼得罗维奇·巴甫洛夫（Ivan Petrovich Pavlov，1849年9月26日—1936年2月27日），俄国著名生理学家，诺贝尔奖获得者。——译者注
② 通过狗狗们分泌的唾液量来定量评估这种激动的反应，是衡量犬类对食物期望程度的一个可靠指标。没错，世上最著名的心理学实验之一就是去收集狗的口水。搞科研可不总是那么光鲜亮丽。

个想到装门铃的而已。

如果某件事情在各种不同的物种中都很常见，就说明它一定满足了某种生物学需求。有证据指出，这种需求就是**安全感**。具有生物学相关性的事情大多性命攸关，有助于我们的生存。但是在自然界中，并不只有食物匮乏会要我们的命。那里还存在着无数的危险和威胁，最明显不过的就是猎食者，当然环境危机也是其中之一。如果我们不慎跌入幽暗沟壑并摔断了脖子，那么有再多食物也于事无补。

正因如此，即使最低等的哺乳动物也演化出了复杂而敏锐的威胁探测机制。在人类中，诸如杏仁核、膝下前扣带皮层（subgenual anterior cingulate cortex）、颞上回（superior temporal gyrus）以及梭状回等脑区，[6] 都属于一个精密的神经网络，能够快速处理由各个感官传入的信息，评估是否存在任何有威胁的东西，并诱发恰当的反应（例如战或逃反应）。当需要探索陌生的地区、搜寻资源或寻找配偶，又不知道是否有饥饿的肉食动物潜伏在暗处时，这个威胁探测系统就能发挥无与伦比的功效。

但是，这个系统可不像下雨时才打伞那样，只在我们认为有需要的时候启动。它是时刻存在的，出现任何风吹草动都会立即发挥作用。有证据显示，甚至只需要一个简单的形状就能将它激活。在克里斯汀·拉森（Christine Larson）及其同事发表于2009年的一项研究[7]中，他们发现只需要展示由一些向下的"V"字形组成的基本二维形状，就足以令这些探测威胁的脑区变得更活跃。简单来说，尖锐的三角形会触发威胁探测系统。这种激活程度并不显著，否则我们就会一看到字母表或风筝就害怕得瑟瑟发抖。但是，相关脑区毕竟是被激活了。这甚至会令人觉得有一定合理性：许多自然界中的威胁，例如狼的脸、尖牙、利爪、尖刺等，都大致符合一般的三角形。我们不断演化的大脑注意到了这一点，然后变得对此有所顾忌。

我们大脑的威胁探测系统敏锐且从不间断运作，然而，持续性的恐惧和偏执是会毁了一个人的，任何有慢性焦虑症的人都会这样告诉你。[8] 生活在这样的极端压力下，人的身心健康都会受到负面的影响，焦虑症患者往往感到难以走出家门。这样就说得通了：熟悉的地方都不那么危险，我们经常去那里，并且没有送命，所以我们的威胁探测系统就不用火力全开，仿佛一个嗑了兴奋剂的狙击手那样。正相反，它被调到很低的水平，仿佛一个乡村鞋店的守夜人——依然有所警觉，却并不准备采取任何行动。有一个相对安全和熟悉的地方可去是很有帮助的，它能让持续的恐惧和应激有所缓解。你瞧，有家可归是能带来明确的生物学收益的。

有趣的是，当我们在家中时，我们能够更容易地专注于那些与日常有所不同的情况。如果我们在一家不熟悉的餐馆听到玻璃破碎的声音，它会引起我们一时的注意。但严格来讲，一切都会引起我们的注意，毕竟周围的每件事物都是我们不熟悉的，但我们也只会匆匆一瞥。如果我们在自己的家里听到玻璃碎裂声呢？那可不太寻常，突然间我们就警觉起来，因为我们知道这意味着有危险（独自在家时更是如此）。有些研究甚至提示，相比不熟悉的环境，我们在熟悉的环境中对威胁性刺激的探测和识别速度更快。[9]这可以说得通：让我们分神的东西更少了，我们的大脑习惯于"忽略"周遭的环境，任何有所不同的东西都能更快地引起我们的注意。丛林中的伏虎或许难以被发现，但它跑到板球场上就不见得了。

家提供了一个让我们卸下防备的可靠环境，这是它让我们快乐的一种方式。但是，这并不意味着家总能保证我们无忧无虑。它也可能成为一个巨大的焦虑来源，个中原因往往可以归结为某些不幸但可以解决的问题（湿度上升、暖气坏掉等），或是与我们共处一室的人（譬如暴虐的伴侣）。一项20世纪80年代的研究甚至指出，如果亲子关系不睦的话，同住一处的成年子女也会成为老年夫妻的压力来源。[10]考虑到如今房地产市场的混乱状况，这种情况引发的问题恐怕将更加严重。尽管如此，我们回到家一般都感受到压力的释放，而不是增加。

提供一个安全的环境还有另一个更重要的结果：睡眠，这又是一个我们主要在家中得到满足的关键需求。众所周知，睡眠与情绪之间有着复杂和密切的关联，干扰或限制睡眠会使人焦躁、应激和情绪低落。[11]因此，单凭提供充分的睡眠这一点，家就足以增加让我们感到快乐的概率了。科学家甚至研究过，当人们试图在不熟悉的地方（例如酒店）睡觉时会出现哪些情况。在一项1966年的研究中，几十个志愿者头部绑着电极在实验室里睡了4晚，[12]同时，他们的大脑活动通过脑电图（EEG）设备被记录下来。该研究发现，志愿者第一个夜晚的睡眠受到显著干扰并且大幅缩短，但后续几个晚上则不再受影响。这种现象被毫无意外地命名为"首夜效应"（first night effect），[13] 指的是人们到了一个新的地方，总是很难像平时那样睡得香甜的现象，而这项研究正是最早的相关记录。就算是入住五星级酒店，睡在有4根帷柱的大床上，枕头里填充着天使的羽毛，我们依然没办法像在家里已经凹陷的床垫上那样酣睡。因为在不熟悉的环境中，我们的大脑总有一部分会保持相对的**清醒**，让我们在潜意识中保持警觉。①

到目前为止，我们所说的"家"还只是我们实际居住的那个物理结构。但是，人们还有着家园、家乡甚至家国的概念。尽管后者似乎更多只存在于抽象层面（整个国家对单独个体而言实在过于宏大，很难产生任何明确的联系②），但人类对于家的概念显然不仅局限于四壁围拢的这方寸之地。

这同样适用于其他物种。我们从来不会看到大象的巢（尽管那应该会很棒），它们或许没有特定的居所，却并不意味着它们没有家。许多哺乳动物，包括大象，都存在一个"巢区"（home range），也就是它们极少离开的特定活动范围，另一

---

① 有些物种在这方面做到了极致。最明显的例子就是单半球睡眠（unihemispheric sleep），[14] 也就是一半的大脑（半球）进入睡眠状态，而另外半个大脑保持清醒，确保身体可以随时做出必要的动作。这种情况可见于集群巡游的海豚，或是进行飞越大洋迁徙的候鸟。[15]

② 从个人主义占主流的西方世界，也就是作者的文化视角看或许如此。但这种个人与国家难有联系的说法，在东方文化背景下未必成立。——译者注

些则有着所谓的"领地"。有巢区的动物并不介意与其他动物分享（或许仅仅是避开它们），而有领地的动物则会为了捍卫这块区域而攻击侵入者。一头驼鹿在自己的巢区看见另一头驼鹿，最多就是呼噜几声；但是，一只老虎进入另一只老虎的领地后，很快就会出现血光之灾。[16]

我们人类可以在很高的种群密度下生活，而其他物种若是处于同样的条件下基本就疯了。我们并不介意与他人分享环境的这个事实说明，人类是有"巢区"概念的。但是，家里遭过贼的人都表示，最令他们不安的是被侵入的感觉，那种知道有人曾未经允许和知情就进入自己家里的感觉。有些人会对**自己**街区里的陌生人或任何不一样的人表现出怀疑、不友好，甚至是直接的敌意，这种情况并不少见。或许，人类所具有的是巢区和领地的混合概念，而大多数动物仅有其中之一？无论如何，这意味着我们的大脑对家有着敏锐的意识，即使它覆盖了非常广泛的概念。

这一点之所以能实现，是因为我们具有空间感知能力，这是一个能让我们随时随地知道自己身处何地、要去向何方的系统。位于颞叶的海马及其周边脑区似乎对于空间表征（spatial mapping）、导航、定向和其他类似的重要能力都至关重要。[17]鉴于海马是形成长期记忆的关键，这样似乎也很合理：要想知道自己此刻身在何处，就必须记住曾经去过哪里。

这还不是全部。这些脑区中的某种神经元会对"头部方向"做出反应，仅在我们面朝特定方向时被激活，让大脑能够跟踪我们要前往的方向。还有另一些所谓的"位置细胞"，它们仅在我们身处某个可识别的特定空间位置时才被激活，[18] 这让大脑能够记录下熟悉的地点，就像地图上的图钉。此外还有"网格细胞"，它们似乎能提供我们在空间中的位置感。如果我们站起来，闭上眼睛穿过一个房间，我们依然知道自己在哪里，经过了哪些地方。网格细胞被视为实现这一功能所必需的。[19]①

　　甚至还存在一种"边界细胞"，它们会在我们来到某个特定环境的边界时被激活，例如一条标志着领地尽头的河流，或是从房间通向户外的一扇门。这是一类每当我们感知到当前的环境"到头了"就会被激活的细胞，让我们意识到自己即将跨越一条重要的界限。这种类型的细胞大多见于海马，或是与之相关的周边区域。

　　这些复杂的空间系统让我们知道自己身在何方又去向何处，尤其是与家有关时。"这是我的家。""我的家在这个方向。""这是我家的边界。"这有助于解释为什么我们往往不需要太多思考也能找到回家的路，例如在我们喝到有点上头的时候。②

　　之所以提到这一点，是因为它能引出家的另一个重要作用，并帮我们解决一个看似矛盾的问题。如果我们的大脑需要

---

① 事实上，负责这类功能的网格细胞已经在大鼠和猴子等动物中被发现，但它们在人类大脑中的存在尚未被确定。我们或许与其他动物一样使用它们，或者我们已经演化出一种更多样化、更灵活的系统。无论如何，这都足以令人惊叹。

② 在英国，这被称为"啤酒代驾"（beer taxi），指的是早晨你从宿醉中醒来，发现自己躺在床上，却完全不记得自己是怎么回来的。

一个家是为了得到令人舒适的熟悉感，而陌生的环境会触发我们的威胁探测系统，那我们该如何解释类似好奇心这种东西的存在？老鼠、猫（无论谚语里是怎么说的）和许多其他生物也都表现出"新奇偏好"（novelty preference），即对未曾遇到过的事物产生天然的兴趣，[20] 也就是好奇心的另一种说法。然而，这些生物同样也会表现出"新奇恐惧症"（neophobia），一种因任何不熟悉的事物而出现的反射性的恐惧和焦虑。[21] 在同一个大脑中，新奇偏好和新奇恐惧症怎么可能共存呢？这个嘛，就要看具体情况了。某种场景下的得体回应，换到另外的场景中或许就不甚体面。在婚礼感言之后为某人鼓掌是非常合适的举动，但是在追悼会致辞之后就不见得了。即使在更基础的水平上，一个运作正常的大脑也会在决定如何做出反应时，将当前的背景纳入考虑之中。

有些研究显示，小鼠并不总是会因为新的或不熟悉的东西而产生应激，它们更害怕**无法逃避这些东西**。如果你让一只小鼠从自己熟悉的地方进入一个不熟悉的地方，它会愉快地探索新地点和里面的各种东西。但是，如果把小鼠放到一个没有出口的陌生环境中，它就会表现出恐惧和焦虑。[22, 23] 显然，不熟悉的东西之所以吓人，只是因为在遇到它的时候无路可退。这是家的又一个重要作用：它提供了一个安全的环境，让我们能出去探索、调查新事物，寻找有用的资源，然后继续存活下去。

对人类而言，类似的焦虑大概可以参考思乡病。有种理论认为，我们之所以演化出这种苦苦思念家园的情感，就是为了让那些脆弱的人不要孤身一人离开安全的社区环境。[24] 当我们与家隔断时，我们的大脑就开始滴答计时，其反应也往往是负面的。与此有关的最明显的例子当数"文化丧痛"（cultural bereavement），[25] 当移民们意识到自己失去了祖国的社会支持、习俗和文化基准时，就会受到这种情感的影响，程度严重时甚至可能危及他们的精神健康。难民们对此的感受更加深刻，他们已经饱受创伤，还不得不在一个新的国家重新建设家园。因此，精神健康问题在这类人群中也相对高发。[26] 或许，关于家园与大脑的关联会对我们获得快乐造成影响，这是最直白的例子了。

总而言之，我们的家是具有生物学相关性的。家提供的安全感对我们的生存和整体健康都非常必要，我们的大脑也会对其做出积极的响应，让我们变得快乐。这真是个简洁优雅的系统，不是吗？那么，我们来找找碴吧！

在发达国家居民的一生中，一般都有好几个不同的家。有些会被他们铭记于心，另一些则几乎被遗忘。我读大学的那些年就搬过好几次家，现在已经连地址都想不起来了。相比之下，我对家族故居的记忆却鲜活如昨。为什么会有这种差异？如果家的作用只是满足生物学的需求，为什么有些家令人向往，而另一些并非如此呢？此外，为什么人们会想要搬家呢？放弃已经熟悉的安全环境，换去更不确定的新环境，搬家可以说是一个普通人能够经历的压力最大的事件了吧？[27] 时间、精力、支出、不确定性、失去掌控，这些全都能在大脑中触发应激反应。既然如此，为什么我们愿意让自己遭遇这种剧变呢？[①] 如果再将风险规避现象纳入考虑的话。[28] 这个决定会显得愈发奇怪：在多数人的大脑中，都存在这样一种先天的认知倾向性，即在进行决策时弱化潜在的获益，同时强化潜在的损失。我们中有许多人都执着于熟悉的事物，比如我们出去吃饭时总会点菜单上的同一种食物："其他东西**也许**更好，但我**知道**我喜欢平时常吃的这种东西，所以我就不冒险啦！"如果大脑能够使我们拒绝在点餐时做出改变，为什么它不阻止我们改变我们的家呢？

这在我看来很不合情理，所以我决定去找一个在房产租售领域有着丰富经验的人聊一聊，地点就选在异常火爆的安家热门地——纽约市。[②] 凑巧的是，早在2016年，我就意外地有幸在自我标榜为"在纽约买卖、租赁和生活的每日生存指南"的Brick Underground网站上写专栏，所以我问他们愿不愿意还我一个人情。最后，我约到了露西·科恩·布雷特（Lucy Cohen Blatter），她是Brick Underground的作家和记者，同时也是在这座传说中的"大苹果城"内采访过数百个房东、售房

---

① 显然，有很多人是在不受自己控制的情况下被迫搬家的，例如财务问题、自然灾害、工作原因等。这里我特指那些完全基于自己的自由意志而选择搬家的人。

② 当然，伦敦也是一个这样的地点，而且它离我更近，更便于展开调查。但是，作为一个并不生活在那座城市的人，关于伦敦的事情我已经听腻了！所以，去它的吧！

者和房产中介的人。

广而告之

　　露西是一个土生土长的纽约人。要说有谁对这座城市的错综复杂和魅力了如指掌，那她准是一个。此外，她的先生来自英国的伯明翰，所以她也熟悉英国口音。这很有利于我那一口浓重的威尔士英语和飞快的语速，毕竟非英国人一般都觉得跟我交流"是个挑战"。我给露西在纽约的公寓打了个电话，开门见山地问她为什么纽约会成为人们如此热衷于安家的地方。

　　"我想大概有两层理由：最明显的应该是工作。如果你想要找工作，在纽约就能找到。在这里找到工作的机会，或许比其他任何地方都大。"

　　此话有理，但到底有多大的关系呢？人们总是因为工作和职业生涯而搬家。[1] 然而，这并不能真正回答他们对家的诉求是什么，只是由于找工作（以及保住饭碗）而衍生出的次要考虑因素。人们为了工作而选个新家，就像为了度假而选择航空公司一样：虽有助益，但飞行并不是最重要的部分。没有人真的**那么**喜欢飞机餐。当然，这不是三言两语能说清楚的问题，所以我选择稍后再回来谈"工作"的部分。现在，让我们先继

---

[1]　特别是对科学家而言。在高度竞争性的研究领域中追求职业生涯的人，往往不得不去一个在自己的领域内有经费和工作岗位的地方，而这几乎很少在他们当前居住地的通勤距离之内。

续说下去吧。

"选择纽约的另一个主要因素就是文化的多元性，"露西继续说道，"以及各种不同的社区和影响。只要你愿意，你完全可以每天晚上都做不同的事情，这里就是有那么多可供你娱乐、探索、社交等的选择。而且，特别是在"9·11"事件之后，纽约有了极其强烈的团结精神和社区氛围。你在这座城市可以感觉到一种别的地方都没有的'能量'。"

我们身边的人，还有我们居住的社区，对我们的心情和思考方式都有直接而深远的影响。究其本质，就是我们的大脑在受到影响，而且不仅在纽约如此。不过，现在我们权且先接受与他人的互动会对我们的快乐产生重大影响这个结论吧。同样，我们回头再来聊这个。

然而，纽约能提供多样化的选择和娱乐这一点，还是**值得**我们深入审视一番。为什么令人目眩的各种演出、电影、展览等会让那么多人沉醉其中呢？

从根本上说，永远不要低估新鲜感的重要性。即使它有时候会令人害怕，例如新奇恐惧症的情况，但新鲜通常是一种有力且有益的特质。许多动物研究显示，环境丰容（布置周围环境使之更加复杂和有趣）对大脑有着诸多明显的益处，包括促进大脑生长，增强海马发育，继而可能提高记忆及相关处理机能，[29] 甚至预防癫痫和神经元死亡。[30] 或许生活在一个像纽约、赫尔辛基或柏林这样的嘈杂都市其实对我们**大有裨益**，至少对我们的大脑功能来说有好处。或许这就是为什么有那么多作家、艺术家，以及其他创作者都成群结队地涌向纽约。[31] 除了是推广和销售各种创意作品的大型文化场所外，难道仅仅生活在一个充满刺激的地方就能为创造性的思维过程带来灵感吗？

当谈到愉悦时，新鲜感也很重要。我们大脑中某些特定的脑区，即黑质（substantia nigra）和腹侧被盖区（ventral tegmental area，两者都位于大脑的中心附近），在我们遇到新鲜刺激时都会表现出活性的增强。但是，这些脑区在我们期待奖赏时同样也会更加活跃。最重要的是，其中某些区域的活动性只有我们在**全新场景**中预期奖赏时才会增强。[32] 简而言之，新鲜感能够加强对奖赏的反应。

用直白的语言来说，这意味着什么呢？这个嘛，就是这些结果强烈提示，假设两种东西都能让我们感到愉悦，那么相比熟悉的那个，我们的大脑会更加享受新鲜事物。讲第二遍的笑话永远比不上第一次听时那么有趣；令人刻骨铭心的总是那个初吻，而不是整个婚姻过程中不计其数的后续。新鲜感会增强我们的大脑体验到的正面刺激。可以这么说，新鲜感让我们更快乐。

这种机制发生在之前讨论过的奖赏通路的活动中。研究显示，如果奖赏通路中的多巴胺受体减少了，就需要更多的刺激才能使我们体验到"正常"程度的愉悦，[33] 导致对刺激的追求达到其他人觉得过分的程度。最终结果就是，我们会去做蹦极之类的事情，毫无节制地饮酒，或许还会搬去纽约生活。

城市生活提供的无尽新鲜感，可能是让有着标准（也不一定）人类大脑的人渴望在此安家的另一个原因。这或许有助于回答之前的那个问题：为什么我们天生具有回避风险的倾向，却又愿意去做某些压力巨大的事情？有许多复杂的理论和深奥难懂的数学模型试图解释风险回避的确切属性，其中一个重要的结论就是，风险回避是可以克服的，**只要潜在的回报足够大**。坐在一个绑着数千吨液体炸药的铁罐子里具有巨大的风险，但是宇航员们欣然接受，因为他们能够去往太空，这在他们看来是"绝对值得"的回报。对于其他许多人，之所以承担着失去安全、熟悉的家的风险，去换一个在别处的、有着更多不确定性的家，譬如说在纽约，就是考虑到后者的潜在获益还是值得的。更好的工作，更多可做的事情，遇见更多的人，这些都是现有的家园明显不具备的好处。要记住，大脑认定的"家"可不止我们栖居的楼房，还包括整个周边的区域。因此，我们的大脑权衡了各种可能的利弊。尽管它经常会对弊端有所夸张，有利之处有时又会令天平倾斜，但在穷乡僻壤的一座安全熟悉的宅院，可能还是比不上在好歹热闹一些的地方有个条件稍差的小屋。

顶部空间

有些研究显示，连续感对于产生家的感觉必不可少。[34] 也就是说，如果我们知道自己很快要离开某个地方，就不太可能对那里有家的感觉。这就是为什么如果我们短时间内在像纽约这样的地方换过好几个地址，那么这个城市会让我们更有家的感觉，而不是那些我们居住过的房屋，因为这座城市提供了建筑物本身没有给到的足够的连续感。

但话说回来，没有人想要生活在垃圾堆里。寻觅房屋的人很少会接受他们看到的第一套房子：他们毫无例外地要继续看房，想要找到"最佳"选项。那么，他们一定在寻求关于家居建筑的某些特性和品质，或许那就是让大脑做出积极响应的特点，哪怕只是在潜意识层面。我向露西询问了人们在纽约寻找住处时最本质的要求。

"空间往往是最主要的考量。这是一个人口密度极大的城市，所以但凡什么地方能够提供充足的空间，都会非常紧俏。事实上，人们最终离开纽约的主要原因之一，就是他们需要更多的空间。他们想要组建家庭，或是因为别的理由而需要更大的空间，但是他们一般无法在这座城市实现这一点，所以只能搬往别处。"这件事本身就很有趣，而露西接下来告诉我的情况让我意识到，在纽约，空间甚至比金钱更有价值。

"我曾经写过一系列的文章，在这些文章中我调查了那些超级富翁的家，即所谓的'百分之一阶层'，发现甚至就连他们都必须做出一些牺牲，才能生活在城市的中心地带。在曼哈顿，他们住的是两居室公寓。当然了，那是极其宽敞、富丽堂皇的两居室公寓，但这些人在别的地方都可以住一大套宅邸了。然而，他们还是心甘情愿地居住在更小的空间里，只为了能够把家安在像纽约这样的理想之地。"

看起来，似乎所有人都需要在购买向往的生活空间时做出牺牲。但**为什么**空间如此重要呢？如果家只是为了满足对安全感的本能渴望，我们应该不需要太大的空间。如果要我说的话，只要能够容下财物和所有必需品（卫生设施和一张床等），家居空间越小越好。房子越小，取暖费用越低，维护越轻松，安保也越容易，诸如此类。

可是，居室小也意味着我们不能获取任何新的东西，或是邀朋友来玩，或是拓展家庭。此外，还存在社会地位的问题：拥有更大的房子，是财富和成功的象征。

我们对空间的渴望远比这些考虑更深刻：我们的大脑**需要**一定的空间来感到平静和避免压力。有一整个学科领域专门研究我们对空间的感觉，即所谓的空间关系学（proxemics），最早由人类学家爱德华·T. 豪尔（Edward T. Hall）于1966年创立。[35] 他指出，一个典型的人有4个空间"区域"，相互之间有着令人惊叹的清晰边界：亲密区域、个人区域、社交区域，以及公共区域，每个区域与我们身体的距离渐次增大。

更新的数据显示，人们对于空间的感觉既因人而异，也因文化而异。[36] 人们对什么算"近"或"远"各有不同的看法。例如，某一项研究显示，具有程度夸张的接近感的人更容易患幽闭恐怖症（claustrophobia）。[37] 不过，即使没有出现临床问题，人们也对空间非常敏感：正如我们已经看到的，大脑感觉系统中有好几个区域与三维环境的处理和编码直接相关。如果我们身处有限的空间之中，我们的大脑会在多个层次上意识到这一点，而且它对此并不喜欢。如果有人激动地喊道"我需要更多空间！"然后愤然离去，他们说的很可能就是字面意思。

这一切想要传达的重点在于，考虑到我们的大脑处理空间的方式，一个狭小的住处很可能令人难以忍受。有限的空间意味着受困，无法知道附近发生了什么（被墙壁阻隔），逃脱的选择也更少。我们的家本该是在我们感到压力和焦虑时的退避之所，可是如果它太小了，大脑里的威胁探测系统就会持续处于激活状态，这可不是在家时该有的状态。此外，有些研究表明，如果我们已经积蓄了压力和焦虑，我们的个人边界就会"扩张"，意味着我们更加无法接受别的人或东西靠得太近。[38, 39] 因此，暂且放下实用性和建筑学方面的考虑不说，某些居所仅从**心理学**角度来说就太小了。我们并非**不能**生活在狭小的空间里，只是在这样的环境中，我们更难以感到积极和快乐。

另外还有一个重要的因素使人们想要一个空间宽敞的家：隐私。

大多数人都不是独居的。总体而言，这是一件好事——分享和互动对于快乐非常重要，就像前文已经提到的。但是，有谁希望**时时刻刻**都有人在身边吗？即使最外向、最热情的人，有时也需要在自己的私密空间休息片刻，哪怕只是睡个觉。与他人的互动，无论多么令人愉快，毕竟是在给大脑增加工作量。社会心理学家认为，几乎在所有的情况下，当互动进行到某种程度后，都会令所有的参与者感到厌烦，[40] 主要是因为每个人都会觉得精神疲劳。正因为如此，我们最终都需要后退一步，暂时避免与人交往。这既能让我们重新"充电"，又能避免社交烦躁，两者对于维持重要的社会关系都很有帮助。这也是所谓的"男人的空间"（man caves）等说法的由来。有时候我们需要与人相处，有时候我们又需要私密空间。

对身处人满为患的高压环境之中的城市居民来说，是否有能力退避三舍无疑更加重要。在城里有一个家，既能够让我们立即投入社交，同时也可以让我们从中抽身，意味着我们能按照自己的意愿展开行动。这将给我们带来独立和可控的感觉，这种感觉普遍受到人们的青睐。而这，又是一种家能促进快乐的方式。

说到空间，带有花园或是附近有绿色空间的家居总是特别受欢迎。露西指出，纽约最令人梦寐以求的（也是最昂贵的）区域，就是那些能够看到中央公园的街区。而那些带有院子的居所一般都被视为比没有的更高级，哪怕所谓的院子只是一小块地皮。显然，能够踏出房门走到户外，但又仍在自家的"界限"范围之内，会给人带来极佳的空间感，而我们都知道这很重要。另外，即使是那些没有院子的人，也倾向于在家里布置上一些盆栽绿植或床挂花架之类的东西。这种让自己被绿植环绕的所谓强迫症到底是怎么回事呢？

这不仅仅是出于美学上的偏好：与大自然和多样生物进行互动似乎对我们的大脑有着显著的积极作用。史蒂芬·卡普兰①对此给出了一种解释，他将其命名为"注意力恢复理论"。[41]
卡普兰表示，大脑的注意力系统通常都处于"激活"状态，不
停地扫描四周，应对来来往往的人流，并且有意识地将焦点导
向当前最重要的事情（例如你正在读的这本书）。这需要消耗
精力和能量，因此对我们的大脑造成负荷。假如我们度过了漫
长而忙乱的一天，注意力一整天都在接受考验，我们就会感觉
自己需要"放空"一下，做点完全不需要用脑的事情，譬如说
看亚当·桑德勒②的电影连播之类。这时我们一定会明白，这
理论说得有道理。

自然环境能够被动地调动我们的注意力，卡普兰将这个过
程称为"魅力性"（fascination）。我们的注意力在自然环境中
可以更好地漫游，让大脑暂停导向性专注模式，后者对精神具
有消耗性。这样一来，大脑得以休息和调整，补充资源，巩固
神经连接，增强认知机能，最终改善我们的心情。有鉴于此，
卡普兰将充满绿植和生物多样性的环境命名为"恢复空间"
（restorative space）。

绿色空间带来的益处怎么强调都不为过，它甚至可能影响
我们的身体。一项研究结果显示，在病情程度相似的住院患者
中，相比在病房中只能看到砖墙的患者，那些在病房中看得到
树木和自然环境的患者恢复的速度更快[42, 43]——从中不难看

① 史蒂芬·卡普兰（Stephen Kaplan），美国密歇根大学的心理学教授。——
译者注
② 亚当·桑德勒（Adam Sandler，1966年9月9日——　），美国喜剧影
星。——译者注

出演化的逻辑。正如我们前文已经看到的，不熟悉的环境会触发我们大脑中的威胁探测系统，所以从理论上来说，空空如也的环境应该比充满陌生事物的环境更令人放松。但是，一个空洞的环境，究其本质而言也意味着贫瘠。对期望生存下去的生物来说，那绝不是个好的选择。富饶、绿色的环境暗示生命所需的资源丰富：那才是能找到所需物资的地方。当某种生物的大脑能够对这样的环境产生积极的应答，也就是说被吸引而又没有过度的应激，显然会具有一定的生存优势。如果任何不熟悉的东西都让我们感到害怕，这种系统就真的太不实用了。

我的家就是我的城堡

"我认识许多来自不同背景的伴侣，譬如妻子在乡村长大而丈夫是城里人。他们生活在纽约的狭小公寓里，连自行车都不得不放在客厅。妻子看到这样会想：'我们的客厅里放着自行车，我们需要更多空间，我们必须搬走。'丈夫却真心没觉得这有什么问题。"露西告诉我。她继续说道："你必须是某种特定类型的人才能生活在纽约。某些人属于'纽约型'——他们真的适应并热爱这座城市。另一些则不是，他们待不了太久，很快就会离开。如果一个人热爱这里，但是因为财务或其他不可控因素而不得不离开的话，他们依然是'纽约型'。"

露西想要表达的是，关于家之所以让我们快乐这件事情，个人性格也是一个重要的因素。这并不奇怪，但我听到时依然感到有些不悦。想要从神经过程这个角度解释性格因素，就像要通过猫咪吐出的毛球来搞清楚它的解剖结构一样：不可否认两者有关联，然而天知道这中间绕了多少个弯。

性格与个人差异，从某种程度上来说，会给我到目前为止的大部分理论带来一定的风险。举例来说，我说过人类大脑偏爱空间开阔的居所，但这并不是对每个人都成立的：就在我写这本书的时候，小户型住房似乎正成为一股新的时尚潮流。[44]同样，我也说过我们的大脑**需要**隐私，可也有人选择在罕有私密可言的非主流社区（异教群落或秘社等）生活。另外，住在某些世界上人口密度最大的城市中的人，也极少有机会能拥有空间和私密性。

为了试图回应这个棘手的难题，我在跟露西说完再见的一小时后，便坐上汽车沿 M4 高速公路西向而去。尽管这可能听上去像是我"落跑"了，实际上我只是回家。确切地说，是回我的第一个家，那个伴我长大的地方。

我的逻辑是这样的：或许性格是家能让我们快乐的一个重大因素，或许这也决定了为什么有些家就比另一些更好。但是，我们并非从诞生那一刻起就具有完全成形的性格。那么，我们从哪里获得的呢？如果要进行一场究竟是与生俱来还是后天习得的经典辩论，那么就性格而言，似乎显然两者兼而有之。我们的基因扮演了重要的角色，成长和发育中的各种经历也同样重要。父母的言行，我们与同龄人之间的互动，以及至关重要的居住环境，都在一定程度上决定了我们成人后的性格。[45] 那么，我们究竟在什么环境中——尤其是在成长阶段——度过的时间最长呢？当然是我们的**家**！

我们幼年时的家会参与塑造我们未来的性格，这可不是我自己提出的假设，它是有证据支持的。在一项由大石繁宏[①]和乌尔里奇·施马克[②]共同发表于2010年的大规模研究中，共有超过7,000名在孩童时期曾频繁搬家的人（譬如父母是军人并经常被派往新驻地的人）参与了访谈。研究结果显示，儿时经常搬家的经历与成年后的心理状况不佳，生活满足感欠缺，以及缺乏有意义的人际关系之间存在直接的关联。[46] 用简单的话来说，就是成长过程中没有稳定持续的住所导致他们长大后不那么快乐。这是存在于我们的家、大脑和快乐之间的一种非常简明的关联。

听露西解释了纽约的魅力之后，我发现一个有趣的现象：尽管我更加清楚地理解了为什么那么多人选择搬来这里，整个过程中**我自己**却没有任何这么做的打算。我始终想不通生活在繁忙大都市有什么好的。我看到扎堆的人群就想躲开，不太适应持续的背景噪声，觉得高楼大厦有很强的压迫感，并且我天生不够坚毅果敢，无法克服这些弱点。我怀疑这与我的成长环境有关。在我的大脑发育阶段，我生活在一个孤立、安静的乡下小社区。在那里，我根本没有机会学习如何欣赏，或者仅仅是忍受上述提到的种种。

---

① 大石繁宏（Shigehiro Oishi），日本心理学教授。——译者注
② 乌尔里奇·施马克（Ulrich Schimmack），加拿大心理学教授。——译者注

所以从理论上来讲，如果我的猜测是正确的，那么让我感觉到无比快乐的环境，应该就是赋予我上述种种特征的儿时故居。然后我想，嗨，为什么不检验一下这个假设呢？让我们回到我的儿时故居，看看它对我有什么影响。

我的成长环境并不是"家宅"，我是在酒馆长大的：庞提塞默[①]的皇家旅馆。在我两岁的时候我们搬了进去。从一个只有我父母亲的小房子，搬进了一个相对庞大的建筑物里，那里到处都是醉醺醺的陌生人。这种体验或许对我幼小且尚在发育的大脑而言有点过于刺激了，也或许正因如此，我才产生了对人群和噪声的反感，不愿意使自己太过出挑，以免吸引他人的注意。这也可以解释为什么我在性格形成期都在一家繁忙的餐饮店周围晃荡，努力避免与其他顾客有眼神接触，自顾自地吃着各色薯片。（我那时非常害羞，并最终成了一个小胖子！）

所以，我就驱车前往酒馆了。为了科学！

必须承认，我一路上都感觉有点惴惴不安。在我大约15岁的时候，我们一家搬离了那里。此后，我仅在达到合法饮酒年龄（反正差不多吧）之后，以顾客的身份回去过一次。然而，那次的感觉很奇怪，因为看到自己儿时长年安家的地方被他人所占据。我猜那种感觉，就像去参加曾经与你长期交往的前任的婚礼：怀旧、爱恋、悔恨、妒忌、愤怒、苦涩和诸多情绪交织在一起，令人分辨不出是什么滋味。

---

① Pontycymer，威尔士地名。——译者注

距离我上一次的造访又过去了将近20年。这次我会有什么感觉？中间间隔的漫长年月，会不会为我这番"归乡"增添一抹感情色彩？究竟是记忆蒙尘往日不再，儿时旧居在我眼里如同一件旧大衣，曾经有用但如今已经不再需要？还是鉴于我们已经知道的环境线索能够触发相关记忆这一点，[47, 48] 加上儿时记忆往往最为鲜活的事实，[49] 造访曾经的家会像某些人声称的那样，让我在一定程度上重新变回当年的我？

最终，这一切的思虑都是白费心思，作为我儿时旧居的那个酒吧已经没有了任何生活的痕迹。它的门窗被木板钉死，满地破碎的玻璃，野草荆棘毫无美感地蔓生着。一座荒弃的废屋，而且很显然已经这样有一阵子了。在20世纪80年代席卷我家乡地区的经济衰退大潮中，它也是受害者之一吧。

此时此刻我是什么心情？怎么说呢，"快乐"当然是错误的表述，但我也很难找到一个词语来形容。那种感觉只是非常、非常奇怪。在我儿时旧居的触发下，所有当年快乐的回忆都涌入我的大脑：在外面石阶上玩扮演士兵的游戏，在啤酒花园的斜坡上开卡丁车，追赶家里那只溜进厨房并且趁人不备偷走牛排的狗，在每个圣诞节都把里里外外装饰一新，这样的回忆还有太多、太多。

与此同时，随着我从破碎窗门的缝隙向内张望，所有那些珍贵回忆的画面都被叠写在眼前这番已经腐朽、残破、布满不堪入目的涂鸦的现实场景之上。那种感觉，那种试图同时处理两种截然不同的情绪反应的感觉，即使再怎么轻描淡写，也是令人不适的体验。设想一下，这就像参加完前面提到的你昔日最爱之人的婚礼后，你目送载着这对新婚夫妇去度蜜月的车子离去，然后车子突然爆炸了。

我在旧居大门外的步道上坐下（在把地上的碎玻璃都扫到一边之后），然后开始像一个投入的科学家那样，试图为我的反应找出一个神经科学上的解释。从逻辑层面来说，那只是一幢建筑，一幢和我已经不再有明确联系的建筑。它变得年久失修的事实毫无疑问是令人遗憾的，但其实与如今的我或者我的生活都没有了任何关系。

然而，它就是有关系！我因旧居的状态产生了激烈的情绪反应。如果它不是在某些方面与我有深刻的关联，我一定不会这样。显然在我的大脑中发生的，绝对不只是对既往居所的一次简单而抽象的识别。这种感觉仿佛我身体的一部分已经死去。这样公平吗？如果我们的家，能够以我之前描述的那么多种方式与大脑产生互动，并且我们的大脑就是"我们"，那么声称我们的家构成了我们身份的一部分是不是有点言过其实呢？随着进一步深入探索，答案似乎是否定的，并非如此。

丹佛大都会州立学院（Metropolitan State College of Denver）的凯伦·洛拉①教授曾经在一场大火中失去了自己的家，然后她写了一篇关于切身体验的论文。[50] 正如我们想象中那样，那是极具创伤性的经历。我们已经知道，乡愁可以令人

---

① 凯伦·洛拉（Karen Lollar），美国传播学教授。——译者注

非常难过，那么彻底失去家的感觉该糟糕到怎样无以复加的程度呢？甚至许多心理学会也认识到了这一点，[51]尤其是在房屋失火或自然灾害中家园被彻底摧毁等情况下。对此，并没有一个特别的术语进行描述，但我们可以将其与文化上的丧亲之痛相提并论：因为不可抗因素而突然失去自己营造的家园，这种不幸的事件肯定会造成心理上的创伤。

正如洛拉教授在她的论文中富于表现力地描述的那样："我的房子不是'身外之物而已'……那栋房子不只是资产或者没有情感的墙体结构。它是我的身体和自我意识的延续，它反映了我曾经是什么样子，现在是什么样子，以及希望成为什么样子。"

不少扫描研究结果提示，这种"我的家是我的一部分"的理念在我们大脑的工作方式中也有所体现。一项研究显示，当受试者观察他们认为"属于自己"的物体时，其内侧前额叶皮层比看到他人的物体时更加活跃。[52]更有趣的是，同样还是这个脑区，在受试者想到那些他们认为能够描述自己性格的形容词时，也会变得更为活跃。简而言之，这个负责处理我们的自我意识和性格的脑区，也同样在识别我们拥有的财产和物件时发挥作用。尽管这项研究探讨的是个人财产而不是家宅本身，但我们的家就是我们拥有的最大、最显要的物件。我们为它花的钱最多，对它进行了最符合我们品味的全方位调整，并且把我们拥有的绝大部分（如果不是全部的话）物件都存放在里面。

这还可以拓展到我们家园的基本结构边界之外。有一种被称为"场所认同"（place identity）的心理学理论，指的是一个人赋予某个特定场所（地点）特殊的意义和重要性，以至于它能够参与并影响此人对于自我的认知。[53] 这种认同是通过场所依附（place attachment）来实现的，[54] 也就是一个人与某个特定的场所建立起强烈的情感纽带。你有没有这样的经历：你在寻找一个新的住所，当你走进一个候选地点时，还没来得及四下审视一番就冒出"没错，就是这里了"的想法？又或是去造访某个地方，然后立即就爱上了那里？这种感情如此强烈，使你不断返回，或是一有机会就立即搬了过去？我的朋友克里斯曾经计划以日本作为起点，花几个月的时间周游世界。现在差不多10年过去了，他依然没有离开日本。有时候，一个地方就是能满足你所有的需求和条件，而你自己甚至从未意识到那就存在于你的大脑中。于是，你立即就**认定**了这个地方。这就是场所认同。

那么，我在这番分析之后究竟能得出怎样的结论呢？从我自己的一系列研究、露西提供的关于纽约为什么吸引人的意见，以及我意外且悲惨的童年旧居之旅中，我领悟到哪些关于家园与大脑相互影响的信息？这一切又是如何使我们，或者无法使我们感到快乐的呢？

我们人类似乎就是有寻找家的冲动，因为它能满足我们对安全避险的本能需求。在家里，我们持续紧张的神经得以松弛，可以不必再侦测周围的威胁和危险。我们的大脑还很快地意识到，家是我们解决其他生理需求的地方，例如进食、取暖和睡眠。通过解除一系列迫在眉睫的压力，家在我们的大脑中引发了一个正面积极的关联，有助于改善我们的身心健康，提高幸福感。

但是，有些家比另一些更受欢迎，也就是那些能够提供更高的安全性、更大的空间、更多的隐私，以及更多绿色环境的家。这样的家被我们的大脑赋予更高的优先级。我们的大脑甚至复杂到足以让我们对家的概念，从栖居的建筑结构拓展到周边的区域。如果一个家所在的区域能够让我们接触更多的创新、刺激和机会，那么通常会比不具备上述条件的家更受青睐。

在更复杂的认知层面上，我们对家的各种要求和喜好都是由我们的人格和偏好来决定的。它不仅仅是个有用的物件或财产，更是我们生活的重要部分。我们为家付出了大量的时间和精力，创造了太多与它相关的记忆和联系，以至于大脑都把它视为我们自身以及自我认同感的延续。当然，这也适用于更大的范围，比如人们会把某个场所或地点融入他们的自我认同感之中（例如"我是纽约客"）。

这里还有一个需要考虑的重点。家或许会让我们快乐，但它的地点和本质往往是由其他因素决定的，例如工作、金钱、多样性、安全性、与亲友的距离，以及许多其他因素。最受欢迎的寓所往往能提供一些额外的好处，而不仅仅是"一个适宜居住的地方"。有时候，它们甚至不那么宜居。这里的重点在于，尽管非常重要，但家并不是让我们快乐的**最重要**的东西。

如果把所有因素都纳入考虑，大脑与我们的家之间的关系难免有些过于**基础**。或许解释为什么家能让我们感到快乐，就像试图解释为什么腿能让我们快乐一样。它们有很多种方式能做到这一点，但那并不是它们真正的**用途**。寻找答案还需要挖得更深一些。

或许更公正的说法是，我们的家有助于我们避免不快乐，而不是让我们快乐。这听起来有点像是在抬杠，但这两者确实不是一回事，就像"没有负债"与"富有"是两码事。我们的家与我们的生活在方方面面都存在着紧密的联系，而我们的大脑与家也以太多的方式相关联，所以我们无法确定家是如何通过某种特定的方式使我们感到快乐的。那么或许可以这样说，家的意义是满足我们一系列必要的基本需求，以便我们把精力专注于其他能让我们快乐的事情上，例如工作、娱乐、家庭、人际关系和创造力等。与其说家使我们快乐，不如说家使我们更容易变得快乐。如果要从上述的一切中得出结论，或许就是这样？

我在开始写这一章时有一个目标，那就是在说明家能够让我们快乐的同时，罗列出足够清晰的神经科学依据解释其原因。而在本章的结尾处，我却坐在旧屋门前的一堆碎玻璃渣中。我知道我是个喜欢用精巧比喻手法的人，但即便如此，还是觉得这种情况有点过分了。

—— 第3章 ——

工作的大脑

当我离开从小长大的地方，驱车经过充满不确定性的山谷道路回家的时候，我已经清楚地意识到，我对快乐机制的探索进度并不乐观。想要使用神经影像学手段进行研究的计划，被一位光头教授无情粉碎。在家园与快乐之间建立联系的想法，最终让我目睹了儿时旧居如今破败的残迹。假如我现在感到不快乐，希望你能够谅解。

只不过你并没有谅解的必要，因为奇怪的是，我也没有不快乐。或许进展是有点糟糕，但我依然还是能写成一本书，这可是很多人的梦想。一切就看我从什么角度去想了。所以我依然保持乐观向上的心态，期待着接下来的调查会将我指引向何方。

到了2017年2月，"接下来"的方向原来是意大利的博洛尼亚。除了其他的特色之外，那里有全欧洲最古老的大学，[1] 还有一个在到达大厅卖兰博基尼跑车的机场。稀松平常。

我去那里是为了给MAST基金会的活动做一次演讲。那是一个文化和慈善机构，同时兼具科学博物馆、画廊、餐厅、幼儿园、大学、体育馆，以及其他可能的更多功能——仿佛一座意外修建在意大利古城中的宇宙殖民地。我在逗留期间有幸看到了他们最新的装置艺术，那真提供了意外的帮助。

那件艺术作品由许多现实生活场景的影片组成：一个袒胸露怀的中年地中海男性操作着挖掘机，在巨大的大理石矿场里切割石板；[2] 年轻的加纳男人在西方国家的科技垃圾中搜寻着值钱的废料；办公室的职员们在无穷无尽的文件上敲着图章；德国工厂的工人们在为全自动生产线上下来的汽车做最后的收尾工作，诸如此类。

这件作品的主题是"进行中的工作"，旨在向我们展示世界各地人们多种多样的工作方式。考虑到我们的成年生活中有相当可观的部分都被投入工作中，甚至有人统计说我们的工作时间累计起来可达整整10年，[3] 那么，工作的性质就不可避免地会对我们产生深远的影响，其中就包括我们有多么快乐或多么不快乐。这种说法应该不存在什么争议，一份糟糕的工作会让我们觉得生不如死，而与工作相关的压力也是一个重要的问题。[4] 而硬币的另一面是，我们也都遇到过那种"每天早上迫不及待要起床"，只因为太热爱工作的人。[①] 那么，情况似乎显

---

① 他们这么说的时候，通常都是一副矫情做作的样子，使你不得不控制住心中那股想要用他们无一例外都会打着的新潮领带勒死他们的冲动。

而易见：好工作让我们快乐，烂工作给我们带来压力和折磨。

只不过，我们现在讨论的可是大脑，它**什么时候**这么简单直白过？

正如MAST的展览揭示的那样，人们所做的工作天差地别，一个西方人在50岁前平均做过12种不同的工作——这个数字似乎还在增加。[5]① 不过，无论是什么工作，最终都由人类和大脑在执行。那么，工作对大脑**有什么影响**，最终导致我们快乐或不快乐呢？

"投入精力去执行特定的任务"是工作最基本的定义。从本质上来讲，所有职业和任务都需要我们有某种形式的精力投入，无论是体力还是心智方面。即使在这么粗糙而简单的层面上，工作对我们的大脑也会产生可观的影响，并确实可能让我们感到更快乐。

大量证据已经显示，体能方面越活跃，我们的大脑就运作得越好。[6] 这很合理。大脑作为一个生物学器官，需要能量和营养（比其他器官更多）。[7] 增加身体活动可以巩固和改善心脏功能，减少脂肪和胆固醇，加速新陈代谢，这一切都会改善输送到大脑的血流和营养供应情况，从而增强大脑的功能——在各个方面，真的。

身体活动似乎对大脑还有更"直接"的作用。它能增加脑源性神经营养因子（brain-derived neurotrophic factor，

---

① 这里是指做过的工作的平均数量还在增加，而不是指年龄。人的年龄总会不断增长，时间就是这么回事。

BDNF）的生成，而BDNF正是一种能够刺激新的脑细胞产生和生长的蛋白质。[8] 这就解释了为什么许多报道都指出，身体活动具有多种神经科学方面的益处，例如增强学习能力和记忆力，[9] 增加海马脑区的体积，以及提高全脑的灰质水平。[10] 还有一些研究提示，参与更多体育运动的儿童，在学业考试中的表现往往也更好。[①][11]

所以，如果我们的工作促使我们投入身体活动之中，上述种种对大脑产生的积极效应会让我们变得更快乐。

加强学习及其相关机能可以让我们变得更聪明（有待商榷），尽管常言道"无知是福"，却有证据表明，更高的智力还是会让人（稍微）更快乐一点。[12] 此外，身体活动会释放内啡肽，[13] 也就是我们在第一章中讨论过的"快乐的化学物质"。另外显而易见的一点是，整体生理健康的改善意味着我们更有能力去做让我们快乐的事情，特别是那些受限于缺乏锻炼导致的健康不佳而无法参与的事。

同样，心智活动也对大脑和身体有着明显的益处——对我们这些除了准时出勤之外，工作中不再有体能要求的人来说，这是个好消息。有研究显示，更高的教育水平会对痴呆症和阿尔茨海默病起到一定的预防作用。[14] 例如尸检结果显示，受过高等教育的人尽管大脑已经因病发生了严重的退行性改

---

① 然而，也别就因此强迫你的孩子上足球场。究竟是体育运动让孩子变得更聪明，还是更聪明、更有毅力的孩子同时更擅长体育运动和课业考试呢？正如绝大多数神经科学领域的问题，科学家对此尚无定论。

变，他们在去世前却并没有表现出明显的临床症状。[15] 总的来说，大脑越活跃，就越坚韧。

我们知道大脑是灵活且具有适应性的，总在持续不断地形成新的连接和巩固已有的连接，同时也让那些没有必要的连接自行消退。大脑采用的是一种类似"用进废退"的运营策略，所以使用得越多，它所具有的连接和灰质也就越多。年龄和熵当然会带来影响，但大脑运用得越充分，就越能抵御它们的侵袭。正如人们常说的，这样的大脑有更多的"认知储备"。我们的大脑被使用得越多，我们就变得越聪明——大抵如此吧。

所以，工作意味着我们投入某种形式的体力或脑力活动中，而这（最终）会改善我们的大脑机能，让我们更聪明也更快乐。太方便了！

只不过这个结论存在一个小问题：它纯属胡扯。当然，体力劳动、努力工作，以及改善大脑机能确实都与快乐有关联，但这显然不代表全部。把一个人钉在一匹马上，两者之间肯定有了密切的关联，但这并不意味着半人半马的怪物就是存在的。真正的解释比这要复杂和困难得多，就像要把一个人和一匹马钉在一起那样。

举个例子，如果体力劳动让我们更快乐，为什么我们往往会回避它呢？为什么我们不一路慢跑着去采矿场，然后赤手空拳地挖石头，每19个小时才换一次班呢？如果消耗体力就能自然而然地让我们开心，那么整天在堆积成山的金属废料中翻捡筛淘的加纳人，应该比那些坐在宽敞的高层办公室的办公桌前、生活穷奢极欲的名企高管们更加快乐喽？最起码可以说，这个结论不靠谱。

实际上，尽管体力劳动或许确实存在一些益处，但很快就会变得具有伤害性和痛苦，因此"强迫劳役"在科学上被视为一种残酷的处罚，而不是优待。基本物理规律告诉我们，投入这类体力活动，例如"工作"，是需要能量的。我们的身体很擅长使用和存储能量，但它显然存在**极限**，我们不能像那只电池广告里的兔子一样持续不断地运作下去。过多的身体活动意味着我们的能量储备遭到耗竭，我们的身体将因此受到损害。

这对于生存有明确的影响。我们已经探讨过大脑是如何将行为与奖赏联系在一起，从而鼓励我们去采取行动的。可是，如果那些行为的要求**过于**苛刻了呢？如果一只丛林猫花上一整天的时间去猎捕一只小小的鼩鼱，还是以《汤姆和杰瑞》（*Tom and Jerry*）中的那种方式，那么它耗费在追捕上的能量将远远超过这猎物所能弥补的。因此总的来说，它实际上是**损失**了能量。倘若这种行为不断出现，最终会把它害死。回到人类的语境中，假如有一份工作能够带来稳定可靠的收入，但是日薪比每天花在通勤上的成本还低。这样一来，问题的重点就不是我们的付出有没有得到回报，而是我们得到的回报根本就**不够**。

谢天谢地，我们的大脑似乎演化出了针对此类问题的预防机制。在一项由厄玛·T. 库尼阿万（Irma T. Kurniawan）及其同事于2013年发表的研究中，[16] 他们通过让受试者投入大量或少量的劳动来获得或避免损失钱财，证明存在一种能够预估是否需要付出劳动的神经系统，就位于前扣带回和背侧纹状体。这些脑区在受试者意识到需要付出更多的劳动时会表现出更高的活动性，与之相应的是当奖赏超出预期时，腹侧纹状体的活动性也会增强。但是，这篇报道中最有趣的发现，或许是当实际需要付出的劳动更多时，这一效应就会减弱。

如果用通俗的话来说就是：这些脑区似乎能够自动评估一项任务需要投入多少精力，会产生什么样的结果，以及更关键的是，把这两者结合起来去判断**是否值得做**。如果你曾经也看着一份摆在面前的工作，心想"这种事情我才懒得去做"，那么现在你知道为什么了。然而，这个付出评估系统和威胁探测系统一样永无止息——即使是在没必要发挥作用的时候，这从各种角度来看都充满讽刺意味，却对我们的工作和其他方面都产生了深远的影响。

如果这个神经系统仅仅评估是否有必要投入精力，不再做多余的事情，那它或许还挺不错的。可惜事实是，它让我们的大脑对浪费的精力非常敏感，不仅会积极地尝试避免，甚至不惜改变我们的思考和行为。譬如说，在一项由伦敦大学学院（UCL）的羽仓信弘（Nobuhiro Hagura）主导的研究中，[17]受试者被询问屏幕上的一团小点是否在向左或向右移动，然后必须推动对应的拉杆作答。其中的一个拉杆被设计成越来越难移动的模式，意味着报告点阵在某一个特定方向上的移动会变得越来越费力。令人担忧的是，研究结果显示，受试者**不再理**

会那些需要付出更多努力才能报告的运动，即使它确实出现在眼前。

想想这意味着什么：为了避免非必要的付出，**我们的感知被改变了**。为了不做没有意义的艰苦工作，就连我们的意识和对世界的看法都会发生微妙的变化。

事实上，各种证据表明，我们的大脑这样做的频率高得令人担忧。人们肯定会说，某种标记着"春日草甸"的气味比另一种标记着"厕所废水"的气味要好得多，即使这两种气味本质上是一样的。[18] 在我们的眼中，与当前目标有关的物体总是会显得更大一些。并且当我们处于负面情绪之中时，例如恐高或是背负的重物使爬高变得吃力时，面前的山坡或阶梯就会显得更陡峭一些。为了阻止我们去做那些大脑认为不值得的事，我们的感知似乎经常性地被改变。

有一种解释认为，令人不愉快的事情会引发一种相关的情绪状态（恶心、崩溃等）。大脑必须根据它从场景中接收到的原始数据，为我们感知到的所有事物"创造出"基本的表象。这显然涉及许多推断和计算，但我们的情绪状态为大脑提供了一种工作上的"捷径"。譬如说，当我们站在悬崖边缘时，大脑本质上会想："我可以用接收到的所有视觉信号来估算出我现在身处的高度，但是我目前体验到了紧张和恐惧，所以我一定在一个高得离谱的地方，这就是我估算的结果。"这显然扭曲了我们对事物的感知。小小的蜘蛛在有蛛形纲动物恐惧症的人眼里巨大无比；对刚上路的新手驾驶员来说，其他的汽车都快如闪电；如果我们讨厌自己的工作，那工作场所或许就会看上去灰暗、可悲和致郁，即使在旁人看来可能并非如此。我们的感知并不纯粹基于我们对所得感官信息的详细分析，还会因为我们在看到眼前事物时被触发的情绪联想所扭曲和改变，而对心力的无谓浪费似乎特别善于触发情绪关联。

那么，总结一下：我们的大脑不喜欢让我们在没有明显收益的事情上投入精力，而当我们的大脑决定了我们不该喜欢什么后，再继续做下去就会带来负面的感觉和认知。用更简练的话来说，为了收益不明显的事情而劳作会让我们不快乐！如果你花了几个小时搞定一个组装衣柜，它却在你刚放进去一只袜子后就塌了，你的反应可能包括无比崩溃和切齿愤怒，但肯定不会有快乐。

想想吧，这种情况在工作中多么常见。你花了几个月的时间去准备一项宏大的提案或项目，结果却被毙掉了；你日复一日地努力工作，但每一次升迁都轮不到你；你对客户以礼相待，结果他们却以侮辱和粗鲁作为回报；你长达数年的努力付出却因为公司合并而彻底失去意义。绝大部分现代雇佣关系的本质，决定了这种无力感的司空见惯。所以，有那么多人（如果不是大多数人）在提及工作时总是带有负面情绪，并且在每周一早晨起来时怀有冷漠甚至恐惧的感觉，可能也没什么可大惊小怪的。

投入体力劳动或许对我们的大脑有好处，并且对我们的整体认知和幸福感发挥积极的作用，但那是一个缓慢而微妙的过程。相比之下，在没有明确奖赏的事情上投入精力，已经足以确保我们的大脑将其标记为"令人不快"。鉴于许多现代职业的性质，付出得不到回报这种情况司空见惯。

所以，如果事实就是如此，我们到底为什么要工作呢？

工作本身并不是奖赏

说一件关于我自己的事情：我曾经有一份工作是为本地的医学院进行尸体防腐和解剖，以供医学生外科手术和解剖学教学之用。从那时候起，每次就"谁做过的工作最糟糕"这一问题展开辩论时，最终的赢家都是我。当然我承认，为了这个胜利我着实付出了惨烈的代价。

尽管这份工作令人不适又不安，我还是做了将近**两年**。或许我的经验比大多数人更加惨淡，但这并不是一个罕见的现象。许多人一直都在抱怨自己糟糕的工作，但是依然每天拖着疲倦的身体去上班，做着被安排要完成的事情，每分每秒都嫌恶不已。为什么会这样？**怎么会这样？**

一个显而易见的答案是：他们**必须**这么做。我们或许在自身周围创建了一个复杂得吓人的世界，却还是需要诸如食物、水和居所等生活基础要素。但是，现在我们已经不再出门去寻觅这些东西了，我们要花钱去买，并且需要通过工作赚钱。那么，只因为我们收到了工资，就能认定我们在工作上的努力并非没有得到回报吗？

严格地说，是的。从本质上讲，大脑确实把金钱视为对我们辛苦付出的一种有效回报。有证据显示，经济报偿能够在中脑边缘奖赏通路这类脑区诱发反应，[19] 而这些脑区也能够被具有显著生物学意义的奖赏（食物、性行为等）激活。所以，赚到钱让我们感觉不错。老鼠和鸽子对金钱可没有同样的感觉，在它们看来，那只是些金属圆片或彩色纸张，或许值得凑上去嗅闻一下，但除此之外再没更多的意义。然而，我们却能领会金钱中蕴含的价值和重要性，工作则是我们赚取金钱的方法。

金钱的重要性再怎么强调也不为过。这就是为什么这个问题出现的频率会如此之高："你靠什么**谋生**？"没有足够的钱确实会对我们的生存造成威胁，这也是为什么西方心理学家会把失业列为"压力最大的十件事"之一。[20] 钱财匮乏还会触发大脑中那个永远紧张兮兮的威胁探测系统，工作是避免这种情况最直白、最没有风险，并且被社会广为接受的方法。所以，除了作为我们劳动付出的回报之外，金钱还能带给我们安全感，[21] 因此也就有了"财务安全"的说法。

既然如此，我们会不顾大脑的反对，投入大量时间去做自己讨厌的工作也就无可厚非了。这同时也提示了为什么工作能让我们快乐，至少是部分感到快乐：和我们的家一样，工作也能满足我们的基本需求，并且提供一种安全感，这一般都会在大脑中促成积极的反应。这也能解释我们在上一章中看到的现象，即我们的工作往往决定了我们住在哪里。我们需要钱才能居有定所，而工作能给我们带来钱。

不过，**仅仅**依靠金钱还是不够的。因为我们都知道，大脑会对任何足够稳定而熟悉的事物产生适应。第一笔工资可以让我们非常快乐：一个心理负担（对账单的担忧）被放下了，现在的我们有了更大的财务自由，可以去做更多的选择。但是，过了几个星期或几个月之后，我们就会对同样的金额在同一个日子进入银行账户这件事感到麻木。变得可预期的东西都会失去其"效力"，因此在旧裤子口袋里翻出50英镑的感觉，要胜过收到定期的500英镑工资。

值得庆幸的是，工作中还有其他方面会被我们的大脑视为奖赏，因为我们的大脑绝不仅仅关注基本生理需求的满足。有些科学家对生存需求与"心理"需求做出了区分，[22] 后者指的是那些与我们的生物学存亡并无密切相关性，却因为认知上更复杂的原因而让我们觉得满足的因素 —— 掌控感就是其中之一。

20世纪60年代，心理学家朱利安·罗特（Julian Rotter）发展出控制点（locus of control）的概念。[23] 如果你认为发生在自己身上的事情是由你一手造成的，你就具有所谓的"内部控制点"。如果你相信自己的遭遇是由他人或外部事件决定的，你拥有的就是"外部控制点"。一些在大学生[24]和老年退伍军人[25]这样多元化的人群中进行的研究显示，内部控制点与更高水平的幸福感，甚至是健康状况之间，都存在着关联。这不难理解。如果我们有掌控事件的能力，我们就能避免坏事的发生。如果没有，那么坏事能不能避免就不由我们决定了。哪种情况听上去更让人焦虑呢？[①]

有人认为，控制点是一种与生俱来的秉性，基本上是"改不了"的。但有些证据显示，这似乎更像一种后天习得的东西，也会随着我们的经历而改变。[26] 其中的神经科学机制尚不清楚，但至少有一项研究将控制点、自我认知和应激反应，与海马脑区的体积联系了起来，[27] 这就提示了经验和记忆确实是关键因素。不过话说回来，另外还有证据显示，对掌控感的敏锐，以及对失控的回避，都在非常早期就形成了，甚至早到我们还不会走路的时候！[28, 29] 怪不得小宝宝们都很讨厌听到"不"字呢。

无论背后的机制如何，控制点对我们工作的影响都是显而易见的。如果我们在做一份有权威和责任的工作，就更有可能获得掌控感。这是大脑喜欢的，结果我们也更快乐。

工作可以用掌控感来回馈我们，但它也会带来失控或缺乏控制的感觉，而这些在心理上是有害的，有时甚至会在临床上产生负面影响。[30] 通过严格的规则或政策（着装要求、微观管理等）来剥夺我们的自主权，以及让我们时时刻刻仰人鼻息的工作（电话销售、零售等），都普遍被视为令人不快，并且是一种压力来源。或许在那些坚持"客户永远正确"的商业领域，从业人员实际上都受到了严重的伤害。

---

① 当然，情况也不尽如此。对有些人来说，掌控全局给他们带来更大的压力，当事情出错时，他们会觉得自己需要独自承担责任；而反过来，对任何事情都没有丝毫控制力对他们而言意味着没有压力。人与人之间，就是存在这么大的差别。

与掌控感相关的是胜任：我们执行某件事并且将其做好的能力。准确地评估我们的表现和能力是大脑的一种非常关键的认知功能，让我们对该做和不该做哪些事情进行准确可靠的决策。假设我们走在大街上，看到有人瘫倒在地，我们**会**掏出手机呼叫救护车，因为我们知道那是自己能够做到的。我们**不会**尝试在人行道上使用车钥匙和圆珠笔进行开胸心脏手术，因为我们知道那超越了自己的能力范围，而且可能造成严重的伤害。我们尚不确定大脑究竟**如何**评判它自身或我们的表现。有证据提示，位于大脑额叶的腹内侧前额叶皮层的组织密度，也就是该脑区的重要灰质组织的量，与自我评估的准确性之间存在关联，[31] 所以这个脑区或许发挥了一定的作用。无论如何，我们的大脑似乎对能力非常重视。

我们的工作给了我们很多机会去展现能力。只要在工作中达到最低标准的能力要求水平，一般就不会失去这份工作。考虑到我们的大脑赋予工作攸关生存的重要性，它对能力的渴望一定非常高。能力也与大脑中的付出评估系统相联系，做一件我们能力有所不逮的事情显然要比做擅长的事情付出更多的努力。开车去商店买牛奶对许多人来说只是日常琐事，但对不会开车或不知道商店在哪里的人而言，这就变成了一项艰巨的任务。很明显，我们的能力是大脑基础算法中的重要方面。

这一点甚至在我们大脑的结构上都有所体现。有证据表明，经验丰富的伦敦出租车司机有更大的海马脑区，尤其是专门负责复杂空间导航的特定脑区；[32] 而精通钢琴或小提琴等乐器的音乐家，其掌管手部和手指精细动作的运动皮层比一般人更大。[33] 我们的工作基本上会驱使我们反复地进行同样的动作或行为，这意味着大脑有时间去适应它们，让我们变得更加擅长。这能让我们更快乐，因为大脑喜欢我们有能力胜任工作。

同时，许多工作为我们提供了各种**评估**自身能力的机会。销售指标、奖金、升职、业绩评估、薪资级别、每月最佳雇员奖等，这些都是能够判断某人有多"擅长"其工作的相当快速和明确的指标。我们的大脑似乎很喜欢进行评估，可能还有专门致力于此的脑区。一项由卡斯泰利（Castelli）、格拉泽（Glaser）和巴特沃斯（Butterworth）于2006年发表的研究表明，[34] 位于大脑顶叶的顶内沟（intraparietal sulcus）是处理评估的重要组成部分，它甚至有独立的系统来处理特定的数字化评估（例如"我的盘子里有38根薯条"）和更模拟化、相对化的评估（例如"他的盘子里的薯条比我的多，我以后再也不来这里吃了"）。顶内沟也常常被发现在整合感觉器官传入信息的过程中发挥根本性的作用，并将这些信息与运动系统和控制我们行为的其他方面联系起来。[35] 这么看来，一切都对上了。①

没错，我是故意双关的。

因此，出于各种不同的原因，我们的大脑渴望那种有能力胜任的感觉。当我们觉得自己确实如此时，就更有可能感到快

---

① 原文为 So this all adds up。在英语中，add up 既可以表示"叠加"（感官信息整合），也可以表示"对得上"（各种证据提示大脑有评估系统），所以作者接下来表示"我是故意双关的"。——译者注

乐。工作给我们创造了更多机会来提高我们的能力，并且令这种能力得到客观的承认，这是很棒的。（除非我们的能力遭到批评质疑，那就不妙了。）

工作还能提供其他类型的奖赏，例如接触新奇的事物和环境（这是大脑喜欢的，正如前一章已经揭示的那样。这也能解释为什么重复性极强的工作往往会得到特别负面的评价），以及更多与他人互动和建立社交关系（将在稍后展开）的机会。至此我们得到的结论是，尽管多数人为了钱而工作，大脑的各种机制还是能使工作从一些其他的角度给予回馈，满足我们本能的需求和渴望，从而有可能让我们感到快乐，哪怕这份工作涉及解剖尸体。

大脑如何看待五年后的自己

所有这些关于大脑如何应对工作的研究，最终使我个人的一段与工作有关的记忆浮出水面。那是一段令我不禁颤抖的记忆。尽管与直觉相悖，我还是决定和你们分享。

我曾经在开始一份新工作时，参加了一个强制性的全天"入门研讨会"。在这个会上，所有新员工都要接受关于公司的宗旨和目标之类的培训。可以预见，这个会议无聊到令人崩溃。在下午的一个关于公司价值观的议程中，我在自己的座位上昏睡了过去。

当讲者问道"那么迪安，我们的三大核心价值是什么"

时，我惊醒了过来。全拜我那还在半梦半醒间搞不清状况的大脑所赐，我回答道："呃，是服务公众信赖、保护无辜百姓和维护法律尊严吗？"随之而来的是一段漫长且尴尬的沉默。毫无疑问，这是因为我给出的答案是20世纪80年代科幻角色机械战警（Robocop）的主要指令，而不是刚才介绍给我们的公司核心价值。两者甚至八竿子都打不到一起。

暂且不提那荒唐的电影琐事，发生在我身上的情况其实挺常见的。你一定也听说过许多关于在雇主召开的各种大小会议上，人们如何挣扎着保持清醒的故事。这似乎就是现代工作生活中的一种常态，令身在高级管理层之外的每个人都感到厌烦。为什么会这样？为什么明明引起所有人的反感，而且与实际的工作无关，管理者们却还要坚持讲这些连篇累牍的废话呢？

事实是这样的：许多企业和机构都**希望**雇员感到快乐，并且做出巨大（并且昂贵）的努力来尝试实现这一点。具体的方法包括休息日、团队建设、激励顾问，以及交流会、员工留存计划、反馈调研、办公福利等。尽管有些单位确实纯粹出于慷慨或关怀而这么做，但真相却充满讽刺意味：员工的快乐感强能带来更多的利润。

有充分的证据表明，内心感到更快乐的员工可令生产力提升高达37%。所以如果你有100个员工，并且让他们都很快乐，那么他们就可以完成137个人的工作，却不会增加任何成本。而与此相对，不快乐的员工可能会降低10%的生产力。[36]

再加上快乐的人更健康、[37] 抱怨得更少等诸多因素，企业理所当然会希望让他们的雇员快乐，即使站在企业的角度来看，这些人只不过是毫无价值的奴工。

不幸的是，要让构成群体的各色人等**听从指挥**地快乐起来是极度困难的，除非你采取向饮用水中掺入迷幻药这么极端的手段（天知道**这么做**会对生产力造成什么影响）。这是因为大脑会不断制造各种障碍和难题，其中比较重要的一个就是动机问题（这也是他们试图给员工加强的）和它在神经科学上的机制。动机在很大程度上由目标来引导。我们有一个想要达成的目标，然后动机就会相应地驱动我们的行为。[38] 对于大多数生物来说，这是一种简单的设计：目标是"获取食物"，那么它们就有动机去捕猎和搜寻；或者目标是"不要以凄惨血腥的方式死去"，那么它们就有动机去回避那些牙尖爪利的巨型生物。[39] 但我们是具有惊人智力的人类，我们运用这些基本的动机处理过程编制出了一系列复杂的行为。人们曾一度认为，我们只是简单地有动机去做那些我们喜欢的、能让我们快乐的事情，而会回避任何我们不喜欢的事情。弗洛伊德在他的享乐主义原则（Freud's Hedonic Principle）中对此进行了论证。[40] 不过，人类和他们的大脑可没那么简单。

即使在日常生活中，大脑如何应对动机问题都非常难以捉摸。从常识角度我们会认为，绝大多数雇员的动机是赚钱。既然如此，给他们更多的钱，他们应该就有更大的动力了，对吗？不对！有证据显示，在某些情况下，支付更多的钱只会让他们做事的动力**更少**。怎么会这样呢？

动机还可以被分为外在动机和内在动机。外在动机指的是你为了获得外在奖励而做事情，内在动机则是以内在奖励为目标，因为你个人觉得它们更有趣，更令你满足，或者它们与你的个人驱动力和目标一致。[41] 如果你的目标是成为一名医生，因为你想帮助别人并为世界做贡献，这就是内在动机。但是，如果这是因为你想拥有丰厚的薪水和职业保障，那就属于外在动机，因为那些东西是由外界所提供的。

重要的是，内在动机似乎是更强大的一类，因为我们可以这么理解，对于内在动机的一切奖励都源自我们自己的大脑。[42] 由此带来的矛盾就是，如果用经济报酬这样的奖励来促使人们做某事，他们会感觉这么做并非由于自己的**决定**，因此他们的动力就完全依赖于前面提到的奖励。一般来说，一旦奖励得到兑现或者不复存在，与之相关的动机也就消散了。而如果动机源于一个内在的、个人化的源头，并且这是我们自己决定要做的事情，那么就不会出现这种情况。

在一项研究中，艺术材料被提供给一群儿童玩耍。使用这些材料的孩子们会得到奖励，其他孩子则任由他们自由发挥。一段时间之后，他们又得到了使用艺术材料的机会，但是这次没有任何额外的说明。那些没有得到过奖励的孩子，也就是出于自主意愿的孩子，在这一次表现得对艺术材料更有兴趣和热情。[43] 从这件事情中，雇主或许会总结认为，如果赋予员工更多自主性和对工作的掌控力，而不是简单地支付更多工资，他们就会更加快乐和有动力。或许如果允许连锁餐馆的厨师根据自己的意愿烹饪菜肴，而不是按照"总部"的要求去做，会使他们从工作中获得更大的快乐？又或许——我可不敢打包票——科普作者会愿意退还预付稿酬，假如他们被赋予自己决定截稿日期的权利？[①]

然而，还是要提醒一句。首先，这不是非此即彼的事。人们依然想要，或者说**需要**得到酬金。那项儿童与艺术材料的研究或许看上去很有说服力，但儿童可没有房贷要还，也不需要养活自己的孩子。而且，我们现在已经了解到，大脑倾向于投入尽可能少的精力，所以一旦获得"自己决定做什么"的自由，多数人很可能根本就什么都不做。广大雇主很显然明白这一点，因为几乎每一份工作都附加了无数条款和规矩，劳动者如果想保住饭碗就必须遵守。

不过话说回来，这些规矩降低了雇员的自主性，让劳动者更不快乐，效率也更低。它永远处在微妙的平衡中，我们很难找到一个最优方案。

然而，我们还需要考虑另外一个层次的驱动力。尽管大多数动物都"活在当下"，我们人类的大脑却可以想得更长远。这意味着我们除了眼前的目标之外，还有更长期的，或者说"人生的"目标。简单地说，就是愿景。有证据显示，与仅仅关注生存的基本需求相比，有个愿意为之努力的人生目标会令

---

① 致我的编辑：不，他们不可能愿意的。

人更快乐、更满足。[44] 罗伯特·阿格纽（Robert Agnew）关于犯罪学的一般压力理论（General Strain Theory），[45] 甚至将未能达成目标作为一种导致犯罪行为的重要肇因。显而易见，长期目标和愿景对于快乐和行为具有显著的影响。

为什么会这样？许多心理学家认为，我们的大脑中存在着许多关于自身的独立形象，即我们的"理想自我"（ideal self）和我们的"应然自我"（ought self）。[46] 理想自我代表着一个目标，一种我们**最终**期望达到的理想状态；应然自我则是我们为了达成目标而认为自己**当下**应该采取的行动。假设我们的理想自我是个运动冠军，身体机能达到巅峰水平。那我们的应然自我就相应地是一个每天出入健身房、避免吃比萨和蛋糕的人，因为那是为了达成目标而"应该"做的事。有证据表明，理想自我是我们在工作中保持快乐的重要因素。[47] 简单来说，如果大脑认定我们所做之事会让我们离理想自我越来越近，我们就会更快乐；反之，则不快乐。所以，如果我们正在做一份与个人目标不一致的工作，或者它甚至让我们距离目标越来越远，我们在工作时就很难感到快乐了。

那么，最理想的情况应该就是去做一份我们真的想做，并且也能帮助我们实现人生目标的工作。这样一来，我们的个人理想就与我们所服务对象的愿景重叠起来了。许多雇主似乎也意识到了这一点，至少在一定程度上如此。这就从一个方面解释了为什么高层会不断努力与员工沟通"公司愿景"，因为他们希望向雇员说明自己的计划和目标，劝说雇员也参与其中。

因此，也就有了各种面试中最常见的一个问题："你觉得五年后的自己将是什么样？"如果应聘者回答"我将在采购部担任助理经理一职"，就说明他有潜力成为一个对工作全情投入且充满热情的员工。如果答案是"我希望成为奥运会踢踏舞冠军"，那么他们很可能不会全情投入工作之中。

　　不幸的是，在当今的世界，要找到一份与人生目标一致的工作可太不容易了。许多孩子都表达过对成为宇航员的渴望，却很少有人想当咖啡师。但是，我们在日常生活中遇到哪一种人比较多呢？成为咖啡师当然没什么**不好**，只不过调配含双份浓缩咖啡的超大杯豆奶拿铁①显然不能与驾驶宇宙飞船相提并论，无论咖啡店经理付出什么努力也改变不了这一点。从事一份与自己的目标毫不相关的工作，尤其是当这份工作压力又大，要求又高时，可能会严重影响我们实现目标。与工作有关的压力已经足以令人精疲力竭，这意味着我们在日常行为之外已经挤不出更多的激情和意志力去追求理想，[48] 只能放任自己沉溺于一些坏习惯和减压嗜好（如暴饮暴食、酗酒等）。而这不仅影响健康，还使我们更加远离理想自我。如此这般，更多的压力和不快便接踵而来。你还会奇怪为什么有那么多人大加抱怨自己的工作吗？

　　奇怪的是，在做一份计划外的工作时还是有可能感到快乐的，因为在某些情况下，我们的大脑会突然改变主意，认定我

———————————

① 我不是个咖啡爱好者，所以我不确定是否存在这种东西。不过听起来还挺像那么回事的。

们其实真的想做这份工作。假设你想成为奥林匹克踢踏舞冠军，但为了追寻梦想，只能找一份办公室的文职工作。然而随后你幡然醒悟，这个梦想是永远也实现不了的（或许有人残酷地向你指出，世界上根本不存在踢踏舞冠军）。现在，你的大脑遇到麻烦了。一直以来，你都有一个（还算）充分的理由让自己在办公室里工作，否则你绝对不会接受这份差事。而现在，你只是在做一件你不想做的事，最初的理由已经不复存在。这就在大脑中产生了一个矛盾，大脑可不喜欢这样。所以，它必须解决这个问题。

一方面，大脑可以接受你已经失败的现实。你的努力全都白费了，你无法胜任这份工作，应该辞职然后重新开始。这或许看上去符合逻辑，是个合理的选择，却需要付出相当大的心理成本。另一方面，大脑也可以改变你的想法，让你觉得自己实际上**就是愿意**在办公室工作。其他所有的东西都只是幼稚的幻想，这才是正经的工作。如果你能努力专注于职业生涯，你或许将在5年内成为采购部的助理经理！

这其实是某种形式的认知失调。[49] 当我们的想法和行动之间出现不相容或不一致的情况时，我们的大脑会想方设法来解决这种冲突。如果它不能改变现实，它就去改变我们的信仰和想法。因此，我们的理想自我和人生目标会发生变化，因为大脑要出自本能地尽可能保护我们免受压力和失败的痛苦，哪怕这么做并不那么符合逻辑。所以，尽管我们的工作可能对于我们追求理想没有任何帮助，大脑有时仍会本能地改变我们的理想，从而提高我们感到快乐的概率。

然而，这只是其中一种可能的情况。残酷的真相是，因为几乎所有职场环境都采取官僚式架构（这就是人类做事的方式[50]），在工作中感到快乐的机会极其渺茫。大脑渴望掌控力，为别人打工却限制了这一点。[①] 此外，无论怎么否认，各级领导和其他高层也都是典型的人类，他们的大脑也有着与下属一样的天然渴望和需求。不幸的是，典型的雇员心态（例如付出尽可能少的努力来赚取尽可能多的工资）与那些为了确保公司成功而需要承担责任的老总们的心态（例如让雇员尽可能卖力地工作和支付尽可能少的工资）并不兼容。所以毫无悬念，似乎大多数人都将工作视为"必要之恶"：缺了它不行，但并不值得为之庆祝。怪不得平衡工作与生活成了一个那么热门的议题！

如果我是有钱人

到目前为止，我感觉我已经对工作如何影响我们的大脑，以及这又如何决定我们的快乐，有了比较清晰的认识。

体力劳动能通过多种方式改善大脑的运作，但是，我们的大脑似乎已经演化得会尽可能避免没有回馈的劳作。我们之所以工作，是因为我们需要金钱才能生存。我们的大脑对此有着

---

① 成为自由职业者从逻辑层面上应该可以解决这个问题，但它同时也带来了更大的不确定性。而且由于收入完全仰仗客户的鼻息，其实它并没有实质性帮助。

清醒的认识，这意味着人们会坚持去做自己厌恶的工作。但是，我们的大脑还给我们灌输了其他需求和渴望——运筹帷幄、精明能干、受人尊敬，而我们的工作或者为我们实现这一切，或者予以否定，这都会影响我们的快乐程度。我们人类还可以有长期的愿景，我们的工作究竟是协助还是阻碍它们的实现，又是另一个需要考虑的问题。

从整体上看，长期的愿景可以说**全部**与目标有关。心理学家和神经科学家通常使用"目标导向行为"这种说法，[51] 来描述除了纯粹习惯或反射之外的几乎所有行为。因为每个有意识的行动背后，都有一个动机，或者说目标在驱动它，而我们的大脑似乎也具备一系列复杂的系统来帮助实现这一点。[52] 生存、财务稳定、掌控权、办事能力和获得认可，这些严格来说都是目标。这些目标，再辅以任何一种贯穿始终的人生愿景，就能够解释为什么我们要工作，以及工作对我们的影响了。同时，这也揭示了工作如何影响我们的快乐感。

只不过……这并不是全部。一个明显的问题是，目标是可以被**实现**的，而重点正在于此。"追寻你的梦想"可能只是一句陈词滥调，但有些人确实能够成功地让美梦成真。掌控全局，拥有财务自由，成为领域内的佼佼者，实现人生愿景，以及所有诸如此类的目标，都是完全有可能的，有些人甚至在非常年轻的时候就做到了。然后呢？难道人们会就此打住吗？

显然不会。想想那些超级有钱的商界领袖或体育明星，他们即使已经赢得一切，却仍在继续。他们拥有了远远超出预期的财富和社会尊重。如果他们已经不再需要工作了，为什么还不停下来呢？是什么让他们快乐呢？

我想弄清楚，但如何做到呢？如果我要调查得科学一点，我就该找个普通人，排除需要他继续工作的全部理由，再来分析这对他的影响。遗憾的是，向我的出版商索要100万英镑去送给一个陌生人，然后看看会发生什么的主意只能换得一声叹息和干脆的拒绝。那么，退而求其次，我需要去找一个已经处于这种状态的人进行调查。简单来说，我得去找个仍在工作的百万富翁聊一聊。

那么，该上哪儿去找呢？我难道要到伦敦的上流街区梅菲尔（Mayfair district）的酒吧和夜总会去碰运气，看有没有人愿意谈谈吗？不过，我随即想到，有一个人出席了我第一本书的发售会：拥有地产开发商、企业家、商业咨询师等多重身份，同时也和我是威尔士老乡的凯文·格林（Kevin Green）。他或许愿意帮我。

凯文不仅符合我的要求，而且我的一番简单调查还显示，他在1999年赢得纳菲尔德奖学金（Nuffield Scholarship）之后，[53] 继续研究了高成就者的态度和性格，采访对象包括比尔·盖茨（Bill Gates）、理查德·布兰森爵士（Sir Richard Branson），以及其他一些类似的人。凯文·格林可不仅是个比较容易接触到的谈话者，他是最理想的访谈对象。因此，我去拜访了他。

众所周知，金钱是我们工作的最显而易见的理由。事实上，凯文还提供关于如何赚钱的培训和指导课程。可想而知，这是一种多么受欢迎而且供不应求的服务。但是，人们也并非总是纯粹基于财务回报而去追求工作和职业生涯。所以我问凯文，从他的角度来看，金钱到底在工作、生活和快乐中扮演了一个什么分量的角色。

"在我看来，如果选择将来从事的工作，你必须找一个让你有激情，很享受的。我认为，如果你追逐金钱，金钱就会逃离你。有些人确实赚到了很多钱，但之后又失去了这些财富，因为他们只是在追逐金钱。"

从一位富豪企业家嘴里说出来的这个观点似乎相当有趣，但其实它是有证据支持的。普林斯顿大学的塔尔雅·米隆-沙茨（Talya Miron-Shatz）在2009年进行的一项研究中发现，[54]至少在美国的女性中，**无论收入水平如何**，专注于财务的倾向性会降低她们感到快乐的可能性。这不仅是有多少钱的问题，它还关系到我们对金钱的**态度**。因此，收入达到6位或7位数的人，也可能比那些薪水只有其零头的人更不快乐。

我们知道，大脑把金钱视为一种有效的奖励，因为它对于我们的生存至关重要。然而，与对食物和水不同的是，大脑中似乎并不存在一个明确的界限，足以让它对金钱说出："停下吧，这些就够了。"从理论上来说，我们能赚多少钱是没有上限的。但是，如果我们想在面对各项开支、灾难和世上种种挑战时保持绝对的财务安全感，就需要存上一大笔钱。所以，如果某些人比较偏执或者悲观的话，他们可能永远也不会觉得自己的钱"足够多",并且无论收入水平如何,始终都活在对倾家荡产的恐惧之中。很显然,这可不会让人快乐。

甚至还有观点认为,由于金钱激活奖赏通路的方式与毒品有几分类似,有些人才会对金钱成瘾。[55] 这可以解释很多见诸报端的问题行为,例如超级大亨依然铤而走险地参与凶狠残暴的事业。成瘾性会给大脑带来剧烈的改变,负责处理奖赏感知的脑区似乎会拓展其影响力,改变或抑制前额叶中那些负责克制、逻辑和其他理性行为的脑区。[56] 这一效应改变了我们的优先级顺序、自制力和驱动力,也就是说,我们会变得专注于成瘾性的来源,并将它的优先级置于其他一切事物之上。

然而,耐受性的出现会进一步推进成瘾性,即大脑会对"刺激"的源头产生适应,导致它的效力降低。这意味着我们渴望的金钱数额会越来越大,一旦我们穷尽了所有获取它的"正常"方法,就会去尝试那些更冒险或不确定的途径:创业、高风险投资,诸如此类。但是,在金融的世界里,仁慈和宽恕极其罕见,所以上述种种都会增加血本无归的风险。如此看来,凯文的说法也就不足为奇了:那些追求金钱胜过一切的人,失去一切的风险也更大。

考虑到这一点,我问了凯文在起步时的动机——如果不是单纯奔着钱去的话。

"我想要安全感。"他立即回答道。这个答案与我对大脑工作方式进行的研究倒是颇为一致。但是,这并非只是凯文的潜意识反应,他是基于自己的切身体会在作答。

"我给自己设定了一个'财务自由'的目标，让我和我的孩子们能有保障。在经历过1988年的无家可归之后，我再也不想悲剧重演。那就是我的动力，我也为此感到高兴，因为它让我珍惜每一分钱。"

确实，这段剖白显然足以解释他后来在商业和生活上追求成功的激情。众所周知，人类的大脑中存在许多"乐观主义偏倚"，[57] 这意味着我们常常会没有理由地认为一切都会好起来。或许，亲身经历过前文提到的种种灾难，（起码是暂时性地）剥离掉这一层盲目的乐观，会带来更强大的动力？正如凯文所说，这很有可能让我们更加珍惜那些微小的事物。是不是所有尝试表达这个观点的谚语和陈词滥调都有一个真理的内核？是不是过去的磨难会让现在的我们更快乐？因为我们的大脑可以用曾经糟糕的切身体验作为参照？

不过话说回来，如果凯文想要的是财务安全感，他显然已经得到了。那么，接下来呢？当他实现目标后，又做了些什么？结果与我们预期中的情况可能差不多：他坐在巴巴多斯（Barbados）的海滩边，喝着莫吉托。只不过他告诉我，仅仅这么过了两周之后，他就感到无聊得要死了。于是他立即启程回家，开始从事慈善事业，再次回到他的生意之中，并最终意识到他其实很**喜欢**自己的工作。

令人惊讶的是，凯文的经历竟与我们所知的情况完全一致。许多研究都把收入与快乐（或生活满意度和幸福感）之间的关系，描述为曲线相关。[58] 这意味着我们的快乐会随着财富的积累而增加，但这只是在最开始时。达到某一个点后，这种相关性就开始减弱，增加同样金额的钱财不再产生等量的快乐。一个穷困潦倒的人或许会为 1,000 英镑欣喜若狂，而一个百万富翁甚至都不予理睬。关于这个转折点，有一种观点认为，当我们所有的生理和生存需求都得到满足时，这种关系就会发生改变。如果我们在银行里有 1,000 万存款，同时还没有房贷的话，我们会饿死的概率就微乎其微，即使是最悲观的人也一定认可这种说法。我们依然还有精神需求——渴望控制，渴望胜任，渴望被认可，以及其他一些像凯文提到的那种单纯保持活跃和投入的需求，但都不是仅靠金钱就能轻易满足的。

这也不只是无聊的问题，正如凯文观察到的那样，其背后还有更阴暗的一面。

"我是农民出身，所以经常会看到这种情况。人们一辈子在田里干活，退休后在农村生活，然后过个五六年就去世了。而那些保持活跃、持续投入的人活得更久一些。这就是我觉得自己永远不会退休的原因之一。"

确实，退休往往令人们失去目标和动机，由此导致的健康后果异常直接。我们的工作（无论你怎么看待它）能给我们提供刺激，即使是枯燥乏味的重复劳作，也可以（有望）或多或少地带来本章中讨论过的其他东西。而一旦我们退休了，所有这些都戛然而止。诸如此类突发性的重大生活改变会让我们厌恶不确定性的大脑过度应激，使我们变得不快乐。还有一点需要考虑，我们花了那么长时间工作，它已经成为我们身份认同中的一项重要因素，尤其当我们也热爱这份工作的时候。这一点甚至可以从日常语言中感受到：对比一下"我在行政部门工作"或"我在零售行业工作"，和"我是医生"或"我是飞行员"。离开热爱的工作，即使是自愿的，也可能有失去家园一样的感受，因为它们都意味着离开自我认知中非常重要的一部分。难怪在霍尔姆斯和雷赫的压力量表（Holmes and Rahe stress scale）中，退休的排名极高，甚至超过了怀孕！①[59]

诚然，许多人不喜欢劳作，所以退休具有显而易见的吸引力。但是，或许更应该将退休描述为不再**挣钱**，而不是不再**工作**？

彻底的无所事事对于大脑是非常不利的，这样会降低它的耐久性和整体的健康水平。尽管现在对此理解得尚不够充分，但仅仅是安慰剂效应存在的事实，就足以说明我们的精神与生理健康之间存在着本质上的联系。这种联系有时甚至可达攸关性命的程度，一如凯文观察到的那样。

我还着迷于凯文自己的研究，即前往世界各地去采访那些顶级成功人士，探询他们如何取得骄人的成就及其成功背后的秘密。另外，我也想知道他有没有什么特别重要的发现可以分享。

他说："我见过太多极其富有的人，但我提的总是同样的问题，而且第一个问题一直都是：'企业家是与生俱来的，还

---

① 由于自然法则的节奏，退休不太可能和怀孕同时出现。不过，天知道那种情况下的压力会有多大！

是可以培养塑造的？'"换句话说，这是一个经典的先天还是后天的讨论。"几乎百分之百的答案都是：只要在正确的环境里，任何人都能成功。"但是，凯文本人也注意到了，这个答案是否完全符合现实尚不清楚。

"如果给人们一个正确的环境，他们就有望成就卓越，我已经见证过许多这样的案例了，环境确实有深远的影响。但是，我也渐渐意识到，在这些人的心里必须首先存在成功的火花。"这或许听上去前后矛盾，事实却并非如此。与成功人士共享同一个环境的人数不胜数，却只有那一个人取得了伟大的成就，所以此人身上一定有什么过人之处。那就一定是遗传的、是天生的吗？别急，凯文的话还没有说完。

"那星点火花的产生有各种各样的原因，但一般都源于在别处经历过的痛苦，追求成功的意志也往往来自那段痛苦的经历。"

毫无疑问，凯文曾经无家可归的经历对他得出这个结论有很大影响，但它也很难被反驳。成功需要的"火花"当然还可能因为某些遗传或别的先天因素，例如比尔·盖茨，凯文的采访对象之一，在本书撰写之时仍是全世界最富有的人——似乎就拥有一个以绝大多数人的标准来看，都非常舒适的成长环境。但是，从11岁那年开始，他就表现出令人惊叹的竞争性，这提示存在某种遗传或发育上的潜在缘由正驱动着他。另外，这种火花也可能来自我们的环境。在熬过了创伤和其他种种不快后，我们的大脑里留下了对这段痛苦过程的清晰记忆，同时也被灌输进一种深刻而持久的动机，使我们不惜代价地避免同样的情况再次出现。这样看来，能驱使我们的大脑去追求成功的动力之一，就是对失败和绝望直接且痛彻心扉的体验。我们是不是又绕回了那个熟悉且过度活跃的威胁探测机制？

当然，这不一定是件好事。也许那些更渴望成功的人，就会对铲除道路上任何构成阻碍的人感到更心安理得一些？无论如何，这确实是一种强大的驱动力。

总而言之，这带来了一个有趣的结果：去努力工作，去追求成功，去赢得所有那些令我们感到快乐的事情，那一股驱动力会因为我们过去相当**不快乐**的经历而被大大地增强。真的是这样吗？

在本章开始的时候，我曾提到尽管我的调查遇到挫折，却依然保持快乐。之后，我披露了自己曾经作为尸体防腐员度过了两年灰暗的时光。现在，我不禁开始好奇：这两件事情之间是否有关联呢？如果我不曾切身体会过真正悲催的工作，我是否还能对停滞不前的进度保持如此乐观的心态？必须承认，真正的创伤往往会给人造成极大的身心伤害，但是就大脑而言，负面经验**的确**有益于我们的精神和身体健康——当然还有快乐。如果我们拥有更丰富的体验供大脑在接下来的人生历程中使用和参考，我们的雄心和动力就会显著地增强。而这一点，正如我们已经见到的，与快乐密切相关。有过宽泛的情绪体验，无论好坏，都意味着我们获得了更强的能力去应对情绪，[60] 做出适当的反应和答复。出于多种原因，这也会带来更大的快乐。[61]

由此得出的一个明显的结论是，有赖于大脑含糊不清的运作机制，决定一个人在工作中是否快乐的因素极其复杂和多变。如果真的是这样，那么那些一成不变的、往往近乎狂热地试图**迫使**员工保持快乐的企业策略就注定要失败喽？事实上，现有的数据（还要算上与作为接受者的员工之间的沟通）提示结果确实如此。研究结果表明，只有30%的员工在某种程度上"专注于"他们的工作，更别说感到快乐了。[62]

幸运的是，这个表象可能会令企业因祸得福。2015年发表在《哈佛商业评论》（*Harvard Business Review*）上的一篇富有启发性的文章中，[63] 安德烈·斯派瑟（André Spicer）和卡尔·赛德斯特罗姆（Carl Cederström）展示了在多种情况下，永远快乐的员工尽管可能个人生产力更强，实际上却会对业务和工作场所造成**不利**影响。例如，快乐的人不太擅长谈判，为了避免负面的互动，他们往往更容易让步。愤怒的人却在这方面做得更好。[64] 在工作中一直感到快乐也意味着工作之外的生活会在比较中受到影响，所以这些人的家庭生活和亲人关系可能变得紧张，进而抵消了快乐带来的获益。如果在工作中感到快乐，不过依然要看经济因素的脸色，那么快乐的雇员相比其他人而言，失去工作时受到的打击也更大。其他的顾虑似乎有所重叠，持续快乐的员工往往仰赖不断的赞扬和积极的反馈，一旦没有得到就会感到不安。他们可能也会更加孤僻和自私，因为他们更专注于保持快乐，而不是与其他同事往来。

上述种种对业务来说都不是好事。

　　从凯文·格林的办公室回到家后，我试着坐下来将他告诉我的一切与我已经知道的东西整合起来，总结一下工作究竟如何，以及为何能够影响我们的大脑，使我们感到快乐或不快乐。

　　我们的大脑知道我们**需要**工作才能生存，而且工作可以给身心健康带来许多益处。但是，演化也使我们的大脑懂得避免无理由的精力浪费，让我们在没有明确利益的情况下，对辛苦的工作心生犹豫和厌恶。好在一般来说，工作都意味着我们会得到工资。大脑把钱视为一种可靠的报酬，因为我们的生存需要它，并且拥有得越多，我们就越"安全"，所以得到更多的钱往往会让我们更快乐。当然，实际情况没这么简单。由于人类的大脑足够复杂，它想要做到的绝不仅仅是生存而已，这意味着我们还有其他精神性的而不是生物性的需求。这些需求包括想要自主，想要有所掌控，想要有才干，想要被欣赏和认可，以及想要实现我们的长期目标等。能够满足上述任意一条或全部需求的工作，就有更大的概率让人在职场中感到更快乐。而无法满足或者刻意回避上述需求，尤其是当这份工作还要求员工以不合理的标准来完成的话，就会让他们感到严重的不快。

　　2015年，《卫报》（*The Guardian*）研究了多份关于什么工作最让人快乐的调查问卷，[65] 他们的发现大体上与我的结论是一致的。显然，最让人愉快的工作是工程师，不仅报酬丰厚，还具备了自主性、才能展现的渠道，以及非常客观具体的评估工作成果的方式。其他被提名的工作还包括医生、护士、教师和可能有点出人意料的，园丁。[①] 完全没有存在感的工作则是呼叫中心操作员、商店服务员、快餐店员工等，它们往往要求很高，回报却很有限，工资还很低。这些职位却是那些富有的大公司所必需的。这么说来，快乐的员工不利于业务的说法或许确实有道理，那么坚持让员工快乐的公司就是在浪费时间和金钱吗？

不过，为什么快乐**会**带来不利呢？回想一下，在之前的章节里我们已经看到自己如何需要与他人交往。但这么做会造成认知上的消耗，所以我们也需要隐私和个人空间来让大脑放松一下，给它重新"充电"。快乐的故事也与此类似。尽管形式上可能丰富多样，但是给人带来乐观、积极和行动力的"高生产力型"的快乐，如果持续太长时间，也一定会让大脑精疲力竭。[66] 这种快乐的生理代价意味着我们的大脑可能会赋予它超越其他重要事务的优先级，例如慷慨和体贴，而这总体来讲会对我们造成负面的影响。

这里有一点非常重要：我们需要工作，原则上我们却并不需要快乐。当好事发生在我们身上的时候，或是我们在做自己喜欢的事情时，我们会感到快乐。但是，如果一定要维持快乐

---

① 或许这根本就不出人意料。这份工作也能提供自主性、才能的展现，还有肉眼可见的工作成果。而且不要忘了，之前的章节已经提到过，绿色空间还能带来心理上的收益。

的状态，正如在工作场所，甚至是整个现代社会中观察到的那样，我们其实就打破了平衡。一方面，我们剥夺了大脑更丰富多样的情绪体验；另一方面，我们又从单调的快乐中过度渔利。[67]工作和生活的平衡或许比我之前想象的更加重要，但其中的关键词并不是"工作"，而是"平衡"。后者常常被忽略，也因此造成了许多损害。

归根结底，尽管工作确实可能让我们快乐，但这一点如此难以实现的原因在于，从大脑的角度来看，保持快乐本身**就是**一种工作！

我承认，当我意识到这一点的时候，我不得不坐下稍微缓一缓。

—— 第4章 ——

快乐源自他人

你或许还记得，在上一章中，我之所以会对工作和职务在快乐中所扮演的角色感兴趣，是因为在意大利古城博洛尼亚参观一家先锋艺术博物馆时受到了启发。接下来，为了证明我的人生并不总是充满异域名胜和深奥哲理，本章涉及的全部内容均开始于一个三明治。

在我和凯文·格林见面后开车回家的路上，我发现已经到了午餐时间，于是我在附近的一个购物广场停下车，走进了一家知名的三明治连锁店。然而，就在排队的时候，我又意识到这里其实离我母亲的家并不远。按照之前的计划，我本可以去她那里吃午饭。啊，好吧。结果，由于我正沉浸在一连串的思考中，当给我上餐的那位女士对我说"这是你的午餐"时，我脱口而出："谢谢，老妈。"在一阵短暂却煎熬的沉默后，我羞愧难当地逃出了餐厅。太尴尬了！她会不会认为我在搞笑？

或是想讽刺挖苦她？又或者我正处于某种弗洛伊德式的精神崩溃状态之中？餐厅里所有的人此刻会不会都在嘲笑我的愚行？

最终，我的大脑中属于科学家的部分介入了，它说："**那又怎么样**？"最坏的情况无非是一群陌生人从我那奇怪却无害的失态中得到了短暂的娱乐。从实用主义角度来看，这都不算个事儿。只不过……这**当然**算个事儿！几分钟之前我还是快乐的，此时此刻，我却在暴雨下的停车场中被自己雷得外焦里嫩，手里还攥着个越来越黏糊的三明治，而这全都因为与一个陌生人的一次小小的互动。这是个在客观上几乎无关紧要的事件，却对我的快乐造成了快速而剧烈的冲击。

但是，或许我早就应该想到这一点。在我迄今为止谈到的所有让我们快乐的东西里，有一个要素反复出现，我只是顺带提及却尚未直接探讨：来自他人的影响。为什么我们想要漂亮的居所、巨大的财富，或是成为运动冠军呢？原因有很多，但是究其根源，还是渴望得到其他人类伙伴的认可、羡慕和尊重。另一方面，他人也可能是不快感受的重要来源：刻薄恶毒的同事、令人担忧的社会形势、问题重重的家庭和形同陌路的亲戚，以及蓄意诱导我说出尴尬话语的三明治艺术家，这些都会实实在在地让我们感到很不快乐。

显而易见，在快乐这件事情上，我们的大脑把很大一部分权重放在了与其他人类的积极互动和获得他们的认可上。至于具体如何，又为何会这样，就是我们接下来要谈的内容了。当然，我想大家对此也没有异议。

演化是人类智力的朋友

从神经科学的角度来看，我因为在公共场合出糗而出现的反应很能说明一些问题。在逻辑层面上，我可以判断它不会产生什么持久的影响，尽管如此，在那一刻我仍然体验到深刻且震撼心灵的尴尬。显然，我们的大脑对社交互动的反应方式不仅独立于有意识的思考之外，而且速度更快。所谓智力，也就是我们大脑中逻辑的部分，只能**限制**那些当众出糗引起的情绪波动效应，却无法**避免**它们。这就有点像一位有智慧的老者向恼怒的消防员解释，一切只不过是自己那好奇的孙儿意外触发了火灾警报。

这种机制一般是为那些对我们的生存至关重要的事情而存在的。例如，人类的专注力通过"自上而下"和"自下而上"两种流程来控制。"自上而下"指的是我们有意识地将注意力投向我们想要关注的事情。[1] 当我们仔细查看《威利在哪里》(Where is Wally) 中图片的不同部分，试图找到那个藏身其中、戴着小帽子的人物时，使用的就是自上而下的注意力。"自下而上"则是指大脑中更加具有反射性、本能性的注意力，有助于探查到我们认知中那些"具有生物学重要意义"的要素（例如可能的威胁、潜在的奖赏、吸引人的异性等），并立即将注意力转移过去。[2] 如果我们正独自坐着看电视，前面提到的那个威利小人突然从橱柜里跳出来吓人，那么自下而上的注意力系统就会转向他，无论我们是否想要这么做。

不幸的是，对大脑来说，复杂性意味着延迟，就像在繁忙的酒吧点了一杯煞费苦心调制的鸡尾酒。因此，自上而下的系统往往反应得更慢一些。如果我们独自在家，当一本书从书架上掉落时，负责引导自下而上注意力的那套敏感的威胁探测系统就会立即报警："**有异常响动！可能是杀人犯！**"也就是说，我们的心脏已经开始猛跳，而此时有意识的分析过程还没来得及辨别到底是什么造成了那个声音。正如我的个人经验显示的那样，这似乎与我们在社交中搞砸了时的情况如出一辙。此外，想一想当我们尴尬的时候都会涨得通红的脸。是我们自己**决定**要这样的吗？我们是否停下来进行一番思考，心想"如果我看上去像个窘迫的番茄，失态的状况应该有所改善"吗？当然没有。这只能说明，在我们的社交互动中，存在着一种明确的下意识、非自主的成分。

同样地，如果我们吃了腐坏或糟糕的食物，那种恶心的感觉是瞬间产生的、强烈的、非自主的，并且非常持久。假如我们因为吃了一个金枪鱼三明治而食物中毒，我们大可告诉自己这是一次不幸的偶发事件，但依然会很长时间都不吃金枪鱼。大脑中存在专门的区域来负责处理恶心的反应，例如岛叶，[3]因为食用腐坏的食物是一种真实的风险，我们的大脑已经演化出专门的机制来防止此类事件的发生。

现在，想一个你生活中出现过的尴尬事件。比如在婚礼上因酒精作祟而叫嚣的胡言乱语，在学校舞会上一次重大的着装失败，在办公室里说了关于《机械战警》的荒唐话。我们的人生中总会出现这类的事情，请问你真的能"让它成为过去"吗？我们会告诉自己，没有人在乎或记得这些事情，但每当我们想起来时，还是会因此感到一阵长久而深刻的羞耻感，一如想起令我们食物中毒的金枪鱼就泛起的那种恶心感。

为什么呢？腐坏的食物和有毒的东西还可以说得通，但是，为什么我们在面对他人的反感时竟如此无助呢？他人对我们的喜欢与否又不是什么生死攸关的大事。有趣——甚至在这个语境下有点讽刺——的是，想回答这个问题，首先要知道我们的大脑究竟为何能够进行理性的思考和分析。

巨型的大脑和强大的智力可不是演化的必然结果。又大又聪明的大脑会占用大量的资源，在自然选择的角度上，任何毫无理由地消耗能量的东西都难以成立。我们确实可以给汽车安装一台超级计算机，使它成为世界上最聪明的汽车。但是，我们为什么要这么做呢？这只会严重消耗燃油和电池，同时车子本身也会不断被更简单，但是能效更高的汽车超越。大脑和演化也是同样的道理，有机生命体都只会具有它们**必需**程度的智力。

既然如此，为什么我们人类最终会有一个对我们的体型而言远超标准尺寸的大脑呢？[①] 光是维持它的运作就需要消耗身体可利用能量的20%。[4] 奇怪的是，有证据显示，在最近的300万年里，人类大脑的尺寸增大了近250%，其中主要都集

---

① 大脑更大意味着智力更高是一个常见的迷思，实际上，超过平均水平的脑身比（即大脑相对身体尺寸所占的比例高于各物种的平均水平）才是更好的指标。

中在产生智力的大脑皮层，并且绝大部分都发生在最近的150万年！无论是什么让我们变得这么聪明，都一定是近期才发生的事情。在演化的时间尺度上，这仿佛就是彼得·帕克①被具有放射性的蜘蛛咬了之后，隔天早上醒来发现自己拥有了超能力。那么，为什么自然选择会偏好人类有一个大脑瓜呢？咬了我们人类的放射性蜘蛛 —— 如果你允许我这么说的话 —— 究竟是什么呢？

有人认为，智力是一种具有性吸引力的特征，[5]因为它意味着健康、良好的基因和对疾病的耐受性。这令智力高的人类有更多交配的机会，他们的智力基因也因此而得以传播，生养出高智力的孩子。如此这般，形成一个永续的循环。然而，如果单纯只有这个原因，那我们科学家就会成为当今世界上最性感的人了，事实显然并非如此。②其实，诸如社会脑假说（social brain hypothesis）[6]和生态优势–社会竞争模型（ecological dominance-social competition model）[7]等许多理论认为，最重要的因素是我们的社交性，即我们对建立关系和获得社群认可的渴望。

让我们设想一下，即使仅作为最基本的人类部落的一部分，都要满足怎样的要求。我们必须知道每个人的身份，遵守规矩和社交准则来保持和平，得到群体的接纳，还要在狩猎、

---

① 彼得·帕克（Peter Parker），第一代蜘蛛侠。——译者注
② 也有明显的例外，譬如我自己。大多数时候我都被粉丝们围得寸步难行，这让我去学校的通勤之路变得非常艰难。

防御、觅食等活动中让自己的行为与其他人保持协调。我们需要照顾弱小，或是报答那些曾帮助过我们的人。我们需要结成联盟和关系，并且在失败时能够解决纠纷。本质上来讲，我们必须维持一个不断更新的连接网络，其中囊括各种联系、盟友和历史，以及对其他各种人类可靠的实时模拟。这是迄今为止任何环境中最复杂的事情，**而它们全都发生在我们的头脑中！**这就需要调用非常庞大的脑力储备。幸运的是，我们人类恰好拥有。

许多其他动物也能形成社会群体，事实上，已经有证据提示，越是社会化的动物，其智力一般就越高。[8]然而，这也不是绝对的。譬如独居的老虎，相比社会化的狮子而言，就有着更大的脑身比（brain-to-body ratio），也就意味着更高的智力。此外，像老鼠甚至黄蜂这样更"简单"的生物，[9]也能形成可观的社会化群体。或许对拥有高智力的生物而言，成为社会群体的一员会更容易，但智力并不是必要条件。

然而，把社交互动与智力联系起来的另一个因素是交配策略。大多数动物都是滥交的，这并不需要太多智力，只需要有识别能力（"瞧，那儿有只特有魅力的雌性！"）、生育周期（"而且她看上去正在发情！"）和接触的机会（"话说她身边那个身材魁梧的家伙会不会允许我和她交配呢？"）就够了。这个过程更多地依赖于激素和机遇，而不是深思熟虑。

相比之下，配偶绑定——自然界的一夫一妻制，[10]则需要严肃的思考，任何曾经忘记过周年纪念的人都能理解这件事的严重性。它意味着要在我们自己的思考中，纳入另一个体的需求、处境和行为。夫妻在本质上也是一个复杂的社会群体，只不过仅有两个成员。因此，许多哺乳动物和鸟类都表现出更大的大脑和更高的智力之间的相关性，以及建立终生配偶的倾向性。[11] 简单来说，一夫一妻制的动物更聪明，因为它们**需要**如此。

然而，依赖于配偶绑定的物种往往有专门的神经系统对这样的行为给予鼓励和奖赏，所以更高的智力也并非具有100%的必要性。催产素和血管升压素（vasopressin，大脑中另一种所谓的"快乐化学物质"）是大脑具备"绑定"特定伴侣能力的重要因素。与个体的伴侣有关的感官线索（它们的面孔、体形、气味等）能够触发上述物质的释放，然后通过多巴胺和其他神经肽进一步触发中脑边缘奖赏通路中的特异性受体。这个过程非常复杂，并且分为多个层次。但本质上来讲，它意味着当个体与它们的伴侣互动时会感觉到愉悦，而条件反射的形成更意味着它最终会发展成仅仅看到对方就会伴随着奖赏，伴随着愉悦，以及伴随着……快乐？

必须承认的是，上面提到的这个系统源自小鼠的研究，不过有证据表明，例如灵长类等更加复杂的哺乳动物也有赖于类似的神经过程。[12] 话说回来，如果我们所属的物种已经足够聪明，并且活得比预期寿命仅一年多的小鼠更长的话，维持配偶绑定确实需要更高的智力。并且有证据显示，在众多物种里，配偶绑定与更大的大脑有关。

　　确实，有很多人相信，人类的一夫一妻制是我们智力发展中的关键环节。并且至少有一种理论认为，在人类（以及其他灵长类）中，支持配偶绑定的神经机制以某种方式"脱离"了交配过程。[13] 也就是说，我们可以与**多个**个体建立长期的、有情绪奖赏的纽带，而不仅仅是与我们的生育伴侣。用简单的话来说，我们发展出了"朋友"的概念。如果仅仅与单一个体建立终生的连接就需要更大的大脑，那么当我们面对几个人、几十个人，甚至**几百个人**时该怎么办？我们的大脑需要得到指数级别的增强。因此，尤其是在灵长类动物中，社会群体的规模与大脑尺寸和智力水平之间存在强烈的关联。[14]

　　尽管我们的灵长类亲戚已经很聪明，我们人类显然聪明得多。回答这个问题的主流理论就是前面提到的"生态优势-社会竞争"模型。该理论认为，人类社会群体发展得如此成功，导致受常规生态压力驱动的演化已经不再适用。如果成为人类社群中的一员，我们就会得到保护，从此免受猎食者的威胁，还能享受到触手可及的食物、安全和伴侣等。所以，在**自然环境**中的成功比不上在**社会群体**中的成功那么重要。曾经的适者生存到了今天，则意味着那些能够被人喜爱、更加友善的，以及通过诸如工具和农业这样的创新和理念为群体带来好处的个体才得以生存。正是这样的人最终成功地传播了自己的基因。但是，上述种种条件都需要有更高的智力。经过了数十万年的演化后，我们就出现了。

　　这里的关键在于，多亏了我们的演化方式，社交性已经深深地铭刻进了我们的思想、我们的意识，以及**我们的DNA**！[15]
即使把人类与大猩猩（我们演化上最接近的表亲）相比都能揭
示这一点：测试结果表明，大猩猩在视觉和感官处理上比我
们更强，而我们更倾向进行社交处理，并且能力远远优于它
们。[16] 简而言之，如果给大猩猩一根香蕉，它会专注于这根香
蕉："一根香蕉。我爱香蕉。我要吃香蕉。"而如果给人类一根
香蕉，他们则会专注于人："为什么这个人要给我香蕉？他们
想要什么？我们现在算是'蕉友'了吗？"诸如此类。

　　这就是一个物种在社交而非环境压力下演化的结果。如果
我们的生存依赖于我们的社群或是团体，那么社交能力越强，
我们被接纳和存活下去的可能性就越高。受到群体的回避或排
挤绝对非同小可，在我们演化的这个残酷世界里，那基本上相
当于被宣判了死刑。

　　这就是为什么我们那自恃具有逻辑性的大脑，会把其他人
的认可视作生死攸关的大事。因为在大脑看来，它们就是如此
重要！

保持接触

　　当然了，你或许会想，就算是社交互动令我们走到这一
步，现在的我们也已经跨过了这道坎。与其他人类的互动或许
曾经使我们变得更聪明，但如今的我们已经不再**需要**由其他人
来让自己快乐了，就像我们不再需要用石斧去砍一只羚羊当晚

餐一样。这样想不无道理：在我们日渐发达的科技世界中，我们现在只需要极少的，甚至不需要与人类的直接接触，就能工作、进餐、睡觉和娱乐。那么，社交互动在让我们快乐这件事上还有什么重要之处吗？

事实上，还有很多。还记得吗？我们的大脑在数百万年中经历了迅速而剧烈的演化，其驱动力是我们需要与我们的智人（*Homo sapiens*）同伴之间尽可能友善且具有互动性。这对我们的大脑产生了深刻而持久的影响，不会仅仅因为我们创造了网飞（Netflix）和外卖比萨就被轻易消除。我们的大脑中依然存在许多有意识的和下意识的系统、神经回路、处理流程以及机制，致力于协调和鼓励我们与他人之间的联系和交流。所以没错，我们确实**能够**有效地绕过上述各种神经系统，在没有其他人的情况下度过人生，甚至从中感到快乐。但是，我们也同样可以做到在不使用其中一条腿的情况下，只靠单脚跳来到处溜达。这是可能的，然而**不**这么做会让我们的生活更轻松，也更少受到伤害。我想说的是，他人并不仅仅是环境的另外一部分，像树木、大楼和公交车站那样；对于我们通过感官与之互动的东西，我们的大脑会根据实际场景的要求做出反应。这是大脑运作机制中的重要因素。

举例来说，大多数社会性物种都是群居的，会主动寻求与其他个体的互动。这很合理，社会纽带对我们的生存至关重要，但它们可不是**凭空出现**的。它们需要时间和精力来建立及维持，任何一个与在校期间的死党密友（BFF①）如今极少交谈的人都懂这个道理。正是出于这样的原因，我们的大脑演化出鼓励积极友善的倾向。例如，我们在前文已经看到了催产素是如何鼓励和奖赏社交互动的。除此之外，丽莎·A. 古奈丁（Lisa A. Gunaydin）及其同事于2014年发表的一项研究表明，[17]把腹侧被盖区（ventral tegmental area，就在脑干旁边）和伏隔核（nucleus accumbens）与下侧额叶脑区联系起来的一条神经回路专门负责编码和预测社交行为。这个特定回路活动性的增强或减弱（当然是在小鼠研究中），会引起社交行为的相应变化。而且，如果这些脑区听起来有点熟悉，那就对了，正是它们及其中间的神经连接构成了中脑边缘奖赏通路。[18] 仅仅与另一个人的互动行为本身就足以让人愉快，这是完全合理的：引导我们产生社交互动欲望的机制，就镶嵌在大脑中负责愉悦体验的脑区。这就仿佛一份与一捆钞票绑在一起的派对邀请函，由我们少年时期的梦中情人亲手送来。我们当然可以拒绝，却并不容易。所以也难怪我们会如此渴望与他人保持接触。

我是故意要使用"保持接触"这个说法的，因为从社交互动中感受到快乐的起点就是身体接触。具体来说，就是梳理毛发。大多数动物都是自己梳理毛发，从皮肤、披毛、鳞片或羽毛中清除尘土和寄生虫。有些甚至要花费数小时来完成，譬如

---

① Best Friends Forever，永远的好朋友（如果你不知道的话）。但无论从哪个角度来看，这都是个过度乐观的说法，毕竟人类也不是永生不朽的。

自得其乐的猫咪。这样做对于卫生和健康都大有裨益，所以演化赋予其良好的**感受**。触碰的体验由于皮肤上的神经对压力（以及其他更多[19]）的改变产生反应，向大脑传递相应的信号而产生。一些传递这种信号的神经元被称为C纤维，它们比许多其他的神经元更小，传递信号的速度也更慢。[20] 它们负责传导钝痛的感觉，但也传递令人愉快的抚触。尽管所有的触觉都由大脑的躯体感觉皮层处理，C纤维也会将**愉快的**抚触传递到岛叶皮层，这个脑区与愉悦感和寻求奖赏的行为有关，尤其是在药物滥用方面。[21] 另外，拜演化所赐，这些令人愉快的触碰之一就是毛发梳理。[22] 你有没有好奇过，人类为什么喜欢揭疮痂？或者挖鼻孔？这种行为毫无意义，除非我们大脑中奖励从身体上移除废物或多余物质的行为的古老回路依然存在。这或许也就解释了为什么有些人在感到紧张时会啃指甲。

　　然而，大多数社会性物种通过**社交性**的毛发梳理来建立和维持关系纽带。这件事如果让别人来做的话，感觉会更好。这或许是由于梳理毛发的感觉缺少相应的大脑运动皮层的活动，就像我们没办法挠自己的痒痒，因为大脑"知道"我们要挠痒痒了。[23] 但如果由别人来做，那就不可预测和剧烈得多了。

　　社交性毛发梳理也有类似的特征。事实上，它甚至能促进内啡肽的释放，令人产生放松、愉悦和快乐的感觉。[24] 如果给一种社会性动物使用鸦片制剂，它们就会对毛发梳理彻底失去兴趣，因为它们已经感受到由鸦片产生的欣快感；但是，如果注射的是能够阻断内啡肽作用的药物，它们就会疯狂地渴求毛发梳理。[25] 看起来，动物们真的有可能对社交性毛发梳理上瘾呢！此外，有着社交性毛发梳理习性的大猩猩，在被彼此间已经建立起纽带的个体（例如配偶、亲族和群落成员）梳理毛发后，也会表现出更高的催产素水平，这对于感受关系纽带所带来的奖赏至关重要。总之，社交性毛发梳理既能建立新的关系纽带，也能巩固已有的关系纽带。正因如此，许多哺乳动物，例如狒狒，会把大部分清醒的时间用于进行社交性毛发梳理，远远超越了维持卫生需要的程度。显然，能够一起梳理毛发的物种，就能团结在一起。

然而，这就给人类带来了问题，因为通过社交性毛发梳理来维持关系纽带需要花费时间和精力；群体中的个体越多，需要梳理毛发的时间就越长。而且，人类社群的规模还在持续变大。这该怎么办呢？

有一个理论认为，人类通过改造和发展已有的口头①交流和语言技巧，使之有效地取代了社交性毛发梳理。简单来说，与其花费数小时从别人的毛发里剔除虱子，我们可以用不同的方式表达"我喜欢你"。我们的大脑似乎能够对赞美和表扬产生与对社交性毛发梳理类似的反应，[26] 只不过它更加简单快捷，而且可以在一定距离之外进行。

如果我们的语言和交流能力是被用来协助社交互动和建立关系的，那么我们花大量时间在酒馆和咖啡店里跟朋友闲聊还

---

① 还有视觉的。许多人认为，口头语言是从肢体姿态中发展出来的。实际上，手语似乎也能和口语一样激活大脑中相同的脑区。

有什么可奇怪的吗？有人甚至认为，我们之所以发展出复杂的语言，其根源就是为了闲聊。[27]通过使用语言来加强社交纽带，再加上大脑对于收集有用信息的倾向性，意味着披露我们所在群体、社区或社会中其他人详情的讨论能带来极大的满足感，从各种八卦小报和无孔不入的杂志的销量上就可以看出这一点。事实上，就像社交性毛发梳理一样，我们花在咖啡馆或酒吧中和人闲聊的时间，也远远超过了传递信息所需要的程度。好在闲聊毕竟是口头的，我们没有停留在从其他人身上捉寄生虫的时代。否则，星巴克店里的画面可就非常尴尬了。

我并不是说身体接触对人类互动而言不再重要。拥抱、握手、捏脚按腿、勾肩拍背，人类依然有许多种方式来通过触碰强化积极的交互。这可以产生惊人的效果：一项研究显示，无意间以某种方式触碰到顾客的服务生往往会收到更多的小费。[①][28]不过话说回来，对人类的社交互动而言，触碰只是语言的辅助，而不是所谓的"中流砥柱"。

有些人可能会因此而感到不安。我们往往把自己想象成意志坚定的独立个体，而简单的交流就会对我们的大脑产生如此显著的作用，并且感受和情绪竟能这么轻易地被他人影响，这确实会给人带来一定的困扰。接下来，请系好安全带，毕竟我还没动真格的呢！

---

① 这里是指在服务时碰到肩膀或划过手背之类，而不是随便乱摸或来个熊抱。那样做可能会让别人一分钱小费都不想给。

他人的生活

脑电图研究向我们展示，有些神经元网络（右侧中央顶叶皮层上所谓的"phi复合体"）会在两人的互动过程中表现出同步性的活动范式。其要点似乎在于，这些脑区实质上在"人际脑网"中形成了一个"枢纽"。这可是我在一项已发表的科学研究中看到的描述，[29] 而不是——无论它听起来多像——出自20世纪90年代的赛博朋克小说。

作为一种对于两个人类之间流畅沟通的描述，字里行间却看起来都像在胡说八道，这其中的讽刺意味我是可以理解的。但是，究竟该怎么用大白话来解释呢？这个"phi复合体"是大脑中专门负责实时处理人际交互的部分，当两个人互动时它就会被激活，无论这种互动以什么形式进行。不过，鉴于互动本身是由两个大脑一起创造的**产物**，所以两个大脑中的这个部分就会有效地实现"同步"：它们处理的是完全相同的信息。如果你给两个不同的大脑展示红色，它们从视网膜到视觉皮层都会展现出非常类似的活动。[30] 不妨把这想象成两台现代电子游戏的主机，正一起在线玩同一个游戏。互动就是这个游戏，感官信息的传导就是网络连接，主机就是大脑，而"phi复合体"就是游戏在每台主机中的表现形式。① 这里的关键就在于，当两个人互动的时候，他们的大脑有效地实现了"同步"。这

---

① 那些有科技背景的读者可能正在呐喊着服务器或者处理器之类的东西。请容我辩解一句，我只是个神经科学家。凡是砸在地上不会爆浆的东西，我可能都没你们懂得多。

很酷，或者很恐怖，具体感受因人而异。

　　科学家们相信，这个过程是在镜像神经元（mirror neuron）的支持下实现的。20世纪80年代，神经科学家贾科莫·里佐拉蒂（Giacomo Rizzolatti）的团队在研究猴子运动皮层的活动时发现，那些在猴子伸手去拿或吃花生时放电的神经元，在猴子看到其他人这么做的时候也会放电。[31] 我必须先说明，目前尚未在人类大脑中定位到具体的镜像神经元（能在猴子中发现它们也是极其幸运的事），但是似乎存在镜像脑区，它们的功能和活动表现就像其中存在镜像神经元一样。

　　其他物种的镜像神经元使它们能够模仿别的个体并从中学习，而我们人类似乎在此基础上更进了一步。你是否有过这样的体验，当有人向你描述他们曾遭遇的惨痛创伤时，你因同情而出现了痛苦的表情？当你读到我那三明治糗事的时候，是否也对我的尴尬感同身受？当你听说他人遭到的不公正待遇时，是否也感到怒不可遏？为什么呢？这一切都与你没有关系，你却依然产生了情绪反应，仿佛你就是那个当事人。你的反应并不是出于礼貌而惺惺作态：有研究表明，人们在看到别人嗅闻某些令人不悦的东西时，大脑中负责处理恶心感觉的脑区就会表现活跃。[32] 不仅如此，当我们阅读面部表情时，那些表情所对应的情绪会在我们的大脑中负责相应情绪的脑区引发神经活动。[33] 这就是共情（empathy），一种能够理解和分享他人感受的能力。

　　在我们分享他人的情感经历时，那种自发的、不假思索的处理过程就被称为情感共情（affective empathy）或情绪共情（emotional empathy）。除此之外，还有理性共情（conscious empathy）或认知共情（cognitive empathy）。这就是所谓的心智理论（theory of mind），[34] 也就是理解他人的精神状态，意识到他们有着与我们不同的复杂内心世界的一种能力。目前看来，似乎还没有别的物种能够（在合理的范围内[35]）做到这一点，而即使是人类孩童都能迅速掌握这种能力。[①][36]

尽管常常会彼此交叠，这些有意识的和无意识的共情过程仍可以被加以区分。当我们告诉别人为什么自己的工作糟糕透顶时，他们总会在正确的时机倒吸气、叹息以及摇头，表现得很同情我们的困境。然后他们问道："你为什么不辞职呢？"就好像我们傻到从未想过还有这个选择。说这话的人有很好的情感共情，但是理性共情却很糟糕。他们的反应与其说是帮助，倒不如说让人更烦。同样地，如果有人在听我们的故事时表现得好像毫无兴趣，然后给我们提出了一个完美的解决方案，那么他们的理性共情很棒，但是情感共情嘛，就不怎么样了。

由此带来的启示丰富而且深远，但是，其中最明显的一点就是我们在本质上能够**共享**快乐——它可以被传播。许多东西能让我们快乐，例如精致的晚餐、探索异域美景、创作艺术作品、装修居室、去看戏剧或电影、做运动等。尽管独自进行这些事情完全具备可能性，人们却很少会这么做。有他人能与

---

① 你或许在自闭症的语境下听说过这件事。有些人认为，伴有自闭症的人在涉及镜像神经元和实现心智理论的能力方面，存在某种形式的缺陷。

我们分享，是这些体验之所以如此令人愉快的重要原因，有时甚至是主要的原因。其中至少有一部分是因为大脑令我们能够"体验"别人的快乐，当然还有我们自己的快乐。所以，当我们做一件愉快的事时，我们感到很快乐；如果我们与别人一起做这件事，而这个人也感到愉快，我们又能与之共情，那么我们就会更加快乐。再加上大脑会奖赏我们的社交互动，这又进一步让我们乐上加乐。

总而言之，我们的大脑中有很大一部分是专门用来鼓励和协助社交互动的。这就让社交互动成为健康大脑的一项基本需求，而不仅仅是锦上添花的额外奖励。那么从逻辑上来说，缺乏社交互动就真的很不健康了。事实似乎也的确如此。动物研究显示，缺乏社交互动体验的个体很容易产生心理问题和精神紊乱。[37] 不仅如此，在猴子身上进行的研究还表明，被隔离养大的个体与在群体中长大的个体有着显著的不同。[38] 令人忧虑的是，缺乏社交互动会在负责处理奖赏和愉悦的脑区造成明确且有害的细胞，甚至化学物质的改变。这就意味着，社交互动不仅会让我们快乐，它的缺乏还能让我们更难感受到快乐！怪不得心理学家们把隔离禁闭视为一种折磨。[39]

那么，从逻辑上讲，如果我们想要快乐，与尽可能多的人进行尽可能频繁的互动不就好了？倘若这个问题不涉及其他的影响因素，那这应该是可行的。

不幸的是，还有其他影响因素。所以，这不成立。

如果所有人都跳下悬崖

在我还是个孩子的时候，曾经问母亲我是否可以去家附近的河边玩耍。她说不行，因为那"太危险了"。我反驳道："可是，其他所有人都在那里玩。"公平地说，他们确实如此。然后，母亲就抛给了我一个经典的家长式回应："如果所有人都跳下悬崖，你也要跟着跳吗？"

我的回答是："人类大脑已经演化出对受到他人喜爱和接纳的本能渴求，这种渴望能够并且经常推翻我们的理性决策，哪怕会给我们的健康乃至生存带来明显的不良后果。考虑到这个前提，假设在我遇到的场景里，我所有的朋友——之前没有任何人跳下过悬崖——突然都同时决定要这么做，那么我无法保证我不会在看到这种情况时，想当然地默认他们的行为背后存在着令人信服的理由，并在此驱动下有样学样。总而言之，鉴于大脑的运作方式，是的，我很可能也会跳下悬崖。"

当然，如果当时我有足够的时间，比如再给我 25 年去思考的话，我的回答大概率是上面的样子。不过无论如何，事实都是如此。全世界家长都会提出来的这个跳崖难题，远远不是他们以为的修辞疑问。

有赖于我们大脑的运作方式，我们会寻求社交互动并由此感到快乐。话说回来，我们也寻求和享受食物，却并非时刻如此。而且也不能想当然地觉得既然我们**能够**享受食物，我们就会享受**所有的**食物。对社交互动而言也是一样的道理。举例来说，有人曾经试图抢劫我。他失败了，主要是因为他的岁数和体格都只有我的一半。从理论上来说，这也算是一种社交互动。但我并不享受这次经历，我猜他也一样。那必须是一种**积极正向**的社交互动。有什么能让社交互动变得积极正向呢？许多东西都可以，不过其中绝大多数归根结底来说，都是让他人以某种方式**喜欢**我们。分享一个笑话、一些有趣的传闻，组织一场卓有成效的会议，完成一次令人愉快的交易，甚至可以是在别人有困难时表现一下同情心，例如在朋友的亲人过世时致以安慰或给予帮助。无论这些行为背后的理性动机是什么，它们都能增加互动中的另一方对我们产生更多好感的可能性。因为大脑希望、**需要**我们被人喜欢，或者至少是被人接纳。

就拿摩托车帮、哥特族、朋克青年和光头党来说吧。无论是穿皮衣、全黑服装或是精心打理的发型，他们都倾向于采取某种特定的形象或审美。这些人往往都藐视社会普遍的预期、标准甚至律法，但是，他们依然遵循某种着装的规范。为什么呢？因为尽管他们有意识地抗拒外部世界提出的各种要求，人类大脑对于被他人认可的需求却根深蒂固。

这在很大程度上似乎与纹状体的活动有关。前文我曾经提到过，缺乏社交互动会导致大脑中负责奖赏和愉悦体验的脑区出现缺陷。纹状体就是这些脑区之一，并且可以说是其中主要的一个。它包含了伏隔核，即上文描述过的那个负责社交互动和整体愉悦体验能力的脑回路中的重要部分。简而言之，纹状体是让我们在相关的社交互动中感觉良好的脑区。

举例来说，曾有一项有趣的研究设定了一个人们可以捐钱做慈善或把钱留给自己的场景，并观察受试者的行为。[40] 结果显示，受试者在他人的注视下更愿意捐助慈善，而当他们这么做时，纹状体中可以观察到活跃度的显著增强。你或许会提出异议，认为他们这么做是想要避免遭受他人的谴责，而不是为了伴随他人认可的情感奖赏。但是，这项研究同时发现，当受试者趁四下无人把钱留给自己时，纹状体也会出现同类型的活跃。这就有力地表明，我们的大脑将社交认可视为一种奖赏，其程度至少与获得财务收益相当，因为两者都能在处理奖赏的纹状体中引发活动。这项研究甚至更进一步地指出，我们的大脑在处理经济和社交奖赏时采用的是同样（或至少是近似）的方式，所以我们才能从两者中得到一样的愉悦和满足感。这就能解释为什么帮助他人也能像追求金钱一样让我们感到快乐（如果不是更快乐的话[41]），就像凯文·格林注意到的那样。

你或许会想，这简直是人类虚伪天性的写照：如果我们在做一些利他的事情之前，都要先想一想是否有其他人注意到，那我们的本质就是自私的。然而，有证据表明，这个过程中并不存在多少"想一想"的成分。一些类似的研究结果显示，哪怕只是几张可以看到眼睛的**图片**，都可以让人在有机会给小费或做慈善的时候变得更慷慨。[42] 在一项研究中，受试者甚至只需面对排布成模糊脸型的三个圆点，就变得更加乐善好施了。[43] 大脑的梭状回面孔脑区（fusiform face area）是视觉皮层中专门负责面部识别的部分，它极其敏感，以至于人们会在烤焦的吐司上看到耶稣的面孔。仅是三个圆点的排布就足以将其启动，而这反过来又会影响我们的亲社会行为。这再一次证明，社交互动对大脑产生的作用远比理性思考更深刻。这也说明那些老派人士对现代交流中使用表情符和颜文字的抱怨其实是错误的，因为看到一张简单的面孔似乎真的能让我们成为更友好、更体贴的人。而持续的表情包轰炸，或许会让全人类都变得更快乐！

当然这种情况反过来也一样成立：社会性排斥的影响很大，也能令人非常不快。杏仁核是另一个会因为自幼缺乏社交互动而受到损害的神经结构，它负责处理恐惧感，并且是我们的威胁探测系统中不可或缺的一部分，这就意味着社交互动中的消极方面对于健康大脑的发育也同样重要。

大脑把消极的社交互动视为一种威胁，这不足为奇，因为社会性排斥毫无疑问是**痛苦的**。就像积极的社交互动会触发大脑的奖赏系统一样，社会性排斥似乎能激活负责处理疼痛的脑区——我是说实实在在的疼痛。一项研究模拟了受试者在球类项目中逐渐遭受其他球员排挤的场景，结果发现其前岛叶和前扣带皮层的活动增强，这些都是与疼痛体验有关的皮层脑区。[44] 曾经有一段时间，人们认为社会性排斥会造成与躯体创伤一样的疼痛感觉，对数据的进一步分析却提示，同样的脑区是以不同的方式被激活的，[45] 就像同一支笔可以先被用来写情书，然后再被拿来写赎金要求。这是用同一个东西，执行相似却不相同的功能。无论如何，没有人会质疑社会性排斥能在

"心理不适"的意义上带来真切的痛苦。尽管我之前也用来自我安慰过，但那句"棍棒石头或许会伤筋动骨，言语却永远伤不了我"的谚语绝对是错的。被人骂**确实**会造成伤害，科学为此作证。

甚至都不需要发生多大的事，有些研究显示，我们会本能地讨厌那些走过路过却没有简短眼神接触的人——那些把别人"当空气"的人。[46] 而且社会性排斥带来的痛苦会持续存在，甚至到了不合理的程度。在那项模拟球类项目的研究中，当非裔美国人被告知遭到3K党成员拒绝后，他们仍旧能感受到被排斥的伤痛！而且即使在每次被排斥后都能得到经济补偿，人们依然会有受伤之感。

这么看来，我们的大脑真是在竭尽其所能来避免受排挤。我们都看到了，大脑有进行自我评估的能力，所以我们可以轻易地向身边的人呈现一个真实的自我形象。然而，这么做是有风险的，万一对方不喜欢我们这样的人呢？最好还是调整或夸张一下我们的优点，好给人家留下更好的印象。大脑正是这么做的，甚至到了自欺欺人的程度。我们的大脑沉溺于名为"形象管理"的过程，也就是说，让我们尽可能展示出自己最好的形象，以此来影响他人对我们的印象。有一项针对这个过程中的神经关联的研究，实验中受试者被要求用积极的或消极的方式来不准确地呈现自己，这就需要具备一定程度的自我欺骗。结果，研究人员记录到了内侧前额叶皮层和左侧腹外侧前额叶皮层的活动增强。[47] 然而最有趣的部分在于，只有当受试者故意消极地介绍自己时，才能观察到活动的增强。如果他们必须积极地展示自己，活动情况就没有变化。请记住，大脑从来都不会"关闭"，它永远处于活动中，就像飞机引擎在飞行过程中不断发出噪声一样。这类研究的 fMRI 扫描所显示的，只是活动情况的"改变"，即噪声减弱或增强。无论如何，这都不是一个明确的方法。不过，当受试者采用不准确但积极的方式展现自己时，活动强度不变，也就意味着这件事是**他们的大脑一直都在做的**！这是我们的"默认状态"。

考虑到我们的大脑把别人的认可和行为看得那么重要，这个结果也就没什么可奇怪了。如果你仍对此有所怀疑，设想一下这个场景：在你刚刚踏入浴室之际，浴袍滑落了，瞬间你赤身裸体。没问题，这非常正常，甚至可以说很有必要。现在把"踏入浴室"换成"意外来到繁忙的酒店大堂"。那可就不是无伤大雅了，那种尴尬简直是毁天灭地级别的，我那个由三明治引起的"认妈"口误与这比起来简直不算什么。实际上，两次都是同样的情节、同样的过程，唯一的区别是第二种情境中其他人也看得到。他们可以评判你，去找出你的缺点。

这非常尴尬。这是一种社会性的情绪，一种依赖于其他人的想法、感受或行动的情绪，无论我们是亲身经历、回忆、预见，还是仅仅想象它们。本章开篇提到的那段尴尬糗事是我的亲身经历，当时感觉糟透了。但是，无论何时再回想起来，它依然让我感觉很差劲，尴尬的记忆往往都是这样。现在我仍无法走进那家店，以免他们还记得我。也就是说，我还会预见这份尴尬。更有甚者，每当我走进那个品牌的其他门店时，我也会感到一种模糊的恐惧感，因为我觉得流言或许已经传播开了。一次简单的交流竟造成了如此影响深远的情绪余波。类似的社交情绪还包括愧疚、妒忌、悲伤等，它们只在有其他人存在的场景下被触发。我们的大脑竟把社交互动看得如此重要，甚至演化出了专门的情绪来对其进行调节！所幸的是，快乐似乎并不属于这类情绪。尽管如前文所见，我们在有其他人的时候比没有人的情况下更容易快乐。

鉴于上述种种因素，也许那些与我们有关及互动的人，最终不可避免地会对我们的自我认知产生重大的影响。扫描研究已经观察到，当我们预期自己成为某一群体的一分子，或想到那些我们认同的人时，诸如腹内侧前额叶皮层、前侧和背侧扣带皮层等脑区的活动就会增强。[48] 这些脑区也会在我们想到自我意识的时候出现活动增强。[49] 也就是说，我们所归属的集体和社群对我们的自我认知至关重要。这应该不怎么令人惊讶，我们在前文中已经看到，我们所拥有的财产和家居都会影响我们的自我意识，所以，如果我们周围的人对此没有影响反倒是件怪事呢。

与我们互动的人会显著影响我们对自己的定义，这就解释了为什么积极正向的互动和认可会如此令人满足，以及为什么受到排斥会带来巨大的伤痛。这一点，再加上大脑为了让我们在社交中变得更受欢迎而做的其他一切，都说明了为什么我们会那么容易被身边其他人的动作、行为甚至情绪所影响。当然，这是一个复杂而多变的过程，却普遍存在于每个人身上。当我们属于受谴责群体的一员时就会感到愤怒；在模棱两可的情况下，我们总是假设别人比我们知道得更多，[50] 并且往往会跟随他们的领导，甚至当它与我们的理性判断或个人利益发生冲突时仍旧如此。缺乏热情的应征兵依然会与周围的人一起奔赴战场；媒体在报道自杀事件时都要采取谨慎的态度，以免有人模仿；如果我们身边的所有人都忽然跳下悬崖，那么我们真的很有可能跟着一起跳。

因为我们想要被喜欢，想要获得他人的认可，所以我们会尽力融入群体。这是构成自我的很大一部分，而且这样会让我们快乐。

出名的代价是什么

当我的第一本书出版后，我应邀前往格拉斯哥中央图书馆（Glasgow central library），在 Aye Write 图书节上做一个推广性质的演讲。那场活动颇受欢迎，最终被转移到了主会场，以便满足每个想要票的人。我在那本书里讨论了一些关于人类热爱社交互动及认可的问题，并在问答环节说了类似这样的话来表达我的观点："或许这就是为什么人们喜欢出名吧。"当时的主席挖苦地回敬道："可是迪安，你应该知道哦，**你就是个名人。**"

我？是吗？我当时显然没觉得自己出名，现在也是一样，毕竟我每天的生活大体上就是写作、工作和带小孩。但是，当时我正坐在数百人的面前，他们都想听我演讲和购买我写的书。这本书还得到了许多人的喜爱，以至于让我能继续写出你们正在读的这第二本。我真的很想避免任何没有必要的自我吹嘘，然而如果我说以上种种对我没有影响，那一定是在撒谎。能够得到那么多人的认可和兴趣，显然让我很快乐，时至今日依然如此。但是，出名吗？我对此仍旧存疑。

不过，回想这场活动，我突然意识到了什么：名声是什么？如果是很多人的认可的话，那不就是让我们快乐（程度远远超过普通人的预期）的东西吗？还有另一件事：我们在前文已经看到，大脑处理社会认可和经济获利的方式基本相同。我们总是在说别人"有钱又有名"，但在大脑的奖赏系统看来，两者之间并没有太大区别。这有助于解释我们听说的那些故事，比如知名流行乐队赚的钱少得惊人，因为所有的利润都被无情的音乐行业高层截留。我们也许觉得没人会接受这样的安排，但可能名声本身就足以作为报酬？

事实上，有没有可能名声甚至比财富**更**让人感到满足呢？我们已经知道，我们的大脑把金钱视为有效的奖赏，就像食物或庇护所一样——对于我们的生存非常重要。但是，来自他人的认可似乎在许多其他的认知层面上发挥作用，并且似乎对大脑的健康而言十分重要。说起来，我们在前面的章节里已经看到，金钱只能让我们的快乐达到**某个程度**，超过之后它的效果就减弱了，而我们会转向其他事物寻求愉悦。如果大脑以类似的方式进行处理，那么这种情况是否也适用于名声呢？是否薄有微名能让我们感到快乐，就像我这样，而名扬天下则不然呢？果真如此的话，就很能解释大脑如何处理社会认可了。

然而，要研究声名显赫是否会让人不快乐，显然我必须要与声名显赫的人谈一谈。但是，声名显赫的人有一个特点，那就是我不可能随便在大街上与之偶遇，然后上前请他们帮个忙。他们的名声，也就是我希望能与他们探讨的话题本身，意味着他们会对我这样的人敬而远之。那我该怎么办呢？

我就长话短说吧，经过与威尔士娱乐圈内知名人士们漫长的信息交流后，我最终来到了卡迪夫千禧中心（Cardiff Millennium Centre）的一家安静酒吧，坐在我对面的是夏洛特·丘奇（Charlotte Church）。她正享用着威尔士传统肉汤，手上拿着我的上一本书《是我把你蠢哭了吗》。那是我在她刚到时递给她的，仿佛一张世界上最浮夸的名片。

为了防止你不知道夏洛特·丘奇（我必须承认，这样或多或少会削弱这部分内容的说服力），我要补充说明一下，她在12岁时发行的首张专辑《天使之声》（Voice of an Angel）为她带来了国际名声。在1998年，一个12岁的女高音似乎正是这个世界想要的。那张专辑的销量达数百万张，使她接下来又是为各国总统表演，又是出演电影，又是与巨星并肩歌唱，又是主持电视节目等。此刻，她就在酒吧里，坐在我的对面，吃着炖肉。我就这么说吧，这场面足以令我晕头转向。

可以说，在丘奇大半辈子的人生中（本书写作时她只有31岁），她都非常出名。无论在谁看来，她的人生都不算"普通"。但是，她快乐吗？那正是我想知道的，而她也很慷慨地愿意帮助我。于是，我就以一个我感觉很显而易见的问题作为开场：她在12岁的时候**想要**出名吗？她对这意味着什么是否有概念呢？

"不，完全没有。我知道我想成为一名歌手，甚至在我很小的时候就知道。不过我以为我会去上大学，学习音乐，或许之后成为一名歌剧演员。但是，后来发生的事情简直太疯狂了！总之没有，我甚至根本没有时间去'想要'什么。"这点信息就已经很有意思了。如果我们从未**想要**出名，那名声还能让我们快乐吗？那是否意味着我们基本上已经失去了对自己人生的控制呢？如果我们几乎在一夜之间就成了大明星，那可就开弓没有回头箭了。所以，既然夏洛特并没有想要或预期到这个结果，那成名对她来说到底意味着什么呢？

"很疯狂，那真的是一趟地狱之旅。最初的一年多非常棒，实在**太**令人兴奋了！不过，让我兴奋的不是名声，而是我得到的机会：到处旅行，结交名人……遇到**其他**的名人。我有一本签名册，里面有琼·柯林斯（Joan Collins）这类人的签名。就是这样，真的都是各种全新的体验。"

这么看来，似乎名人生活**确实**让夏洛特感到快乐，但整体来说是**间接的**：让她更快乐的是成名带来的结果，而不是名声本身。这就让我想到了电视真人秀的话题。从本章目前为止探讨的内容来看，电视真人秀的走红突然变得合理了许多：它能给那些渴望闲聊并想要与他人——无论他们是谁——建立联系的脑区带来直接而持续的满足感。我想起曾经看过一部关于电视真人秀开山之作《老大哥》（*Big Brother*）的纪录片，片中他们采访了那些想要上节目却落选的报名者，其中一位年轻的女性想上电视的原因是她"知道"自己总有一天会出名。只不过，她并不能解释**为什么**她应该出名。她不是演员，也没有任何值得关注的创作；她就只是她自己，但她觉得那就足够了。

公平地说，如今的电视真人秀意味着一个人确实有可能莫名其妙地一举成名。但是，这位女性的例子正好给夏洛特的故事提供了一个有趣的对照。回想一下前面的章节中关于野心和动力的介绍，以及关于我们的应然自我和理想自我的相关内容。有意识地追求名声，就是在大脑里设定一个出名的理想自我的形象，这会给我们树立一个需要达成的目标，一个用来与真实自我进行比较的参考。但是，名声是很难量化的。我们可以对一个人的身高、体重或净资产做出精确的计算，却无法估量一个人有多出名，因为那是一个更模糊和主观的属性。[①] 简单来说，如果我们给自己设定的目标是出名，我们将很难准确地知道自己距离实现它还有多远，尤其是倘若我们并不知道出名的感觉是什么样。大多数人会在某个时刻赚到些钱，所以相对来说我们知道更有钱是怎样的体验。但是名声呢？要难以确认得多。这就有点像哲学家所谓的连锁诡辩（sorites

---

① 我承认，随着互联网和社交媒体的出现，当我们能精确地统计一个人的浏览、订阅、点赞和下载等数字后，这一点或许会有所改变。

paradox），这个问题是一个经典的例子：一堆沙子究竟在什么时候能算是沙堆？同理，一个人要在大街上被人认出来多少次，或者上过多少次全国报刊，又或者收到多少封粉丝来信，才算是出名了呢？上述种种情况的出现，确实意味着我们的名声变得越来越大，但我们也只能了解到这个程度。正好赶上瓢泼大雨并不意味着我们清楚身上到底落了多少雨滴，我们只知道自己被浇了个透心凉。所以，那些想要达到某种无法明确界定的知名度的人，很有可能无法察觉自己实现目标的进度，从而在其自我认知中增添了挫败感和不确定性。这种情况不可能让人快乐。

相比之下，如果我们是在没有任何预先计划（假定我们对此也没有特别抗拒）的情况下出了名的话，或许就和中了彩票差不多吧。至少从大脑处理奖赏和愉悦的角度上是这样的。我们会从数以百万计的人的喜爱中得到全部的精神获益，却没有那些焦虑和自我评估的问题——至少理论上是这样的。

然而正如夏洛特指出的，只是抽象地知道有那么多人认可自己是一回事，而与他们直接接触似乎又是另外一回事了。

"一开始感觉还不错，当我开始进入青春期后，情况就有点……让人难受了。许多人显然非常紧张，好像害怕看到我。有些人甚至认为我真的是个天使。"

这就展现了名声奇怪的另一面，以及它会如何影响我们的快乐。或许被众多的陌生人喜爱是很不错，但是正如我们已经看到的，大脑渴望并能从中获益的社交互动，指的是那些实实在在地发生在两个人之间的互动。如果一个人的名声大到人们都不太敢与其互动，那情况可就不妙了。为什么会有人不敢跟名人说话呢？我们在前文中也看到了，大脑是何等难以接受哪怕最微小的社会性排斥，又是怎样拼尽全力避免这种情况。所以想象一下，被那个我们发自内心喜欢，同时也受到无数其他人认可、尊敬或仰慕的人拒绝是怎样的感觉？这种可能性无疑会让有些人深感不安，而对那些负责威胁探测的脑区来说，则不啻用拉了保险栓的手雷演杂耍。显而易见，他们必然会在遇到名人时紧张不已。因为他们充满恐惧、倾向于回避风险的大脑正拼命试图避免说出令人不安的话语，却最终导致正常的交流变成单音节的表达、含糊的嘟囔或笨拙的姿势。

对名人而言，这也不是一个无关痛痒的过程。与我们同桌的还有夏洛特的朋友，演员兼歌手凯瑞丝·艾勒瑞（Carys Eleri）。凯瑞丝告诉我们，有一次她看到演员瑞斯·伊凡斯（Rhys Ifans）——那是他出演《诺丁山》（Notting Hill）后声誉达到巅峰的时期——用了将近30分钟才穿过房间去洗手间，因为人们不停地叫住他，想要获得签名或者合影。很显然，还是有很多人具有足够的自信去接近名人的。在他们看来，遇见名人的获益要远远超过遭到拒绝的风险。

如果这样的状况一直持续下去，毫无疑问会给人类的大脑造成很大的负担。在第二章中，我介绍了为什么我们既需要他人陪伴，又需要私密空间。这两种需求貌似冲突，实际上是非常合理的。尽管社交互动往往令人愉快且十分必要，但它也需要大脑付出相应的精力，一定的私密时间与空间能让大脑得到休息和调整。不过，其中还有更深层次的原因。

在本章前面的内容里，我们已经论证了社群的平均规模与脑容量和智力之间存在着相关性。关于这个问题的许多研究，以及最初"社会脑假说"这个术语的创造，都来自英国人类学家罗宾·邓巴（Robin Dunbar）。邓巴数（Dunbar's number）就是邓巴提出的众多概念之一，即我们的大脑能够同时稳定维持的社交关系的最大理论数值。[51] 我们已经知道，社交关系的维持需要脑力，而我们能支配的资源是有限的。邓巴认为，我们能够维持的关系的最大数量是150。尽管许多人对这个数值持有异议，却没有人真的对大脑能维持的社会关系存在上限这一点表示质疑。这就像我们的胃里只能装下数量有限的食物，进一步胡吃海塞只会损害健康。

非常出名的人，无论他们是否愿意，需要接触和进行社交的人数显然都远远超过普通人的水平，这就给他们的大脑（以及瑞斯·伊凡斯的膀胱）带来了极大的压力。从这个角度来看，许多名人看上去很冷漠、有距离感，甚至粗鲁无礼地对待粉丝和表达善意的人，也就没什么可奇怪的了。这不一定是针对某人或者性格傲慢，而很可能只是他们在努力保护自己的理智、健康和快乐。当然了，他们或许也是真的招人讨厌——永远存在这种可能性。

常言道："与偶像，相见不如怀念。"但是，或许你的偶像也不怎么想见到你呢？

我很好奇，夏洛特是如何处理这方面的问题的。

"我在比较小的时候是很会待人接物的，不过在16到18岁那段时间，我觉得自己算是名副其实的'坏女孩'了，表现得简直糟糕透顶。我对人非常苛刻，常常不愿意签名，不愿意摆姿势拍照。但是，我并不觉得这样做有多舒服，我只是想表现得很酷，给我的同龄人留下深刻的印象。"

我承认，这有点出乎我的意料。我已经介绍过，大脑会让我们想与那些我们认可的人保持一致，并得到他们的接纳。不过，我猜成为国际明星，受到百万人喜爱这一点，多少能抵消一些这种倾向。显然，我想错了，而且错得离谱。

"我学会了不要跟我的朋友们聊这些事，没有人会感兴趣。我曾试图告诉他们我去参加格莱美奖的情况，当时超级男孩（NSYNC）团体唱歌给我听，他们却说：'这样啊，但是你猜我们在自行车棚后面看到谁和谁在亲热？'他们对格莱美完全不感兴趣。这也是我改变音乐曲风的一部分原因，[①] 因为我完全被我的同龄人孤立了，绝大多数与我同龄的孩子根本不喜欢我的音乐。所以我就做出了改变，我想，这单纯只是为了得到同龄人的认可。"

夏洛特几乎对她的成功产生了羞愧感，并且因此改变了职业生涯的方向，抛弃了深受无数人喜爱的音乐风格，只是为了得到她认为最重要的那群人的潜在认可，这一点足以显示获得

[①] 夏洛特的音乐风格在2005年左右从古典音乐改为更主流的流行音乐。

正向社交互动和认可的驱动力有多么强大。但是，就像大脑喜欢的其他东西一样，这必须是切实有形的，让大脑能够对其加以识别和评估。烹饪最爱的食物时发出的气味令我们心旷神怡，然而如果我们无论如何都吃不到，这种吸引力就会迅速消退。同样，被许多未曾谋面的陌生人喜爱确实令人感觉很棒，但如果不被我们真正接触的人们喜欢，那就不足以让人快乐。名声或许会带来各种各样的回报，我们从中实际得到的直接愉悦和快乐却可能转瞬即逝。

不过也有可能，对夏洛特而言，同龄人群对她表现出的兴致索然其实是件好事。用她自己的话来说，她的家人和朋友都是"再普通不过的人"，她是他们中唯一的超级巨星歌手。与这个群体保持一致、成为其中一员并得到大家的接纳，对于她和她的快乐显然都至关重要。因此，她不得不保持低调，尽量忽略她那显赫的名声，从长远来看，这很可能大有裨益。或许这是威尔士特有的情况？我们的确非常重视社群和家庭。另外，夏洛特还讲起有一次，尚未成年的她被父亲抓到偷喝果汽酒，结果被狠狠地责骂了一顿。这让我想起另一位非常著名的威尔士歌手汤姆·琼斯（Tom Jones），他也曾经讲过类似的故事：30多岁的时候，有一次他彻夜狂欢，喝了个烂醉后回到洛杉矶的家中，刚醒来就被前来看他的母亲严厉地训斥了一番。没有人敢再次惹恼一位威尔士老妈。

无论如何，我们可以容易地看到，夏洛特描述的那些负面影响是如何与名声中更"令人陶醉"的那一面相冲突的。我们也就会明白，为什么从长远来看这些东西是有害的。就以媒体描绘出的情况来说吧，当一个人达到了一定的知名度后，他的身边就会始终围绕着经纪人、看护人、助理和各种随行人员，所有这些人的目标都是为了让他快乐。或许听起来挺不错的，但是，这也让他处于一个社会群体的正中心，而群体中的每一个人都将他的快乐视为最重要的事务。在这个社群中，他根本不可能遭到拒绝，因此也就在塑造恰当社会行为的过程中缺失了一个主要因素。难怪超级出名的人有种似乎和我们不是生活在同一个世界的感觉——从精神层面来讲，确实如此。夏洛特还向我透露了据她所知的另一个更出名演员的故事，以及他因为吸入可卡因而表现出来的荒唐行为。那画面简直滑稽到极点！不过如果我胆敢在这里复述那个场面，恐怕本书的油墨还没干，我就已经被告得倾家荡产了。

问题在于，名声或许可以让我们快乐，但它也可能意味着我们最终会被阿谀逢迎者包围，我们的社会认可和接纳将不再需要靠努力去赢得，而是自动就会得到。那将对大脑造成深远的影响。事实上，对童星而言，这种危害的破坏力可能更大。正如夏洛特敏锐地观察到的，幼年成名往往会让儿童在其同龄群体中变得与众不同。如果他们不像她曾经做的那样，努力去纠正这一点的话，就有可能面临被排挤和排斥的风险。这一点，再加上其他与名声有关的种种困境，会给人带来一种孤立感，使人失去正常的社交互动——别忘了他们都是孩子。还记得吗，根据现有的数据，孤独会给发育中的大脑造成什么影响？会造成紊乱，会造成**破坏**，会损害它感受快乐的能力！难怪有那么多童星最后都陷入吸毒、关系混乱或其他严重的问题。暴露于显赫的盛名之中，又不能正确地应对，儿童的大脑就会受到伤害。

正如我们所见，我们与他人的互动对于大脑的健康和我们的快乐至关重要。我们享受正向的互动，为此我们积极主动地去寻求，而建立和维持社会关系是我们稳定的快乐来源。我们需要适应环境，需要有所归属，这样才能产生安全感。而且只有这样，我们的大脑才能按照它应有的方式运作。共情意味着我们能够"分享"情绪，所以当我们在做让我们快乐的事情时，如果身边还有其他人，那么所有人的体验都能得到改善。另一方面，社会性排斥让人深感不快，无论被谁拒绝都一样。尽管从逻辑上讲，出名后被几百万人认可会让我们更加快乐，实际情况却并非如此。对我们来说更重要的，是社会认可的质量，而不是数量。重点在于我们得到了哪些人的认可，而不是有多少人。

无论是在脱离其他人的情况下寻求快乐，还是为了名声而追求出名，下面这个比喻都很适用：那就像一勺接一勺地大口吃糖。开始时感觉不错，很享受也很满足，然而最终我们还是会感到无法满足，行为怪异，并且有一大堆人对此表示不满。

我承认，这里所谓的"一大堆人"可能主要都是牙医，但我还是喜欢这个比喻。

— 第5章 —

爱情、欲求或破灭

"最近，我长期以来的一个幻想终于变成了现实：我跟另外两个男人玩了一次'三人行'。这么说吧，我在其中扮演的是一个'非常淘气的女孩'，他们则要'好好地教训我一通'。然而现实和我想象中不太一样。先是在过程中我突然需要停下来上厕所，然后又是一名快递员按了门铃，结果我们中的两个人只能赤身裸体地躲到沙发后面去。"

我先声明，我的访谈很少会涉及多性伴且含有S&M（施虐与受虐）成分的性扮演游戏。不过，我还是坐在伦敦国王十字车站附近的路边酒吧里听人谈论这些内容了。

为什么会这样呢？这在一定程度上要怪夏洛特·丘奇。她向我揭示的"被普罗大众认可和景仰并不能代替所爱之人的接纳和情感"这一点，真的触动了我的心弦。另外，"所爱之人"这个词还引出了我们的快乐中另一个重要成分。有一种老生常谈的说法是，如果找到了"真爱"，我们就会从此快乐地生活下去。确实，正如甲壳虫乐队（the Beatles）告诉我们的，我们需要的只是爱（Love is all you need）。了不起的说法！但它准确吗？爱真的是足以主导我们人生的、无处不在的强大力量吗？是能给我们带来无尽快乐的源泉吗？还是说，它只是一种被——具有讽刺意味地——过度浪漫化解读的大脑中的化学反应呢？

于是，这就成了接下来我决定去研究的课题。但是，有一点我很确定，本章的内容可能有点少儿不宜。浪漫的爱情，无论我们把它想象得多么纯粹和美好，都与欲望存在着相当多的重叠，也就是驱使我们投入到身体上的亲密接触中的那股强大而本能的力量。简单来说，就是性。

尽管许多人不喜欢谈论性，但它是大多数成年人生活中的重要组成部分，并且以很多奇怪的方式影响着我们。它能给我们带来巨大的快乐，甚至可以说极乐，也能让我们陷入灾难般的不幸。它对我们的日常行为和思考的影响，再怎么强调都不为过。

然而，尽管我对爱和性都不算陌生，我显然也不敢在任何一个方面自称专家，就像我不能因为去过电影院就自封为电影导演一样。所以，就像往常一样，我最后只能向那些对此事更有发言权的人寻求帮助。其中之一是专业心理学家兼关系顾问，另一位则是著名的性爱博主兼作家。你们可能已经猜到了，正是后者在公共场合向我大谈"三人行"中的意外状况，险些让我总体上还算积极健康的形象毁于一旦。

不过话说回来，我毕竟是个神经科学家。所以在我们深入探讨性与爱的关系之前，我想最好还是先搞清楚在我们体验这两件事的时候，大脑中到底发生了什么。我确实这么做了，尽管它注定给我的互联网搜索历史带来一定的困扰。

性感程度，有点超纲

说句实话，甚至在深入检索科学文献之前，人类的性和情欲就已经够让人瞠目结舌了。每个个体并非依靠它才能够生存，我们却依然会花费多到离谱的时间和精力去试图得到它。性几乎反映在文化和社会的方方面面，关于它的讨论却往往被认为粗鄙或不体面。在英国，性同意的年龄是16岁，然而我们要到18岁才可以合法地观看露骨的色情作品。也就是说，我们在能够**目睹**性行为之前就能**体验**它。尽管人类性行为的花样简直多到令人眼花缭乱的地步，但那些与"正常"（即发生在男性与女性之间）相悖的性取向，大多会遭到污名化甚至迫害。总之，性能让我们快乐，但它也能以很多方式让我们不快乐。为什么我们要**那么**在乎它呢？

许多关于这个问题的科学研究都专注于人类性欲的两个基本组成部分：性唤醒（sexual arousal）和性渴望（sexual desire，亦即性冲动或力比多）。前者指的是我们在生理上和心理上拥有进行性行为的能力，后者则是指我们这么做的愿望。两者都会对我们的大脑产生可观的影响。

性唤醒一般是最先发生的，[1] 并且通常是我们感受到某种性刺激的结果——或者说，看到了**某个人**。大多数人都会被其他人类唤醒，尤其是他们的身体（在一定程度上还有他们的面孔[2]）。尽管我们能够欣赏整体之美，但某些身体部位往往更能引发唤醒。与看一眼耳垂或手肘相比，健美的腹肌、窈窕的臀线、性感的嘴唇、丰满的胸部、① 坚实的屁股和大块的肌肉，这些都更容易让我们"燃起欲火"。这背后的原因在于，它们就是所谓的第二性征（secondary sex characteristics）[3]，也就是虽然不参与生殖过程，却演化得对异性充满吸引力的那些特征，比如麋鹿的巨角或孔雀的尾巴。它们很"性感"，但并不是像生殖器那样的"性器官"。普遍观点认为，这些特征暗示着潜在的交配对象具有优良的特性，例如生育能力、力量或身体健康。它们基本上就像身体为我们大脑中本能的部分竖起的广告牌，不断地向外发送信息："快看我多么健美呀！我的基因一定顶呱呱！我们会生下最棒的宝宝！"

性唤醒中的另一个重要因素就是抚触。我们已经知道，与另一个人的身体接触可以带来奖赏感。但是，某些身体部位对于碰触或爱抚的反应尤其强烈。生殖器显然是其中之一，因为它们由密集的、与愉悦和奖赏反应有关的神经支配，一旦受到刺激，就会通过一系列通路向大脑发送神经信号。[4] 对生殖器

---

① 大多数雌性哺乳动物只会在哺乳的时候才出现乳腺膨大，从而更好地哺育后代。只有人类女性在发育后终生拥有膨胀的乳房——居然没有人赞美演化是如此的善解人意。

的刺激似乎是由躯体感觉皮层的两个部分处理的，其中一处负责实实在在的物理感官，而另一处，也就是被称为"次级躯体感觉皮层"的部分，则为之加上"愉悦"的元素。[5]

有趣的是，某些非生殖器区域，也就是所谓的性感带（erogenous zone），也能够在被触碰的时候提供性刺激[6]。具体为什么耳朵、乳头、大腿或是脖颈等区域属于性感带，而其他部位就不是，个中原因尚不清楚。有些人认为，大脑皮层的愉悦处理脑区可能存在一定的"溢出"效应。所以，当碰触某个身体部位时，（附近）负责处理生殖器刺激的脑区也会部分地被激活。简单来说，这个理论认为，性感带就像隔着你家薄薄的墙壁听到了邻居家的音乐，对你来说音量不大，但足以使你产生跳舞的冲动。然而，研究并未发现支持这个论点的实际证据，[7]性感带很有可能只是演化的又一个把戏。

但是，当我们体验性唤醒的时候，大脑中究竟发生了什么呢？如果唤醒我们的是我们看到的东西，那首先在我们的纹外体区（extrastriate body area），也就是视觉皮层中专门处理人体形状和动作的部分，会产生相应的活动。这很好理解。然而，被激活的还有腹内侧前额叶皮层，它会通过许多不同的重要连接激活其他与唤醒有关的脑区。[8]如果把唤醒系统比作火灾警报的话，腹内侧前额叶皮层所做的就是在看到烟雾的第一时间拉响警报，告诉所有人接下来的情况将变得非常热辣。它也会通过自下而上的系统（在上一章中提到过），将我们的注意力转移到引发唤醒的原因上。

一旦性唤醒流程被启动，杏仁核随之发动起来。作为情绪处理和学习过程中的关键部位，[9]杏仁核同时还担负着连接众多重要脑区的"枢纽"角色，在性唤醒和性行为中发挥多种功能，其中之一就是评估刺激中的情绪成分，[10]由此判断该唤醒是否"可接受"。一个美貌的男性或女性赤身裸体地躺在床上？那或许能引起很强的性唤醒。同一个人，也是赤身裸体，但是躺在手术台上，而你是外科医生的情景呢？决定这种场景下——无论视觉上多么相似——不能产生性唤醒的（但愿如此）就是杏仁核。

如果杏仁核**确定**性唤醒的时机合适，就会通过它具有的不同连接和通路引发各种各样的反应。其中之一就是杏仁核腹侧传出通路（amygdalofugal pathway），它连接着杏仁核和丘脑、下丘脑、脑干以及伏隔核，被认为负责性和唤醒中许多与愉悦相关的元素。[11]另一个被性唤醒触发的关键区域是下丘脑-垂体-性腺轴（hypothalamic-pituitary-gonadal axis），[12]它能够通过释放性激素，也就是来自男性睾丸的睾酮（testosterone）和来自女性卵巢的雌激素（oestrogen），来刺激和调节性渴望。到了这一步，事情就变得复杂了。

性激素之所以得名，是因为它们是在青春期由大脑释放的激素，并且正是它们引起了那些实质性且往往令人不安的身体改变。简单来说，这些激素让我们发展出第二性征，同时"激活"了我们的生殖系统。[13]这是人类发育中的关键一环，尽管它们常常也会导致令人尴尬的体毛和皮肤问题。但是，"性激素"一词具有双重含义，因为它们也涉及性行为和唤醒。我们在性唤醒的时候会体验到性激素的激增，而全脑各处都有无数的受体对它们做出反应。性激素能让相关的身体部位对碰触和性行为变得更加敏感、接受度更高，这无疑有助于增强性唤醒。[14] 但是，真的就能说是它们**引起**了性唤醒吗？

睾酮是被研究得最广泛的性激素，它同时存在于男性和女性体内，似乎是与唤醒之间关联最为明确的。[①] 经常可以听到这样一种说法，即升高睾酮水平就能让男性变得更兴奋，更专注于性，但与此有关的证据远远没那么有说服力。[15] 例如，睾酮水平低下会造成男性的勃起障碍，据此人为地升高睾酮水平却并不能解决这个问题。[16] 为什么呢？

对女性来说，情况就更令人困惑了。接受激素替代治疗（包括睾酮）的绝经后女性经常报告出现性唤醒增强的情况，[17] 尽管不同女性对于睾酮的敏感性存在很大的差异。由卵巢产生的雌激素往往被认为相当于女性身体中的睾酮，但它在性唤醒中的作用就更不明确了。[18] 另外，男性体内实际上也存在雌激素，如果经过不同的处理过程，睾酮也能转化为雌激素。反之亦然，尤其是在女性体内，并且还有其他多种前体物质参与其中，整件事情就变得有点让人晕头转向了。不过，有一点毫无疑问，性激素是性唤醒过程中一个很关键、也很令人困惑的要素。

---

① 尽管睾酮在每个人体内都有不同程度的存在，但值得一提的是，基于各种各样的原因，大多数与之相关的研究都聚焦在异性恋的男性中。

所以，当大脑被唤醒后，它会通过性激素和外周神经系统向身体发出信号。[19] 这就产生了性唤醒的标志性体征，也就是瞳孔扩大、脸颊潮红、心率加快，以及不言而喻的生殖器充血，使它们变得湿润或坚挺（取决于是哪一种性别）。简单来说，我们做好了准备，已经能够开始行动了。

以上描述的都是最基本、最原始的生理层面的表现，在大多数有性生殖的动物（也就是说，几乎全部的动物）中都能看到。但是，人类在性唤醒方面可是有不少"花招儿"的。物理和视觉线索或许只是我们性唤醒的基石，我们硕大而强劲的大脑还可以超越这些基本诱因，从一些诸如书面文字或口头讨论等客观中性的媒介中得到强烈的性刺激。

不仅如此，有赖于我们的大脑在性和唤醒方面是如此投入，我们甚至能被一些**从未发生**，或者**永远不可能发生**的事情给撩拨起来。性幻想就是人类性爱中的重要元素，并且在男性和女性中的发生率基本相同。有些研究显示，我们的眶额叶皮层——一个位于额叶皮层，负责许多复杂功能的部分，[20] 就是性幻想的一个重要脑区。耗费宝贵的脑力在既无关联也不现实（在多数情况下）的性幻想上，这似乎有点违背常理。性幻想怎么可能让我们快乐呢？它难道不会比其他任何事情都更让我们沮丧、分心和暴躁吗？

显然不是这样。有证据表明，经常产生这类的幻想能改善我们的注意力、对细节的专注以及记忆力。[21] 像性幻想这样细节丰富且强有力的想象，是许多不同脑区和处理过程协同运作的成果。既然能够高效而可靠地实现各个脑区间的交流被视为人类智力的基础，那么是不是可以这样认为，频繁的性幻想能够让我们的大脑保持巅峰状态呢？

此外，所有这些性幻想还被认为有助于训练和改进我们自己的性行为和"能力"，[22] 而不必依赖于在真实的性爱中不断试错，显然后者会造成巨大的尴尬。我们每个人在日常生活中都经常本能地设想最坏的场景和潜在的风险，这样我们就能对它们有所预期并做出相应的反应，避免了在问题真实发生后再临时想解决方案。为什么同样的逻辑就不能应用在性爱的场景中呢？

正如前面的章节中已经提到的，我们强大的社交能力被视为人类如此聪明的原因。但是，生活在巨大的、整体上很和平的群体中的结果之一，就是我们身边**每时每刻**都围绕着潜在的性伴侣。在这样的背景之下，如果大脑中反应性更强、更本能的部分最终让我们变得对性爱念念不忘，倒也不足为奇。但是，无论出于何种原因，大脑对此的处理方式意味着只要愿意，我们几乎随时都能被唤醒，并准备好进行性行为。

这句话里的重点在于：只要我们**愿意**。因为我们并不总是想要的，甚至是在已经被唤醒后。

今晚不行，我头很疼

许多人都会在某个时刻遇到自己已经被唤醒，但所处的地点或场合让他们无意发生性行为的情况，我就听说过很多在进行私密医学检查时发生的令人尴尬的生理唤醒。许多男性甚至报告称，在公交车上出神时也发生过意外且令他们困惑不已的勃起。

其中许多事件之所以发生，是因为性唤醒的某些要素可以单纯被反射触发。也就是说，它们根本不用过脑子，而是由生殖器与脊髓之间一种基础的神经连接处理。[19] 坐在公交车上感受到的瑟瑟振动可能触发了反射性唤醒系统，该系统将其当作伴侣的亲密抚触，而不是大型汽车内燃机不可避免地造成的结果。杏仁核可能会评估当时的场景，并将此时的唤醒判定为**不合时宜**。然而，它并不是我们身体内唯一在这件事情上有话语权的部分。有时候，我们可能会被"打个措手不及"，而杏仁核只能无助地面对一切生理机制已经就位的性唤醒，仿佛一位孤单的海员，徒劳地试图调转一艘全速冲向尴尬冰山的远洋邮轮。

这就极其清晰地向我们表明，性唤醒和性渴望绝不是一回事，它们能够并且往往独立发生。① 为了理解它们的区别，首先有必要从神经科学的层面来考虑一下性渴望是怎么回事。

性渴望主要由大脑的颞叶进行处理，这很合理（至少在神经科学家看来），因为边缘系统的大部分由颞叶的脑区构成，尤其是杏仁核和海马。边缘系统是一个由多个脑区构成的复杂

---

① 从另一面来说，还存在性功能障碍的例子。比如尽管某刻我们的心中充满渴望，身体却似乎无法识别或做出恰当的反应，这也会带来很大的不快。

系统，能够使情绪和本能影响推理和思考，反之亦然。当谈到性渴望的时候，这一点显然至关重要，毕竟我们允许了一种基本的动物性驱动力来决定我们的思考和行动。[23]

无论是在性唤醒还是性渴望的过程中，杏仁核和海马都高度活跃。如我们所知，杏仁核负责处理情绪成分，决定性唤醒是否合适。而在记忆处理中占有核心地位的海马脑区的激活，或许能够解释我们处于性场景时被唤起的记忆洪流，以及为什么与性相关的记忆往往非常生动而强烈。这有助于增强和维持唤醒，确保在我们的脑海中鲜活地存留具有潜在帮助的既往体验。性渴望也能激活丘脑，这又是边缘系统的组成部分之一，同时也在大脑中发挥类似中央车站的作用，将信息传播向四面八方。[24] 上述种种情况表明，大脑已经"有兴致了"。

但是，光有情绪和兴致尚不足够。杏仁核与相关脑区还连接着与动机关系密切的网络，尤其重要的就是前扣带皮层，它联系着负责注意力引导、缜密思考、情绪管理以及更多功能的相关脑区。[25] 纹状体，也就是驱使我们去寻求人际互动并从中感受愉悦的脑区，似乎也在特定的性场景中对情绪和动机发挥重要的作用。[26] 说实话，真的很难想象还有比性更"人际互动"的场景了。

这一切也就意味着，尽管性唤醒和性渴望是分开的，它们往往又相互交织在一起。幸运的是，这个一声令下就能让我们产生性的唤醒、渴望以及相关动机的系统，有很大一部分也能给我们"踩下刹车"，才让我们不至于时不时就被无法控制的欲望冲昏头脑。

如前所述，杏仁核会协助评估情绪背景。同样，对于性动机非常重要的前扣带皮层也在探测表现中的失误或不足、调控合适的奖赏方面发挥关键的作用。简单来说，它能判断我们的表现是否"足够好"，并在表现不佳时激励我们加以改进。不难看出，这就是为什么大多数人不仅仅渴望得到性，而且也想**长于此道**的部分原因所在。因此，"表现焦虑"就成了性功能障碍的一个重要成因。[27] 这或许还能解释为什么在我们自己看来，有些人是"我们配不上"的。考虑到我们的大脑投入了多么巨大的精力来进行自我评估和想象，它可能会将某些人标记为**过于**性感，因此无论如何也要阻止我们去盲目追求——哪怕对方再能唤醒我们——从而避免失败、受挫和陷入尴尬。

鉴于控制我们性冲动的最重要的脑区是眶额叶皮层，[28] 而它也负责评估某种行为在总体上究竟会带来奖赏还是惩罚，这一点就更说得通了。如果评估结果是后者，它就会压抑我们的渴望，差不多相当于在脑袋里有一个声音小声说："你或许不应该这么做。"对性而言，自我控制显然非常重要。假如在一个派对上，有个性感的对象喝醉了，开始与你公开调情。但是你已经结婚了，而且对方也是——结婚对象还是你最好的朋友。你的眶额叶皮层接收到这一信息，计算出可能的长期后果，然后告诉你："这或许会是一次愉快的体验，**但绝对是个坏主意**。"

当然，这不一定只适用于如此显而易见的场景。如果是错误的地点、错误的时间、错误的人，或者你只是太累了，眶额叶皮层都会识别出来，然后拦阻性行为。作为支持的证据，有些研究显示，这一脑区受到损害的男性往往表现出鲁莽、冒险和过度亢进的性行为，[29] 而眶额叶皮层的超常活跃（无论什么原因）往往会导致性功能障碍和性欲减退。[30] 此外，像眶额叶皮层这样复杂的额叶脑区，往往也是最先受到酒精抑制或干扰的脑区，这显然解释了很多问题。

所以，尽管有这么多脑区在促使我们去进行性行为，其中有一些仍会阻止我们。强烈愉悦的性爱或许会让我们在短时间内感到快乐，但是，我们的大脑已经复杂到足以分辨这并不总是好事的程度。这也再次证明，对我们人类而言，快乐远远不是瞬间的满足和畅快那么简单。

你感觉如何

无论如何，一旦我们真的**开始**做爱，就可以忽略那些告诉我们别这么做的脑区了。性往往需要一种抽离感，在那一刻，我们似乎迷失了自己，自我分析和犹豫完全没有用武之地。因此，眶额叶皮层在性行为过程中基本处于关闭状态。[31] 相比之下，在我们被唤醒的躯体和大脑体验着越来越强烈的快感时，其他一些脑区则开始高歌猛进。奖赏通路中基于多巴胺的神经活动开始进入超载模式，来自生殖器的感官信号如潮水般涌入大脑，所有其他的感觉也以最激烈的方式发送刺激。当我们到达性高潮时，我们的各种生殖过程都工作起来，我们则沉浸在一波强烈的欣快感中，就像海洛因带来的那种快感。对于运动控制非常重要的小脑此时也同样受到过度刺激（由此导致了各种奇怪的肌肉抽搐和面部表情）。[32]

这是一个大体上准确的概述，不过，性高潮期间大脑中具体发生了什么目前还不太确定。现有的数据提示，单就快感而言，男性和女性的高潮体验非常相似，[33] 因为他们基本上共享同一套奖赏处理系统。然而，另有一些研究显示，女性的高潮会导致大多数与性和情绪有关的脑区"关闭"，尤其是杏仁核，使她们根本无法感受情绪。[34] 可以说，这意味着女性在性高潮期间无法感到快乐，或任何其他的情绪。但是，这并不是说她们真的失去了感觉，而是说情况更像被雷暴震聋或被强光闪瞎；那一刻的感受**太过强烈**，令大脑不得不切断电路以防止系统过载。或许这正是性高潮发生的原因：在短时间内出现了太多活动，正常处理情绪的设备无法应对。一种试图解释这种现象为什么会演化出来的理论认为，性高潮阶段对于生殖是最重要的，[①] 所以需要关闭情绪中枢来防止焦虑或恐惧，不然这个过程可能会受到干扰。

然而，更新的研究发现，同样还是这些脑区，它们在性高潮期间的活动反而**增加**了。[35] 为什么针对同一个问题的两个非

---

① 至少在男性中如此。事实上，关于女性高潮在演化上有何意义的辩论目前仍在激烈地进行中。有人认为它能增强配偶关系，并且确实有助于生殖，其他人则坚持认为它只是没有任何具体意义的演化残留，就像男性的乳头一样。

常相似的研究会产生大相径庭的结果呢？重要的原因之一就是达到性高潮的**方式**。在发现女性大脑"关闭"的研究中，受试者是在伴侣的刺激下达到高潮的，而在大脑活动增强的研究中，受试者必须自己亲自动手实现。由此得出的一个结论就是，我们的大脑对有伴侣的性和DIY式的性采取了截然不同的处理方式。

这不难理解，因为尽管"终点"基本一致，大脑对此的感知却差别巨大。在自慰过程中，我们的大脑需要做更多的"功课"，因为我们要**幻想**很多东西才能达到必要的唤醒水平。与性幻想有关的复杂处理流程全线启动，哪怕借助色情影视或书籍等工具，我们依然需要想象自己在行其事或身处其中，或者别的什么。我们已经看到，想象中的性接触也能唤醒我们。但是有些研究甚至显示，就像注意力一样，我们的性行为过程也包含相当一部分"自上而下"的成分。也就是说，我们有意识的、会思考的大脑不仅能产生预期，还能控制甚至引发性刺激。受试者在应要求想象有人触摸其生殖器时，他们的躯体感觉皮层就能表现出仿佛生殖器**正在**被触摸那样的活动，说明假想的和真实的性行为在感知上存在重叠。某些女性甚至声称，仅仅通过**想象**就能让自己达到高潮，[36] 而不需要任何身体上的刺激。这真不可思议。

乍听起来似乎有点牵强，但是，如厌食症等进食障碍，或安慰剂效应等现象的存在，一定程度上都是因为我们有意识的大脑可以"越权控制"我们的生物基础。所以说，同样的情况凭什么就不能适用于性呢？

当然，有伴侣的性就不一样了。如果**正在**与某人做爱，我们就没有必要再去想象类似的情景。因此，那些高级脑区就变得无所事事，也就可以被"关闭"了。

所以那些证据表明，尽管显然有许多共同因素，我们的大脑仍以不同的方式处理自慰和性爱。这也解释了为什么人类明明能在任何想要的时候（当然要在法律允许的界限内）自行触发性奖赏系统，却极少满足于**仅此而已**，还是会去追求性伴侣。事实上，有证据提示，长期过度自慰（对男性而言）会对性健康造成破坏，显著降低性欲和性唤醒的能力。[37] 幸运的是，这并不是永久性的，经过几个月的节制后，一切都会恢复正常。但是，在特别频繁的有伴侣性行为的情况中，尚未见过类似的报道。[①] 这就说明，在性方面，我们的渴望和快乐并非只建立在获得强烈而短暂的快感之上。

不，我们需要别人，需要去爱别人（*Somebody to love*）[②]。

大脑如何性感

到了这里，我意识到我可能无意间发现了性与爱的交叉点——我是指罗曼蒂克的那种。通过神经化学和神经学奖赏

① 当然，这是一个特别难以研究的领域，因为我们不确定性爱"成瘾"究竟是一种真正的临床疾病，还是其他更微妙的、涉及多种因素的情况。正因如此，这种说法目前还没有得到精神病学专业的广泛认可。

② 同样是来自英国的传奇乐队皇后乐队（Queen）的名曲。——译者注

通路能够很好地描述性带来的快感，但它们对大脑产生的效应存在着巨大的差异，这取决于我们是否有伴侣。有证据表明，尽管我们自己就可以激活大脑中那些引发快感的性奖赏系统，但这并不是一个获得快乐的好方法。这就像直接翻到一本精彩小说的最后一页：是的，我们确实知道了结局，而且又快捷又简单，然而我们错过了太多东西。

但是爱情，那可就复杂了，不是吗？性也很混乱，还往往让人困惑，却好歹有可识别的参数。但是爱情呢？可以说简直是乱七八糟的。它能带来无与伦比的满足感，或是精神上的毁灭性打击。我们可能花费一生的时间也寻觅不到爱情，也可能找到了却不自知，待到醒悟已经为时晚矣。我们甚至可能对它漠然置之，结果却在毫无防备之际被它击中，就好像我们正在位于八层的公寓厨房里做三明治，突然被一辆巨型战车撞个正着。而如果我们奋力争取并最终得偿所愿，尽管有"从此幸福地生活在一起"或"直到死亡将我们分开"之类的保证，还有为此投入的全部时间和精力，它依然有可能分崩离析。

基本上，爱情和浪漫关系都很令人困惑。而如果指望我，一个罗曼史精彩程度大概与一份烤面包食谱不相上下的全职书呆子去解释它们的话，我肯定需要得到一些建议。当然，首先我还是要确保尽可能多地了解基本原理，即我们的大脑如何处理爱情，以及会对爱情，进而对我们自身产生哪些影响。另外，大脑中到底发生了什么，才会让身边的某个人变成心里的那个人？

按照我最初的设想，在爱情和性之间存在着一种深刻而基础的联系，尽管人们可以做到两者仅占其一，它们在神经处理过程上却往往有所重叠。毕竟，根据演化的证据来看，拥有长期浪漫伴侣的最主要"目的"是为了更高效地抚养后代。[38] 简而言之，爱情植根于繁衍和交配，这显然会影响我们的性行为。在前一章中我们看到，人类之所以具有建立亲密友谊的能力，或许是因为演化分离并改写了负责配偶绑定（一夫一妻制）的大脑系统，使其在没有交配的情况下也能发挥作用。但是，这并不意味着它的原始功能已经从人类中消失了。

机缘巧合之下，当我坐下来检索这方面的内容时，我看到我的神经科学家同行，伦敦帝国学院（Imperial College London）的马修·沃尔博士，在推特上分享了他的最新研究成果：他可能发现了一种全新的性激素［它被命名为"亲吻肽"（kisspeptin），这真是再合适不过了[39]］。于是我决定直接打电话给沃尔博士，让他来解释一下。用他的话来说："亲吻肽大约10年前才被发现，人们最初认为它对于癌症信号转导意义重大。[①] 然后，他们才意识到这是一种性激素，而且在青春期非常重要。"

沃尔博士解释说，如果没有亲吻肽，所有那些由激素引

---

① 癌症非常危险，因为它们能通过影响和改变其他细胞、组织的活性来使自己不断增生，并且它们往往靠分泌化学信号来做到这一点。亲吻肽最初被命名为"转移抑素（metastin）"，可能就是考虑到了它在这方面的功能。

起的青春期发育都不可能发生，因为亲吻肽位于大脑中整个流程的"最上游"，就像一颗小石子的滑动最后引发雪崩似的启动一切。确实，一些研究结果表明，往（大鼠的）杏仁核内直接注射亲吻肽会引起体内性激素（例如睾酮）水平的提高。

沃尔博士团队的研究课题是，亲吻肽是否可能就是把情绪和性相关的大脑反应，与身体的其他性系统联系起来的那个物质。如果真是这样，那确实就能证明爱情与性之间存在根深蒂固的关联。沃尔博士的团队随后展开了研究，这也是在人类中首次进行此类研究，即在被试者观看负面、中性、性感或浪漫的画面时，评估那些与性唤醒有强烈关联的脑区的活跃水平。他告诉我，尽管在被试者观看性爱图片时，这些脑区的活动性显著高于他们看中性或负面图片时的情况，"但最好的结果还是来自浪漫的、伴侣亲昵的图片"。

虽然关于这种激素的研究目前还处于早期阶段，亲吻肽能够增强人类大脑对性和浪漫的处理这一事实，仍强烈提示它们之间存在着本质关联。

关于这点，当然还包括其他神经化学物质的参与。许多研究显示，催产素和血管升压素这两种激素，或者说神经递质，在人们许下长久承诺时发挥了关键性的作用。两者在化学性质角度非常相似，都是由下丘脑合成，并由垂体腺分泌的。尽管与忠诚度更高的动物相比，非单配制动物的大脑中这些物质的水平基本相当，单配制的物种对它们产生的反应却非常不同。

在草原田鼠（prairie vole）[①]中，阻断脑中的催产素会抑制雌性动物与交配雄性间建立伴侣纽带的正常行为。另外，单配制的动物普遍在伏隔核中有更高密度的催产素受体。鉴于与伴侣有关的感官刺激会诱发催产素的释放，这就意味着伴侣的存在将引起愉悦和奖赏的体验。[40]

如果对人类而言也是如此的话，那就可以解释为什么我们在爱情中会感到那么快乐和满足了：我们确实是"嗨"了（要记得，伏隔核在药物成瘾中也经常被提及[41]）。看到我们的爱人确实会引发愉悦。难怪我们那么地深爱！

此外还有血管升压素，它一般被视为长期配偶倾向的关键因素，尤其是在雄性中。雄性草原田鼠和其他单配制物种的纹状体苍白球区域（striato-palladial region）——一个包括杏仁核、苍白球（globus palladus，负责运动协调）以及纹状体（包含伏隔核）在内的复杂脑区网络——拥有更多的血管升压素受体。[42]还有许多血管升压素神经元从诸如纹状体和杏仁核等脑区延伸至前脑和额叶皮层。[43, 44]这通常意味着在影响行为方面发挥"直接"的作用。

通过某种作用方式，血管升压素迫使雄性坚守在其伴侣身边，这是一种在自然界相对罕见的情况。一项有趣的事实也佐证了这个说法，即血管升压素受体的基因似乎"不太稳定"。[45]

---

① 这是一种在这一领域被广泛使用的实验动物，因为它们是单配制的，而不像与它们在生理和遗传上都非常相近的同种动物，譬如山地田鼠（montane vole）。这样一来，就有可能通过比较两者的大脑，发现与终生结伴倾向有关的细微差异。

也就是说，在不同的雄性个体之间，纹状体苍白球区域的血管升压素受体存在较大的数量差异。没错，这个区域的血管升压素受体数量越少，形成配偶绑定的倾向性似乎就越弱。简单来说，某一个体对血管升压素越不敏感，就越难以成功地维持，甚至都不一定想要建立一段长期的关系。尽管这个数据来自田鼠的研究，但有证据表明，它同样适用于人类，[46] 后者提示或许某些男性从生物学上就更厌恶长期关系。也许情景喜剧中老掉牙的"承诺恐惧症"真的有遗传学基础吧？

情人眼里出西施

当然，欲望与爱情之间存在关联并不是一个新发现。许多人都是按照贪图色相，相互吸引，最终产生情感依恋的顺序（或是其他不同的说法）描述自己如何坠入爱河的。[47] 我们最初被某个在我们看来非常性感的人唤醒。随后，这可能逐渐发展成一种仅限于具体个人的、排他性的吸引，而非因性魅力产生的一般性唤醒。我们总是不断地想到对方，他们的一举一动都牵动着我们的心智。假如我们最终能够与对方结成稳定的关系，我们就会对他们生出依恋之情。随着我们与伴侣相处日久，最初令人眩晕的强烈激情渐渐消退，转而被一种舒适、满足、安全和熟悉的感觉所替代。我们由此得到的，是一种更加让人心安和放松的快乐。

目前仍很难说清，在我们对某人从不爱变为爱上的那一刻究竟发生了什么。毕竟我们不能把一个人塞进扫描仪，然后说："好，坠入爱河吧……开始！"对于单配制的动物，以及实际上对某些人类而言，那或许只是当时的场景、是否还单身的情况和基本的身体吸引力等一系列因素促成的机缘巧合。一个可接受的、有吸引力的潜在配偶可供追求，而我们又没有其他明确的备选，也没有任何证据表明我们近期还会遇到别的机会，所以与眼前的个体建立长期的关系纽带就成了最合理的选择。[①] 而且根据数据来看，绝大多数动物在交配**之后**才建立起长期的关系纽带，所以"婚前不能发生性行为"的规则似乎完全是人类的杰作。

但是，这一点本身就已经足够有趣和有相关性了，因为它再次展示了人类及其强劲的大脑如何把事情搞得更复杂，更令人困惑难解。正如我们能够被幻想中的抽象画面或纸上简单的词句唤醒一样，我们也能够爱上一个**素未谋面**的人。如今这个时代，有多少严肃的恋爱关系是发生在线上的，在两个甚至不在同一个城市、国家甚至大陆的人之间呢？无论数量是多少，仅这种情况能够发生这一点，就已经是对人类大脑力量的惊人展示——从另一角度来看，或者说是人类大脑的缺陷。这意味着，就算潜在伴侣并不满足一系列具体的生理特征条件，我们依然能够与之相爱。

我们已经看到，有赖于我们不可思议的社交天赋，大脑能

[①] 这是我第一次（应她的要求也是最后一次）给我的妻子写情人节卡片上的一段文字。

够多么快速而轻易地与他人产生"连接"。现在看来，这也影响了我们大脑建立浪漫关系的倾向性。我们强大的皮层及其对人际交流的敏感性，都意味着简单如一次电子邮件的交流便足以向我们揭露关于对方的全部情况：他们的幽默感，他们的态度，他们的好恶，他们的野心等。基于这些，我们一般能毫不费力地在头脑中描绘出对方的详细画像。如果碰巧是我们特别喜欢的类型，我们为什么不能靠着一些微不足道的短信交流就爱上对方呢？

我也说过这是一个弱点，并且确实如此。因为这意味着，我们的大脑基于相对有限的信息"创作"出某个人的形象，其中掺杂着许多猜测和推断。如果我们的大脑是100%合乎逻辑的，那或许没问题，但它几乎从来不是。而且人类大脑总是会在这类事情上表现得比较乐观：如果是我们想要的东西，或是我们喜欢的东西，而大脑又总是倾向于让我们快乐，那么我们对此做出的解读和分析都会出现非常积极的偏倚。[48] 由此带来的结果就是，一次让人愉快和有获得感的互动会更加美化我们通过有限数据给对方创造出来的形象。简单来说，我们的大脑**想要**喜欢他们，所以我们就默认他们值得喜爱，而这会令我们对他们的感知大幅增色。而且，这还要建立在对方也完全诚实地表现自己的前提下，实际情况却鲜少如此。

这就是为什么会存在"网络自夸"这种情况，[49] 即人们在线上营造一个虚构的人设，诱使别人爱上自己。他们这么做的具体原因足以引出一整套心理学上的长篇大论，我们就不在这里展开了。但是，这种情况的发生，已经充分说明人类的大脑有多么容易爱上别人。它还能够说明，爱情或许会让我们快乐，但它也往往是我们的逻辑和理性思考的障碍，哪怕我们的大脑已经如此强大。为什么会这样呢？

有研究显示，当我们爱上某人，并且爱得很深的时候，中枢神经系统的多巴胺水平会显著升高。[50] 正如我们已经知道的，那可是与感受奖赏和愉悦密切相关的神经递质。还有什么能比找到一生所爱更令人愉悦呢？然而，大脑远比这复杂得多，多巴胺也有许多不同的功能。这对于指引我们行动的情绪-动机过程十分必要，还调控着对奖赏的**预期**，使我们不断寻求和获取能带来奖赏的事情，处于持续警醒和专注的状态。[51] 恋爱中的人类一般都会竭尽全力去陪伴——哪怕只是去看一眼——所爱的对象，这或许就是原因所在。

当我们恋爱时，和多巴胺一样，我们脑中和体内的去甲肾上腺素（noradrenaline）水平也会显著升高，[52] 这能够增强专注力、短期记忆力和目标驱动的行为。去甲肾上腺素，正如其名字提示的那样，① 会影响肾上腺素（adrenaline）的释放和作用，而后者就是引发"战或逃反应"的神经递质（激素），因此恋爱中的人往往显得有点紧张和焦躁。去甲肾上腺素也会造成失眠，尤其与心脏功能关系密切，② 这也就解释了为什么我

----

① 在美国和其他一些地方，去甲肾上腺素的英文也写作"norepinephrine"，而肾上腺素则写作"epinephrine"。我拒绝这么称呼它们，我真的会为此跟人们争论。
② 这也许能解释为什么心形最终成为爱情的符号，以及数十亿情人节卡片和其他相关事务的核心主题。

们在谈恋爱时心脏会出现突如其来的一阵七上八下。

　　以上种种造成的结果，就是当我们谈恋爱时，5-羟色胺（似乎对于平静感、放松感和情绪健康至关重要的神经递质）的水平就会**降低**，而这会造成很严重的后果。5-羟色胺的失衡对我们的情绪有实质性的影响，[53] 所以现代抗抑郁药的主要作用就是提高神经元的5-羟色胺水平（在第一章中讲到过）。此外，我们出现失眠，产生侵入性思维，[54] 动机和动力发生改变，都意味着曾经带给我们快乐的事情现在变得无足轻重。所以，我们最终忽视了平时的好友和娱乐，让其他所有人感到恼火。这种情况在强迫症（obsessive compulsive disorder）中也可以看到。[55]

　　如果你曾经深深地爱上某个人，或是身边有人这样爱过，那么上面的一切肯定听起来非常熟悉。诸如为某人而"疯狂"，得了"相思病"或是被迷得"神魂颠倒"之类的描述，都是在暗示不稳定性，以及一种失去控制和理性的行为——事实也确实如此。难怪处于干柴烈火般相互吸引的恋爱阶段如此具有破坏性啊！当然也不只是化学反应。似乎确实存在一个专门的脑区网络，其中包括与情绪和动机处理中类似的脑区，例如壳核（putamen）、岛叶和前扣带皮层，[56] 它们在相互吸引阶段表现得特别活跃。有趣的是，某些研究显示，此时杏仁核和后扣带回（posterior cingulate gyrus）等脑区活动性会**降低**，[57] 而它们都是负责探测和处理负面刺激和情绪的关键脑区。当我们坠入爱河后，这些以及其他与思考和威胁探测有关的脑区都会受到抑制，所以热恋的情侣总是那么兴高采烈，似乎没有什么能让他们烦恼：因为在他们的大脑中，那些负责探测和处理让人不快的事物，并由此引发压力和顾虑的部分，都会因为恋爱而变得不怎么灵光。我们变得不太会因为日常事务而担忧了，因此恋爱理所当然会让我们快乐。我们的大脑中充斥着帮我们感受愉悦和奖赏的化学物质，而我们感到压力和担忧的能力也减退了。

不过，对爱情持愤世嫉俗态度的人也没必要感到绝望，因为这一切也伴随着缺点，尤其是我们对所爱之人进行逻辑思考的能力就显著降低了。大脑本来就对我们喜欢的东西存在积极的偏倚，如果再把吹毛求疵的能力也关闭，那么爱情就能让我们对某人的缺点视若无睹。你有没有好奇过，为什么有些人会与那种（说得委婉些吧）糟糕透顶的人结成伴侣呢？这是令置身事外且一贯保持客观态度的朋友们感到气愤至极的情况，因为这简直违背了所有的逻辑和理性，他们必须眼睁睁地看着自己在乎的人受到伤害或是被人利用。爱上别人对大脑提出了极高的要求，而爱情又让我们感到快乐。于是，令人担忧的事情终于发生了：大脑会不惜一切代价让我们继续爱这个人，哪怕从逻辑上讲这是个坏主意时也是如此。毕竟，爱情是"盲目"的。

当然，假设我们真的能和坠入爱河的人在一起，并且总算度过了那狂风暴雨般的初期阶段的话，我们就进入了"依恋"期。顺利的话，这将是一辈子的事。我们的大脑已经适应了痴迷所带来的化学物质的波动和洗礼，重新恢复了一定程度的稳定性。皮质醇（cortisol）一类的应激性化学物质逐渐退潮，令人沉静的5-羟色胺的水平则涨了回来。

我们的大脑维持这种稳定性的方式之一，就是建立关于这个世界如何运作的所谓"心智模型"。[58] 这是在任何场景中我们做出决策和预期的基础，它源自我们所有的经历、记忆、态度、信仰和偏好等。很快，我们的爱人也将成为其中非常重要的组成部分：他们已然成了贯穿我们快乐记忆和体验的重要元素，因此我们的心智模型也会做出相应的更新，把他们的持续存在作为一个基础要素。我们的伴侣会一直陪在身边的这个假设，是我们在进行规划、理解和预测等任务时的重要组成部分。这样一来，我们的快乐也将取决于他们是否持续存在。简单来说，因为我们的大脑以这种方式工作，所以如果一段关系持续的时间足够长，我们对于维持并延长它的渴望也就从某种程度上进入自我实现的循环了。

一如既往，大脑中也有一些东西会协助这个过程。有研究显示，对于那些在一起几十年依然幸福相爱的伴侣，他们的大脑中与多巴胺有关的奖赏中枢的活动性，与那些新近热恋的情侣基本相当。[59] 所以，我们的大脑似乎确实完全有可能长期保持所有积极正向的、令人快乐的关联。这其中或许有部分原因在于血管升压素和催产素的作用，正如我们已经看到的，它们对于建立和维持爱情关系都非常重要。

但话说回来，我们现在至少能够更容易地理解性与爱在大脑中的工作方式，以及它们如何相互交织并让我们感到快乐。

与性行为有关的大脑系统让我们更容易被唤醒，并有动力去寻找性伴侣，因为性能带来强烈的快感，使我们感到快乐。但是，如果我们觉得某个伴侣特别具有吸引力，彼此之间的联系又足够强，我们就有可能最终和这个特定的伴侣稳定下来。这时，我们的大脑会切换到爱情模式，最终让我们进入长久的快乐状态。在经历了最初充满焦虑和非理性因素的剧烈阶段后，我们的快乐逐渐变得更平静、更令人满足，这种状态几乎在我们的余生中都是如此，因为这段爱情关系已成为我们认知世界时无法分割的一部分。就是这样，我们现在知道如何从大脑的角度来解释性和爱为什么能带来快乐了。

可惜的是，这种解释简直错得离谱。

关系咨询

好吧，或许严格意义上讲也不算是**错误**啦。到目前为止，我对人类大脑如何处理亲密和浪漫关系所做的介绍，从技术层面来看都是正确的——至少现有的证据支持这一点。只不过这个关于大脑如何处理性与爱的、干脆而简洁的解释显然远远不够充分，因为它无法解释任何性或爱的隐情和复杂问题，例如那些具有非典型性渴望的人所遭遇的困境，或者爱情关系可能、也确实会以破裂收场，最终造成巨大的精神创伤。就是在这一刻，我终于认识到这已经超越了我的能力范围，于是决定找一位知心大姐聊一聊。不然除此之外，我还能做什么呢？

　　我找到的知心大姐是佩特拉·博因顿（Petra Boynton）博士，她为包括《每日电讯报》（*Daily Telegraph*）在内的大量出版物的读者们提供关系咨询。《卫报》曾经将她描述为"英国第一位基于科学证据的知心大姐"，因为她不仅是专注于人类性学和关系研究的经验丰富的社会心理学家，同时还是《研究伴侣》（*The Research Companion*）[60]一书的作者，这是一本实用的心理学研究指南。我很走运，她愿意就我们人类在真实世界中如何思考性与爱这个话题，分享一下她的专业观点。

　　首先，我问她为什么相爱的两个人并不总是能够像我们一直相信的那样，"永远快乐地生活下去"。博因顿博士，作为一个明明对某事了解甚广，却要花大量时间去和那些固执地拒绝承认自己所知甚少者打交道的人，立即以她那友善但阅尽世事的语调指出，这个问题的答案就在我提出的问题之中：那只是我们**一厢情愿**的信仰罢了。这种想法没有生物学基础，反而更像一种文化概念，其他文化并不遵循这一概念的情况更突显了这一点。

　　"在某些文化中，存在更传统的包办婚姻，人们的预期首先是要结婚，**然后**再进一步了解彼此。随着时间的推移，你们或许会成为好朋友；你有可能爱上对方，也可能不会；你也许依然怀有极深的感情，然而对你来说，生养孩子才是重中之重；诸如此类的情况。在这样的文化中，长相厮守的理念是很不一样的，它的重点完全在于维持快乐、沟通和健康，以及来自大家族的投入等。"

对我们这些生活在西方世界，看着童话、浪漫喜剧和"他们愿意还是不愿意"的电视剧情节长大的人来说，在恋爱甚至见面之前就要先结婚的想法简直荒唐至极！尽管如此，有统计数据表明，在所有记录在册的婚姻关系中，有超过50%的夫妻在一定程度上是被包办或安排的。[61]

所以，如果包办婚姻是全球相当大一部分人口的生活现实，那么显而易见，西方人理念中的凭运气遇到某人、坠入爱河、结婚的模式并不一定就是人类的"生物学默认模式"。我们中的一些西方人，受个人权利、言论自由和民主等思维的影响，往往会震惊于包办婚姻这个概念。我们绝不允许其他人来决定我们关系的走向。

只不过，正如博因顿博士指出的，我们实际上是允许的，而且常常如此。用她的话来说，我们大多数人都受制于"关系进阶（relationship escalator）"[62]这个概念，它决定了我们的浪漫关系的发展路径，使之有着明确的阶段和各阶段需要遵循的模糊却不可回避的时间表。你是否曾经提问或是被问道："这段关系到底会走向何方？"这也许是一个足够常见的问题，却揭示出我们在潜意识里认定一段关系应该通向某个特定的目标，而不是就这么保持现状——尽管这似乎是所有神经处理过程存在的意义。在我们的大脑中，并没有所谓"必须在接下来的两年内住到一起"的神经网络。但我们已经看到了，我们是怎样在职场中实现长期的野心和目标，以及这又是如何反过来影响我们的动机、行为和快乐的。有什么能阻止同样的机制对我们的浪漫关系造成影响呢？答案当然是，没有。

这或许自有其逻辑，并且显然对很多人有效，但同时也存在许多弊端，因为它意味着当两个人在一起时，双方都对这段关系应该在哪里结束、应该采取怎样的形式有着先入为主的看法。然而，他们或许并未就此达成共识。而且，即使我们确实坠入爱河，我们依然会保留那些在遇到爱人之前的心愿、梦想和壮志雄心。不幸的是，我们完全有可能爱上一个或主动、或被动地对这些构成阻碍的人。此时，我们的大脑就要进行决策了：什么让我更快乐？是我们的关系，还是其他那些计划和梦想？当我们还处在"恋爱大过天"的阶段时，一切很有可能都严重偏向关系一边，但随着时间的流逝，情况就不那么明朗了。

你或许想要成为一名成功的法律顾问、作家等，或许你的梦想是更具社交性、更浪漫的那种，譬如在35岁前成家并住进郊区的豪宅。然后，你爱上了一个人，对方却只能让你的梦想更难以实现。他们也有自己的生涯规划，刚好与你的发生了冲突：你计划成为一名屠宰大师，而对方是严格的素食主义者，哪怕被小鸡看过一眼的东西都不吃；或者他们不想要孩子；又或者他们曾经离过婚，所以再也不愿面对婚姻，诸如此类。

这几乎肯定会造成一定程度的内心冲突："我想要成为法律顾问等成功人士，但是我也想和我爱的这个人在一起，而这样就会造成障碍。"在某些情况下，我们的大脑采取的解决之道就是认定其他那些事情根本不重要，最要紧的就是和我们在一起的那个人。也有可能，大脑会认定是我们的目标和梦想让我们更快乐，所以我们最终觉得自己"或许并不是真的爱那个人"，然后这段关系就破裂了。

所以说，收获爱情之所以并不等同于"从此过上了幸福的生活"，很可能就在于生活并不会因为我们找到了与之共度一生的人便**就此打住**。使我们爱上某人的脑内机制或许很强大，但它并不意味着一切，而且生活总会用不断的变化和反转来折腾我们美好平静的现状。某些关系能够维持下去，甚至被此类波折磨炼得更加坚固，另一些则无法顶住来自世界的压力。

或许大脑用来创造和支持爱情的方法更适合当年较为原始的我们，那时的我们寿命要短得多，所处的群体也更小，更有限，但那都是很久以前的事了。如今我们强大的现代大脑赐予我们丰富、长久，也更加复杂的内心世界，并让我们生活在一个同样复杂的社会中。如此一来，想要维持一段长久的浪漫关系显然需要付出更多的精力，无论我们的伴侣带来了何种程度的快乐。经过一番冷静思考之后我们会发现，说找到真爱就会让我们"从此永远快乐"，就像说吃过一顿最美味的大餐后我们就再也不会饥饿一样。尽管很美好，却**不会实现**，因为这个世界就不是这么运作的。无论大脑也好，世界也罢，都并非静止不变。今天让我们快乐的事情，明天未必还能让我们快乐。所以任何关系，无论再怎么牢固，都需要付出时间和精力让它得以延续。幸运的是，因为这是与我们爱的人一起，所以为此投入的时间和精力本身都会带来奖赏和快乐。

于是，这个故事绕了一圈又回来了：现代关系的维护方式之一就是"到卧室里"。拥有健康和活跃的性生活，如今被许多人视为关系历久弥新的基石。但是，正如博因顿博士指出的那样，这本身可能也是另一种文化产物。

"遇到对的那个人，相伴享受无数刺激、香艳和新奇的体验，直到死去的那一天，这是一种相对较新的理念。而且有趣的是，它的接受度正在日趋衰落。你看现在许多千禧一代，他们因为经济问题而不得不面对更困难的局面。他们或许要与父母一起生活，或投入更多时间在工作上，很可能根本没有机会出去社交。但是（或许是由此导致的结果），他们似乎认为性是**唯一**重要的。据报告，与上一代人相比，他们的性爱频率要**低很多**。"[63]

对于性以及它在关系中的重要性，社会态度比许多人想象中的更灵活。我们在19世纪60年代和70年代看到了"性解放"，还有避孕药的出现、女性权利运动、对同性恋的认同（直到19世纪70年代之前，美国都将其视为一种精神障碍）等。到底这些在多大程度上算是更早之前性压抑教条引发的强烈反应，还是留给历史学家和社会学家去讨论吧，不过，它们显然为一个性的地位更加突出的社会铺平了道路。但是，这对我们的快乐又有多大影响呢？

和关系进阶一样，有人也会参照所谓的"性进阶"（sex

escalator）。也就是说，我们对性的处理方式也类似地受到预期和社会的影响。到底什么"算是"性？当人们口口声声说要"上本垒"时，他们到底是什么意思？为什么某些形式的性行为要比其他的更普遍？除此之外，许多现代媒体都将充满活力的性生活描绘成一个值得追求的目标，[①]一种"健康的"东西。在博因顿博士看来，这样做并不明智。

"'性是健康的'这个概念从何而来？过去从未有过这种说法。"她如是说。这并不是说性**不健康**，性**就是**性。或许它就像进食：我们需要吃，这对良好的健康状况而言很有必要。但是，不停地把蛋糕往肚子里塞可能很爽，却绝对算不上"健康"。或许性也是一样吧？老话说得好，凡事适可而止。

事实是，在这类事情上，人与人之间存在着巨大的差异。而能让我们感到快乐的、最重要的事情之一，就是像博因顿博士不遗余力地反复强调的那样，退一步想想究竟什么对我们有帮助，我们想要什么和喜欢什么，而不是社会期望我们应该想要或喜欢的东西。博因顿博士还经常向那种认为性在恋爱关系中不可或缺的观点发起挑战。我们当然都能认同，性是伴侣之间可以一起做的最亲密且有获得感的事情，但它并不是**唯一**。如果一对伴侣正在经历一段艰难的时期，有很多方式能让情况回到正轨。

你们可以一起培养一个爱好，或是投入已有的共同兴趣，

---

① 对，就是在说你，《欲望都市》(*Sex and the City*)!

去好好地散个步，做一些你们一直在拖延的家务，又或是像博因顿博士充满智慧地建议的那样："假如你们就只是对彼此再好一点呢？"

在神经化学层面，任何正向积极的社交互动都会引起催产素的释放，如果这能增强现存的关系纽带，那么便也能巩固一段关系。它或许不像性那么令人愉悦，但也不用消耗那么多精力。无论伴侣之间出现任何问题，总会有人条件反射地猜测这可能与他们的性生活不和谐有关。情况或许确实如此，却并非必然。"（他们）在卧室里遇到麻烦了"的想法相当常见，不过要记住，家里还有其他许多房间。

最后，在我们的对话结束之前，针对我在进行的研究，博因顿博士也给我提了一个醒。

"你知道为什么有那么多的文章——尤其是编辑——（在涉及性的时候）执着于激素和神经科学吗？因为当你在讨论大脑中的激素时，你就无须谈到把什么东西放进阴道的问题了。"诚如她所言，性自然还要涉及其他方面，但我们已经认定谈论这些东西是不太体面的。

当我回顾自己的工作时，我意识到我也掉入了这个陷阱。一切看上去都那么美好、纯净，适合全家共赏，完全剥离了性的那些更混乱的方面。必须承认，我希望本书能够适合各个年龄层的人群阅读，而不是被藏在书店神秘暗室的最高层书架上。但是，即使有着上述想法，如果我保持纯粹客观的学术视角，是否就能说自己真的了解关于性和爱的一切呢？

不，我觉得我还不能这么说。所以，我决定是时候找"网上女孩"（Girl on the Net，简称 GotN）①聊一下**爱与性的平衡**了。

镜头切换至伦敦市中心一家酒吧的幽暗角落里，我与一位大受欢迎的性爱博主兼作家面对面坐着。必须承认，我多少有点因为害怕被人看到和她在一起而疑神疑鬼。我，一个常常去学校开设讲座、男女老少喜闻乐见、已婚已育的科普作家，居然被目击和 GotN——一个性爱事迹广泛且多样得令人瞠目结舌、已经成为公开秘密⁶⁴的人混在一起？这会对我的健康形象造成怎样的影响？

然后我才意识到，这可能不会有什么问题。鉴于工作的性质和社会对任何如此性开放的人普遍存在的猜忌，GotN 一直都对自己的身份保密，所以没有人会认出她来。

这种匿名性意味着我不能跟你们说太多关于 GotN 的事，但我可以明确地告诉你们，她是位女性，个子非常高，和普通人一样长着一张脸和四条肢体。除了每天在博客中的更新外，她还写了一本书，专门介绍如何在一段专一的长期关系中保持完整、活跃并且多样化的性生活。⁶⁵博因顿博士曾经针对视性为浪漫关系的重中之重的想法提出过警告，尤其是当个人的性需求相对较低的时候。不过，GotN 目前并不存在那种问题，而且性显然也对她非常重要——不仅仅是对于她的亲密关系，

---

① 推特账号名称。——译者注

更是对于她人生的方方面面，毕竟这是她的谋生之道。[①] 我很好奇，对于人们夸大了性的重要性这一观点，她会有怎样的看法。

令人惊讶的是，这位高产的性狂热者居然对此非常认可。

"我从未在审视情感关系时冒出'我们需要做更多爱'的想法，因为我对于我们**应该**做多少有个大致的概念。我看待关系的时候会想'做这些够让我快乐吗？这样适合我吗？'而且评判的标准是**现在的我**，而不是去和20出头或其他时候的我进行比较。"

这是一个非常靠谱的观点。在青少年时期，性总是我们心里最念念不忘的事。因为我们正在经历性成熟，身体里定期溢满性激素，对大脑中的性唤醒和性渴望产生混乱却强有力的影响。随着我们年岁渐长，这种现象会有所减弱，往往只是因为我们的身体和大脑正在变老，而性是个要求很高的过程。当然，对绝大多数人来说，它永远不会真正离去。男性的性冲动往往在日常的基础上变得更加稳定，女性的欲望则倾向于随着排卵周期而起伏波动。[66] 所以可以想见，男女伴侣在对性的热情方面总会出现一定程度的不匹配。

尽管明显乐于此道，GotN还是很清楚地知道"尽可能多的性"和"足够的性"之间的区别。前者让我们感到沮丧的可能性要大得多，尤其是在一段关系中，因为除非我们每天从早

---

① 在此澄清一下，她的收入来自写作关于性的书籍。我可不是说她用那种由来已久的，但在这个国家依然违法的方式来通过性获利。

做到晚，否则所谓的**尽可能多**根本没有真正的上限。这对于到处都是的酗酒者也一样，了解自己什么时候已经**喝够了**很有益处。

除此之外，这里也还存在质量重于数量的问题。什么能把人唤醒并让他们感到快乐，这在不同个体之间差异巨大。这时我们正好聊到GotN对更有"侵犯性"的那种性的热情，譬如大力拍打和S&M。这一切对我都毫无吸引力，所以我情不自禁地发问，为什么明显会造成疼痛的事情竟让人感到愉悦呢？

"我想这可能主要是因为期待吧！我在自己的脑海里构筑了这样一个场景，我为此异常兴奋，所以当它确实发生的时候，疼痛的感觉就像一种宣泄，而它的强度也让我感觉恰到好处。"

这或许确实是一部分原因，而我在做了一些进一步的调查之后还发现，尤其是在女性中，那些与疼痛处理特别相关的脑区，例如导水管周围灰质（periaqueductal gray），在性行为过程中非常活跃。[67] 这显然是符合逻辑的，因为性很容易带来疼痛（事实上，博因顿博士总是被问到这个问题）。如果大脑演化出一个系统来应对这种情况，专门调节性行为相关的疼痛感觉，使之被感知为某种更愉快的东西，倒也没什么可奇怪的。话说回来，这就能解释为什么那么多性癖好和性行为都包含疼痛了。

如果你像我一样，对此类癖好完全没有兴趣的话，就很难想象这到底是种什么感觉。但是，如果你曾经吃过并且喜欢辣味的食物，也差不多算是同道中人。因为赋予辣椒之类的食物热辣口感的化学物质辣椒素（capsaicin），实际上就是在实打实地激活疼痛受体。[68] 尽管如此，某些人（例如我）还是会在每一餐都佐以大量的辣椒酱。

　　然而，就算我对食用辣椒的耐受力已经很高，我却必须承认，这段对话着实让我感到燥热和困扰。我不是被这火爆的内容唤起了欲望，只是在公共场合如此开放而随意地探讨别人的性生活让我觉得尴尬和**有罪过**。我向 GotN 承认了这一点，而这又引出了另一个有趣的话题：在她看来，对性应该保持高度私密的这一普遍期望，正是人们会为此感到不快乐的重要原因之一。

　　"如果你度过了难忘的假期，你可以告诉任何人，向他们秀出你拍的假日快照。但是，如果你拥有了一次难忘的高潮，你就……不能这么做。"

　　这或许是一个有趣的比较，但考虑到大脑的工作方式，以及我们的快乐如何有赖于被他人接纳和喜欢，我们就会意识到这确实对快乐有很大的影响。无论是否愿意接受，我们的性冲动和与此有关的各种性刺激，都是我们的自我认知的重要部分。[69] 这并不值得惊讶，因为我们的大脑有很大一部分都与之相关。但是，出于复杂且往往很古老的原因，性是我们极少公开谈论的话题，反其道而行之往往会惹人心烦。只要看看在学校开展性教育会遭遇多少敌意，你就可以知道了。[70] 而且即使讨论到它的时候，话题也大多局限在非常狭窄的范畴之内，一般都是传统一夫一妻制关系中的异性性交。

如果你对此并不是特别有兴趣呢？例如，你可能不是异性恋者。性取向是由许多因素决定的，其中有相当一部分我们甚至都不太确定。然而，同性伴侣完全有可能在有意或无意的情况下认同这种社会理念，相信配偶和性就"应该"是什么样。

但是，如果你对性的偏好和趣味专注在别的方面，或是有着更大的尺度呢？性的体验对于大脑有着惊人的强大影响力，所以我们很快就能学会与之相关的事情，而且鉴于人们的体验千差万别，我们最终的性偏好也会迥然不同。假设你的初体验是在汽车的后座上（由于某些原因，这在电影中经常出现）。整个过程中，杏仁核与海马都在疯狂放电，尤其这还是你的第一次，所以整个过程很有可能深深地烙在了你的记忆中。从那一天起，你或许就对发生在车内的性有了偏好。这或许听上去不着边际，但我们对大脑和性的大多数猜测都是如此。举例来说，有证据表明，父母对我们的养育方式将对我们未来人生中的性表达产生强烈的影响。[71] 在更早的一项对人类经典条件反射的研究中，研究者让被试者（直男）在拿着女靴的同时观看色情图像。[72] 久而久之，受试者逐渐变得会因靴子或其他鞋类而产生冲动。简而言之，心理学家让一些蒙在鼓里的男人成了恋鞋癖。这都是为了科学！

我想说的重点在于，产生与狭隘的"正常"定义不相符的性趣其实相当容易。所以，我们该怎么办呢？我们就不应该谈论它。我们没有接受过任何全面的性教育，如果一个人承认自己有非典型的性需求，就要面临遭受社会排斥、羞辱甚至暴力的风险。当然，在有些时候，这也是可以理解的：有些人的性渴求或性嗜好如果真的付诸行动，会对无辜者造成严重的伤害。无论这些性渴望是如何产生的，社会都不可能对此熟视无睹。

话虽如此，一些在持认同态度的成年人中完全无害的性偏好，却依然可能被社会广大人群谴责为过于"反常"。所以相应的选择可以是主动压抑或忽视自己的性需求（而我们已经知道，性和唤醒会如何严重地影响人的动机），或是在维持"可被接受"的表象的同时，以隐秘的方式满足自己的需求（一种压力巨大的生活方式），又或是冒着遭受社会极端排斥和敌意的风险（抛开真正的人身伤害不谈，我们已经知道大脑对于排斥的反应极其敏感），公开站出来坦承一切。

或许这也就难怪为什么那些拥有"别样"性偏好的人更容易出现精神健康问题了，因为社会就是这么运作的，他们的生活方式必然伴随大得多的压力，日积月累必会有此结果。[73]

由此可以从逻辑上做出推论，如果我们所在的社群对于各种不同的性取向和行为**持有**完全开放的态度，那么我们从整体来讲就更快乐。GotN显然意识到了这种情况。

"实际上，有很多与性相关的社群或圈子，其中一些专为有特殊性趣或性癖的人而存在，还有些是为我这样的性作家，不一而足。我这么说或许显得过于笼统，但我始终觉得圈里的每个人都非常可爱。我想这是因为大家都已经习惯于解释自己的性趣和喜欢的东西，这往往使他们更耐心，更善于沟通。"

她说得在理：如果人们没有了对社会排斥的持续顾虑，因此而产生正常的感觉，那么就很有可能会感到更快乐和满足，继而有望表现得更有耐心，更乐于交流。尽管在有些时候，不属于这类圈子的人与来自圈内的人聚在一起后，还是会出现一些问题。

"我的一个朋友是有特殊性癖的，他和一个也有点特殊癖好的女孩好上了，但她并不是这个圈子里的人。然后他们上床的时候，在毫无预警的情况下，她忽然猛推他的——"

接下来的报告由于画面感十足，我甚至都没办法在这里转述。我就这么说吧，当她讲完这整个过程后，我们那张桌子上的漆面都烫得冒泡了。不过这个故事告诉我们，沟通和公开对性有多么重要，如果仅凭猜测或大胆地假设别人喜欢什么，就不可避免地会在某些时候犯错。

这在很大程度上也适用于爱情和两性关系。就算如此性开放的GotN，也还是与自己的同居男友之间保持着所谓"标准"的一夫一妻制的长期关系。尽管性对她而言显然是一段关系中至关重要的部分，而且她和伴侣做爱的频率或许也远超大多数情侣，这依然并不意味着他们的相处简单而无忧无虑。从她的书中可以很容易地看出，影响她和男友的大多数问题都源自生活的其他方面：金钱、建立家庭——基本上都是一般人能猜到的那种。即使"在床上"一切都好，也不能保证生活中的其他方面不出现问题。

　　透过她那些或是多重多元恋的，或是持开放关系的，或是在两者之间摇摆的朋友们的视角来看待这件事，以及考虑到社会上存在多少针对他们的重重疑虑，GotN希望这个世界上能够有更多被大家接受的关系类型，这样我们才能看到那些不同于标准的"相爱结婚的一夫一妻制异性伴侣"，却又同样快乐而健康的人。

　　简单来说，GotN再次指出了"关系进阶"理念存在的问题，尽管她与这个术语从未有过任何交集。

爱情与此有何相干

　　神经科学领域的文献告诉我们，性和爱对大脑有着相当大的影响力，我们演化得只要一有机会就去寻求它们。因此，大脑中也有很大一部分参与了寻找它们的过程，而且一旦找到了，我们就会得到巨大的满足。爱与性甚至还能影响我们的认知和感觉，最大化使我们感到快乐的可能性——至少暂时如此。所以，如果说处于一段完全满足我们的基本性需求的恋爱关系几乎注定让我们非常快乐，也不能算是夸张，因为它提供的奖赏回馈确实太大了。

　　话说回来，那只是一种绝对的理想状况。它在理论上行得通，现实中却极其罕见。这在很大程度上要归咎于人类及其大脑演化得过于成功，反而产生了事与愿违的效果。我们的大脑强大到仅凭想象就足以引起真实的性唤醒，或者仅靠只言片语外加几张照片就想当然地认为某人是什么样子，并由此爱上对方。但是，现实的展开往往鲜少与我们的幻想完全一样（参考GotN的三人故事），而太容易爱上一个人会带来的问题，就是我们完全无法保证自己付出的情感能否得到回应。正如无数青少年的爱慕情愫已经证实的那样，让我们深深为之着迷的那个人，完全有可能根本不知道我们的存在。这通常会成为一种令人挫败、充满压力，甚至十分痛苦的体验。无人回应的爱情，显然不是快乐的源泉。

总而言之，我们强大的智力意味着我们对爱、性和亲密关系应该是什么样子有着非常具体的概念，这塑造了我们的行为、动机和预期。它们中的许多都会被（往往不合逻辑的）社会态度和观点支持和强化，并且作为高度社会化的物种，我们倾向于将这些都吸收并整合进我们的个人观念和理想中。遗憾的是，我们生活在现实世界中，而现实世界根本不在乎个人的梦想和渴望。我们可能投入了大量的时间和精力去追求浪漫或性趣，到头来却竹篮打水一场空。而我们知道，我们的大脑有多么出自本能地痛恨这种情况。

另外，如果我们确实找到了爱情，那也不意味着生活就此停下脚步，或者让我们走到这一步的大脑机制从此偃旗息鼓。与吸引和唤醒有关的系统仍在运作，因此我们完全有可能被伴侣之外的人"刺激"到，甚至可能会爱上其他人。这很让人难过，但实际情况确实如此。各种事情不断发生，生活也一直在继续，我们必须持续不断地面对各种不同的情况。

这可能听上去有点像个奇怪的比喻，但是，请将坠入爱河想象为拥有一辆汽车。你真的非常渴望，你常常梦想着自己喜欢的车型。终于有一天，你得到了一辆。或许并不是你想象的那种，又或许比那更好一点？无论如何，你现在有了自己的车，你感到很快乐。

只不过，拥有一辆汽车并不是终点，你并非只把它停在你的车道上，然后仔细欣赏。你需要去驾驶，开着它前往各个地方。这件让你感到快乐的东西依然有它的使命和功能，它需要保持活跃。爱情关系也是如此。

在这个比喻中，或许性就相当于汽车的燃油？有些车耗油量很大，有些则不需要那么多；有些车需要高纯度的，有些则只需要基础的品级，但燃油是确保所有车辆前进的必需品。不过，燃油尽管重要，却不是汽车唯一需要的东西；仅仅定期加满油箱并不足以确保顺畅行驶。你需要打理它，出现问题时送去修理，定期进行保养。亲密关系也是一样：性或许是重要的部分，但是从长远来看，仅凭它并不足以支撑一切。大脑是一个极其复杂并且适应性很强的器官，它最终会对任何事情习以为常——性也不例外，如果它变得足够"意料之中"的话。

总的来讲，性和爱似乎都能够，也确实常常让我们感到非常快乐。我们的大脑对它们足够重视，使我们从中得到巨大的奖赏。不幸的是，我们在神经科学和社会学层面上的复杂性也意味着，有无数种可能的方式会导致事与愿违的结果，最终让我们变得更不快乐。我们大致都会经历一个不断试错的过程，才能真正确定自己想要什么，并彻底接受自己究竟是怎样的人。但是，只要我们所在的社会没有对性和亲密关系制定过度苛刻且往往令人困惑的规则，我们大家应该就不会有事。

　　不过，你总是要笑的吧，不是吗？

第6章

你总是要笑的吧

"你知道为什么喜剧那么重要吗？因为人不可能在大笑的同时感到悲伤。"

这一深刻的观察是由罗伯特·哈珀（Robert Harper）提出来的。尽管他听上去像是一名古典哲学家，但至少对英国读者来说，他的另一个名字波比·波尔（Bobby Ball）更广为人知，也就是在20世纪70和80年代，英国主流电视上的老牌双人喜剧秀"加农和波尔"（*Cannon and Ball*）中的一员。上述言论，是他作为嘉宾登上喜剧演员伊安·伯兹沃斯（Ian Boldsworth）的"糟糕电台秀"（*Fubar Radio show*）时说出的。在采访完GotN从伦敦回家的列车上，作为伊安铁粉的我，忍受着轻微的宿醉碰巧听到了这期特别节目。

当然，让我感到不安的不只是酒精残留的影响，还有我最近刚刚发现的真相。那些所有人都认为会让我们快乐的东西，也就是性、爱和浪漫关系，也能让我们非常**不快乐**。因为如果我们的大脑太过专注于它们，就会忽略其他可能**让**我们快乐的事情。简而言之，追求快乐这件事本身往往会适得其反。或许这就是许多焦虑和冲突的根源，也正是人之为人的核心所在。

然后我突然意识到，如此深刻而存在主义的领悟，居然来自与一位性狂热者在酒馆中围绕一场灾难性的"三人行"而展开的讨论。我没有撒谎，整件事的荒诞性让我笑了起来，而且是放声大笑。这吓坏了与我同行的列车乘客，但我确实感觉好多了。再然后，我在耳机里听到波比·波尔说出了那句关于喜剧与快乐的有趣论述，不由再次思考了起来。

不可否认，笑对我们的情绪有很大的影响。它让我们**更快乐**，哪怕只有很短的时间。而且，或许与其他让我们快乐的东西都不一样的是，笑和幽默几乎无处不在，随时生效，不限场合。它们甚至能在事情变得非常糟糕之际，为我们的快乐充当最后一道防线。诸如"你总是要笑的吧"，或是"总有一天，我们回首往事时会觉得这很好笑"等说法，也说明了即使我们周围的一切全都摇摇欲坠，如果我们有幽默感的话，依然能够体验到快乐。

但是，真的是这样吗？当我们谈到快乐时，像欢笑和幽默这样常见的东西真的如此强大吗？幽默到底是怎么影响大脑的？如果喜剧和欢笑能带来即时的快乐，为什么据说喜剧演员十分痛苦呢？我决定找出答案。

你总是要笑……不，
说正经的，你必须要笑

大象是怎样从树上爬下来的？它坐在一片叶子上，等待秋天的到来。

这不算最好的笑话，我同意，但对我来说很重要。这是我学会的第一个笑话：我最早的记忆之一，就是在亲戚满座的房间里说这个笑话，然后大家笑得东倒西歪。我不知道他们是单纯为了配合一个小孩，还是真的认为这是一次天才的喜剧表演（在我成长的地方，人们不太有机会见大世面）。无论如何，我清楚地记得自己因为让全家人笑成那样而感到格外快乐。

不过，我们为什么要笑呢？因为我们听到了一段绝妙的文字游戏，或看到了一张搞笑主题的图片？因为奶奶刚刚掉进了泳池？因为某人给家里养的狗穿上了裤子？因为牧师在主持婚礼时放了个屁？这个世界上有无数引人发笑的事情，但是，为什么我们人类会对它们做出反应，由于无意识的膈肌痉挛而反射性地发出巨大的奇怪噪音，同时还伴随着面部肌肉收缩导致的笑容呢？当然，许多情绪都会引起相应的生理反应，大多数时候都是面部表情，[1] 或是因为尴尬而导致的"脸色潮红"。但是，欢笑是大声且长时间的，它能带来愉悦和与之相关的各种感觉，甚至有时候能让人无法自控。笑并不是一种情绪反应，它是情绪的**过度反应**。这到底是怎么回事？幸运的是，科学给出了一些答案。

首先，尽管许多人深信如此，但发笑实际上并不是人类独有的现象，在其他灵长类，如大猩猩身上也能看到。[2] 它们的笑声不同于我们的"哈哈哈"，而更像是在"狂暴地锯木板"时发出的声响。尽管如此，人类和灵长类的笑具有许多共同点，例如"总体上规律而稳定的发声"，以及"持续呼出的气流"等。此外，科学家们通过复杂的声学分析发现，不同类型的笑都源自一个共同的类型，由大约1,000万到1,600万年前的一个共同的祖先物种演化而来。[3] 笑才不是人类独有的，它的历史或许比人类还要古老4倍呢！而且，不仅人类和灵长类，甚至连**大鼠**也会笑。那是一种频率极高的声音，人们必须依靠特殊的音响设备才能察觉它，但它绝对是存在的。[4]

这些非人类的物种能够发笑，意味着我们的研究会更容易一些。但是，这又引出了一个问题：我们要如何把大猩猩或大鼠逗笑呢？大猩猩会嘲笑年迈头领的攀爬技巧吗？大鼠会觉得小鼠那对大得不成比例的耳朵和门牙很滑稽吗？当然不会。想要让猿类或大鼠笑出来，我们只需要挠它们痒痒。

这些动物被挠痒痒时会笑的反应说明，笑的起源应该来自玩耍。许多生物都会表现出玩耍行为，一般采取身体碰撞和绊摔的形式。那么，该如何对这类玩耍行为和来自对手真实的身体攻击加以分辨呢？当然，那就要看笑不笑了。有一种说法认为，笑之所以能演化出来，就是为了反射性地传达愉悦和接纳的信号，相当于在明显没有伤害意图的时候告诉对方："没事的，请继续。"有证据表明，笑能延长诸如挠痒痒等玩耍互动行为的持续时间，[5] 这也解释了为什么我们喜欢笑：它意味着更多的玩耍，而这对身心有益，[6] 所以我们便演化得可以在发笑时感受到奖赏。

笑——至少是由挠痒痒引起的那种——似乎是由深部脑区的一个网络负责，涉及杏仁核、部分的丘脑（thalamus）、下丘脑（hypothalamus）、更靠下的脑区，以及脑干（brainstem）的关键区域。其中脑干，也就是我们大脑中最"古老"的部分，控制着许多对我们至关重要却又自主运作的功能，例如面部表情的肌肉控制和呼吸模式等。许多研究指出，一个重要的脑干区域，即背上侧脑桥（dorsal upper pons），起到了欢笑协调中心的作用。[7] 也就是说，所有能够引发欢笑这一生理过程的神经活动都经它处理。

然而，我有必要特别指出这是"由挠痒痒引起的"笑，因为引发笑的原因在很大程度上决定了大脑会采取怎样的处理方式。举例来说，尽管笑令人愉快，很多人却**痛恨**被人挠痒痒，即使他们也会因此而发笑。这是因为从科学上来说，挠痒痒是一种非常奇怪的行为。

无论你相信与否，挠痒痒存在两种公认的形式。[8] 第一种是温和、轻柔地轻触皮肤，被称为"轻触痒"（knismesis）。根据理论的表述，这种感觉就像有小虫（可能有毒）在我们的皮肤上似的。我们会演化出对这种感觉的厌恶完全在情理之中。另外一种则是蓄意的、"用力的"挠痒，也就是在笑的研究中被采用的类型，它也被称为"逗笑痒"（gargalesis），而那些极容易被挠痒的人据说患有"超易逗痒症"（hypergargalesthesia）——插句题外话，这个名词在单词拼写游戏中值32分。逗笑痒是一种"友好的"触碰形式，它既能在躯体感觉皮层引起感觉活动，又能在前扣带皮层触发愉悦与和奖赏有关的活动。[9]

所以，挠痒是**可以**让人感觉愉悦的，也确实能让我们笑起来。但是，它也能引发下丘脑与负责"战或逃反应"的相关脑区的活动。[10] 简单来说，逗笑痒（在人类中）能引起一种娱乐与危险交织的奇怪感觉。有一种理论认为，这是为了在玩耍的过程中向强势个体传递服从信号而演化出的反射行为。这种边笑边退缩的怪异反射仿佛是在说："你赢了！我没事，不过请停下吧！"它在某些脆弱而又重要的部位显得尤其强烈，例如我们的脚底、腹部胃区、腋窝或是颈部等。不难想象，我们更强壮也更笨拙的祖先在放肆玩耍时，可能会无意中伤到这些脆弱的部位，所以一种在不至于破坏双方关系的同时限制伤害的反射动作，对社会性物种来说一定很有帮助。

当然，也不是所有人类都讨厌挠痒痒。这是人类婴儿最早发笑的原因之一，为父母与其建立纽带提供了一个简单高效的方法。小宝宝在大约3个月左右开始会笑，比他们开始走路或交谈更早，这再一次证明了笑有多么基础和重要。而且，能逗宝宝发笑的东西，也让我们对人类笑的原理有了更多的认识。例如"躲猫猫"就是家长用手遮住脸，几秒钟后再露出来，让全世界的小宝宝都为之疯狂大笑的游戏。[11] 有同样效果的还有做鬼脸、咯吱小肚肚等。喜剧金标准！有些人认为这些都是"原始幽默"的案例，也就是在熟悉的社会环境下，通过呈现出乎意料的，同时也是安全的变化或惊喜来引起笑声的方式。[12] 基本上，小宝宝、大猩猩或是大鼠都经历了一些意外事件，但很快就意识到这是无害的，甚至是积极正面的。他们得到了全新的体验，所以学到了一些崭新并且可能有用的东西，却没有遭遇任何危机或风险。这对正常运作的大脑而言是有益的，因此愉悦的欢笑就成了奖赏，以鼓励类似的情况。那么，是否这个说法就能解释我们为什么会笑呢？

事实上还不行。这是很重要的一个方面，但并非全部。举例来说，大多数让我们人类发笑的事情，包括上述提到的那些简单的东西，并不需要太密切的身体接触，也不会在任何情况下导致危险的后果。此外，我们在安静中也能有奖赏和愉悦的体验。你只需要问问那些家教森严，却曾经带着爱侣深夜回家过夜的年轻人，通过大笑来堂而皇之地表现愉悦和快乐能有什么好下场？

还有一种说法是"用笑来表示你认可这种互动"，但它在某种程度上也很含糊，因为事实上我们有时尽管面露笑容，却**并不**感到愉快。这种情况如此常见，乃至科学家现在把笑分成了两种截然不同的类型：杜兴式微笑（Duchenne smiles）和非杜兴式微笑（Non-Duchenne smiles），这一命名来自法国神经科学家纪尧姆·杜兴（Guillaume Duchenne）及其在微笑的神经处理方面进行的有趣工作。[13] 与大笑一样，我们快乐的时候也会反射性地微笑。简单来说，微笑就是嘴角上扬，它主要依赖于面部的颧大肌（zygomaticus major muscle）。我们对这块肌肉有着完整的控制权，所以我们可以很轻易地根据指令展现微笑。但是，由真正的快乐和愉悦引起的、发自内心的微笑，还会激活眼轮匝肌（orbicularis oculi muscle），继而提拉脸颊，在眼睛周围形成经典的"鱼尾纹"。这就是出自真心的杜兴式微笑，它传达的是真正的愉快，因为纵使人类可以轻松自如地控制嘴部肌肉，眼部的肌肉还是有些棘手。

由此产生的结果就是，"假笑"会看上去非常明显。如果你在婚礼上花了几个小时各种拍照，你很可能会感到疲劳、酸痛和厌倦。你的快乐不那么真诚，这意味着你的笑容也会看上去更加勉强。拍照时说"茄子"只能激活一套必要的微笑肌群，所以这类假笑也常常被称为"茄式"微笑。你无法装出杜兴式微笑，所以在你一生中最快乐的这天的照片中，你往往看上去是一副濒临爆发且随时准备冲出去掐死某人的样子。

同样的原理对大笑也适用。杜兴式大笑是真心的，它源自内心真实的情绪体验。而非杜兴式大笑则在很大程度上是刻意的，或者说是"假的"，也就是我们选择去发出的大笑。这本身就非常说明问题：有时候，我们会觉得**应该**笑，即使实际上并没有那么想笑。为什么会有这种事情呢？

这在很大程度上要取决于大笑的实际原因，或者说源头。

你觉得这是个笑话吗

正如前面提到的，人类并不是唯一会笑的物种。这种说法很公正。不过，我们似乎是唯一具有**幽默感**，或者说具备"娱乐或滑稽的属性，尤其能通过文字或口头表达出来"的物种。这个定义没问题，却完全不足以体现这一点有多么了不起。试想，我们可以仅仅通过说或写一些词句，就让那些听到或看到它们的人产生愉悦的抽搐和快乐的感觉。这简直不可思议！能够轻易地进入某人的大脑并改变他们的情绪状态，这听起来十足就是某种科幻作品里才有的东西，那种在《迷离档案》（*The Outer Limits*）中估计只要一集就足以毁灭全人类的东西。然而，这基本上就是幽默的实质。它是如何对我们的大脑产生这种影响的呢？

幽默最常见的表现形式就是简单的笑话。尽管有陈词滥调称科学与幽默是一对死敌，但实际上，有许多实验和研究都通过笑话来探索大脑如何处理幽默、娱乐和喜剧等。[14] 而且，科学家毕竟是科学家，他们还为人类可以识别的笑话类型创造出一个细节丰富、设计精巧的目录。

首先，笑话一般可以被分为语音笑话（我们听到或读到的基于语言的笑话）和视觉笑话。两种笑话最基本的范例就是广受喜爱（或者说臭名昭著）的双关梗，这也是在幽默研究中最常被用到的笑话类型。双关既可以是语言的，也可以是视觉的，它的本质就是特定的元素同时传达了不同的含义。譬如说，为什么高尔夫球员要穿两条裤子呢？因为他担心"一条有洞"。[1] 视觉双关有时候也被称为"观赏梗"，基本上也是同样的意思，只不过是通过视觉来表现的。例如你可能觉得某张原本稀松平常的照片上有个元素像极了男性生殖器，而它可能是一条角度糟糕的桌腿、一个影子或者某人独特的发型等。它显然不是真的生殖器官，但它看上去很像，并且它本来的物件也确实长得如此。这就很搞笑了，因为与性有关系的东西往往让人尴尬（详见第5章），也没有规定让我们每个人时时刻刻都保持成熟。

然后还有语义笑话，也就是挑战或打破逻辑与意义的规则。和语音笑话一样，它也能分为视觉或语言两种形式。其中语言形式的例子就像是：一只松鸡（Grouse）走进了酒吧，酒保招呼道："嗨，我们这儿有一种以你命名的威士忌。"松鸡回问："什么，'凯文酒'吗？"哈哈哈，很好笑吧。但是，为什么好笑呢？首先，确实有一种威士忌品牌叫"威雀"（Famous Grouse），如果你连这都不知道，这个笑话就没有任何意义了，因为酒保所指的就是这种酒。但是，这只沟通能力惊人的松鸡误解了他的意思[2]并根据自己的理解做出了回应，从而在

---

① 原文：hole in one，与高尔夫术语"一杆进洞"双关。鉴于中文较难在同一场景进行还原，可体会同样效果的中文笑话：森林里的动物们聚餐，为什么只有小象很生气？因为这是"气象局"。——译者注

② 即松鸡误解了酒保所指的是物种名称，而不是个体的名字。为了在中文语境下还原同样的效果，可参考这个笑话：一只黄鹤与一个湖北人坐在一起，湖北人说："嗨，我们那儿有一座以你命名的楼。"黄鹤回问："什么，阿强楼吗？"——译者注

两种可能的含义之间形成一种张力（这很重要，我们马上就会知道了）。

至于视觉语义笑话，你可以想象这样一张卡通画：有位二手车交易市场的销售人员是个小丑。这画面多少有些超现实，毕竟小丑不应该出现在汽车展示厅里。但是，当你知道了"小丑车"①这个词的意思后，这张图片就有了完全不同层面的表现力，变得"滑稽起来"了。对于含义和潜台词的理解，是让这种笑话"成立"的原因，而不只是基本的视觉刺激。

我们还有依赖语言的视觉幽默，它需要把词句和画面结合起来。只要我们在社交媒体上随便花点时间，就会被大量所谓的"梗图"或带有搞笑注解的照片轰炸，只要在平平无奇的画面中加上文字说明，就能赋予其全新的喜感。一只满脸写着不爽的猫，旁边配上一些程度拿捏得恰到好处的标题，就足够（确实如此）催生出数百万个表情包和好几部电影［只要在搜索框内输入"不爽猫"（Grumpy Cat）］，这就是依赖语言的视觉幽默的强大之处。

另外，视觉笑话实际上还可以再分成"静态"（单张画面，就像前面提到的卡通图画）或是"动态"（视频片段或现实生

---

① 原文：clown car，在马戏表演的助兴节目中，从小车内钻出数量多到难以置信的小丑，由此产生搞笑的效果。后引申为某个东西或场景过于狭小拥挤。为了在中文语境下还原这种幽默效果，可以想象这样一张卡通画，画中年事已高的双亲在服侍一位自得其乐的年轻人，而标题则写着"孝子"二字。这画面多少有些超现实，毕竟"孝"往往是形容晚辈的一种美德。但当你把它解读为"孝敬"这个动词的时候，"孝子"的说法就有了完全不同层面的意义，变得"滑稽起来"了。——译者注

活中的搞笑场面）两种。动态视觉刺激往往会在场景中展示不同寻常的行为，或是事情发生了意料之外的反转。有些实验展示的是喜剧节目或演出的完整片段，其中还整合了语言和文字要素，进一步拓展了幽默的潜在范畴。不过，有些动态视觉的东西并不依赖语言去变得搞笑，正因为如此，查理·卓别林（Charlie Chaplin）的大名才会家喻户晓。

于是，棘手的问题出现了：笑话显然在结构和呈现方式上存在相当大的差异性，但是它们有没有什么共同点呢？有没有一个关键的方面或者元素，能让某个东西变得"幽默"，就像一条镶金线令一文不值的石头变得"有价值"那样？根据神经科学的数据来看，很可能真的存在这种东西。当然，这说来话长。尽管笑可以被定位到前文提过的那些脑干区域，或是运动辅助区（supplementary motor area，科学家在癫痫研究中发现它能诱发笑），幽默却要复杂得多。如果我们把迄今为止所有探索大脑如何处理幽默的扫描实验作为一个整体来看，就会发现有显著活动的脑区包括（现在，请先深呼吸）顶叶和额叶的语言处理区、视觉皮层，包括内侧前额叶皮层、后扣带皮层和楔前叶、颞上回（前侧和后侧）、颞上沟（superior temporal sulcus）、背侧前扣带皮层、杏仁核、海马等在内的皮质中线结构（cortical midline structures），以及其他更多的区域。大脑中处理幽默的脑区图像看起来如同伦敦的地铁线路图，只不过让人更无所适从（如果还有可能的话）。

这基本上是不可避免的：笑话或任何其他幽默的表现形式

都包含了大量信息，无论是感官、语言还是语义上的。这些都需要被大脑"拆包"和处理，过程中涉及无数不同的网络和脑区。然而，有相当一部分数据处理指向了大脑中的一个特定过程，与笑话有关的一切都"汇聚"到那里，形成了一个很有可能专门负责"识别"幽默的系统。这个系统由颞叶、枕叶和顶叶皮层交界处的脑区构成，相当于大脑中一座连接三块大陆的机场，这也突显出幽默的输入系统有多么宽泛多样。

这个系统很明显的作用就是探测和解决不一致性。当它发现有什么东西偏离了预期，或者哪些事件和交流的处理方式不同寻常后，就会被激活。我们都知道事情**应该**怎样发生，它们**应该**如何发展，但实际情况往往不是这样，我们大脑中的这个系统似乎就是为了识别这种分歧而存在的。如果常态被颠覆了，那就意味着我们无法预知接下来会发生什么，从而引发认知上的不安。然而，也正是探测不一致性的同一系统（也有可能是另一个与之密切关联的系统，这一切都发生得太快，即使用目前最尖端的技术也无法追踪）随即为此提供了一种解决办法，排除了不确定性，使不安的张力消散。这对大脑来说是一件积极的事，因此我们也得到了愉快的感受作为奖赏。

简单来说，上述种种都意味着多亏有我们大脑中这类复杂而强大的系统，幽默才能够从那些出人意料——哪怕在某种程度或情况下是"错误"的事件中应运而生，只要它们的最终结果是无害的，甚至是有益的。试想一下挠痒痒或其他玩耍的行为，那都是些"原始的"欢笑来源：当动物或婴儿被挠痒痒时，对他们而言，那是一种意想不到的体验；挠痒痒的动作本身或许已经为人所熟悉，但它从来都不是定时定点发生的。所以，在短暂的时间内还是会因此而产生不确定性。它**可能**是某种危险的东西，所以会给人带来紧张和顾虑。我们都知道，对于任何具有潜在风险的事情，大脑的敏感度有多高，反应有多快。值得庆幸的是，我们几乎立即就意识到这并不是需要担心的事情。

同样的道理也适用于身体跳跃或嬉戏打闹，又或者看到我们团体中的一员摔了个狗啃泥：一个不寻常的情况出现了，它不属于日常生活中可以预见的一系列事件，由此立即引发了不安和不确定性。不过，大脑很快就搞清楚到底发生了什么，认识到这个意外事件目前并没有伴随着危险。不确定性被排除了，不安的张力消散了，我们得到了全新的体验，并且全都没有任何相关风险。这一切对于大脑都是有益的，所以瞬间就产生了强烈的愉悦感。这让我们感到快乐。

对于其他那些直接感受世界的物种，这种情况没什么问题。然而，对有着球状大脑的人类而言，我们的存在要复杂得多，包括期望和预测、想象、复杂推理、信仰、目标、共情、精细沟通、细节繁密的视觉，以及其他更多方面。因为我们的存在涉及太多的"东西"，事物出现不一致性，或是在某些方面发生"错误"的范畴也变得异常宽泛。无论是语言、影像、行为，还是其他别的什么，如果我们强大的心智想把一套规则或是可预测的框架强加于其上，那么就可能遇到挑战，或者甚至被打破，由此造成不确定性。但是，如果这种局面能够快速而有效地得到解决，通过某种方式被解释得通，那么由此带来的释怀和奖赏也会快速而强烈。这就是为什么我们那么喜欢幽默，同时那么频繁地享受幽默：我们的大脑试图赋予世界以意义和秩序，而世上却存在着太多事与愿违的情况。所以，我们演化出一套系统来监测此类事情的发生，同时尽可能快地将其解决。由于这么做能带来益处，我们逐渐变得乐在其中。换种老生常谈的说法就是，这会让我们快乐。

无论如何，这只是一种理论，不过听起来还是相当靠谱的。譬如说，研究笑话的科学家常常会给被试者看一些相似的"非笑话"，确保自己看到的大脑活动并非仅由笑话在感官层面的输入所引起。有时候，一些笑点会被替换成符合逻辑的论述，例如："森林里的动物们聚餐，为什么只有小象很生气？因为只有小象没有喜欢的食物。"另外一些情况下，笑点还会被加工得更加超越常理："森林里的动物们聚餐，为什么只有小象很生气？因为小象最爱的食物被住在它耳朵里的外星人用魔法变成了石头。"第一个例子中并不包含不一致性，没有超越常理的事情，所以也没有什么好笑的。而在第二个例子中，不一致性显然存在，但是没有符合逻辑的解读，因此徒增更多的困惑。它同样没有什么引人发笑的地方，因为不确定性依然存在。[15] 我们没有达成或学到任何东西。

谢天谢地，对不一致性的"解决方案"是非常灵活的。对此给出的答案并不需要100%合理，只要我们的大脑觉得"啊，原来是这么一回事"，那一般就没问题，我们也乐于接受一个"伪方案"。[16] 那只回答"什么，'凯文酒'吗？"的松鸡通过曲解酒保的意思来制造了不一致性，而我们的应对就是默认这只松鸡听得懂英语并且有自己的名字。因此，它能成为一个笑话。你无法解释为什么一只松鸡能说英语，或者为什么那个酒保会觉得跟松鸡说话很正常，但这并没有影响。我们知道这件事并没有真的**发生**，这是一个笑话的架构，因此由"场景"引起的任何不安（应该非常微弱）也就无害地消散了，我们感受到的只有困惑得到解决之后的满足感。

这种对不一致性进行探测和应对的系统构成了幽默的认知部分，但是，在中脑皮层边缘的多巴胺能脑区（mesocorticolimbic dopaminergic areas）也有相应的神经活动。[17] 这些脑区我们在前文已经介绍过，与奖赏、愉悦，以及相应的积极正面情绪，尤其是快乐有关，这就构成了幽默的愉悦和快乐的要素。有少量数据提示，通过幽默得到的愉悦和奖赏体验，与其他事物给我们带来的愉悦在性质上有所不同。[18] 有一种理论认为，我们从幽默中得到的愉快感，加上了我们解构和消除不一致性后得到的满足感这一滤镜。也就是说，我们在处理笑话和幽默的过程中投入的脑力劳动本身就令人愉快，而这是从其他愉悦和快乐来源中无法得到的。我们已经看到，大脑很"清楚"我们对某件事情投入了多少精力，而且往往投入得越多，奖励也就越大。理解一个笑话，或搞清楚其他不一致性事件的过程，是幽默令人感到愉悦的关键要素，而不仅仅因为问题最终得到了解决。路径与终点同样重要，尽管它们往往都在几毫秒间就完成了。

这个系统也能解释幽默的许多其他方面。如果你的大脑更聪明，运作速度更快，你很有可能会更擅长发现和解决不一致性，也许还能对其有所预料。对于一些简单的事情，你都不需要花费多大精力。这意味着若想触发你的幽默系统，就必须有更大的复杂性，所以你更喜欢那些结构更精妙，或者说更"艰涩难懂"的笑话，而不会为一个穿裙子的男人笑得歇斯底里。这也解释了为什么一个笑话在听第二遍时就不那么好笑了：其中的不一致性和应对方法都已经被探测和找到了，不确定性荡然无存，你也不必再努力解决任何问题。换句话说，笑话中令人激动的部分已经被明显削弱了。这还能够解释为什么科学和幽默往往被认为互不相容：科学的要旨是降低我们在理解事务运作机制时的不确定性和非常态性，而后两者对于幽默却至关重要。现在你就能明白为什么科学和幽默之间会存在一种文化冲突了吧。

总之，幽默其实是我们的大脑探测和解决存在于周遭事物方方面面的不一致性的结果——很高兴知道这一点。只不过，还是有一些问题有待解决。为什么我们置身群体中时笑得比独身一人时多30倍？[19] 为什么有些幽默会让我们感到不爽甚至愤怒？我们的"幽默感"到底是从哪里来的？在人类关于幽默体验丰富的完整故事里，认识与之有关的神经系统只是很小的一部分。这就好像说房子是由砖块堆砌而成的，理论上没错，确实是这样，我们却不能找来一堆砖块就以此为家。显然，最终的产物还涉及许多其他的要素和影响，而我必须对此有所理解，才能解释清楚幽默和快乐之间的联系。

所以，是时候去咨询专家了。

女演员对主教如是说

在英国，如果你想洞悉幽默和大脑的关系，你就要找伦敦大学学院（University College London）的索菲·斯考特（Sophie Scott）教授。[20] 她不仅在大脑如何处理幽默与欢笑方面进行了大量的研究，还亲自登台表演单口喜剧。刚好在我写这一章的时候，她计划在卡迪夫大学心理学院进行一场演讲，于是我就安排了在学院食堂与她先见上一面，就她的研究请教一些问题。

"我们并不确切地知道，当我们大笑时大脑里发生了什么。不过我们很清楚，笑有很多积极的效应：肾上腺素的水平会立即降低，而从长远来看，皮质醇水平也会降低，这会缓解紧张和应激。[21] 笑似乎还能提高疼痛的阈值，[22] 甚至还可以因为内啡肽的分泌而引起一种类似'锻炼快感'（exercise high）的感觉。[23] 但是，它并没有许多人声称的那么强有力——说什么'笑10分钟相当于跑步5公里'，那可太荒谬了。无论如何，效果还是有的。然而，尽管关于笑和娱乐的理论有很多，在我看来，对于'娱乐'的关注是有误导性的。比起仅仅表达由幽默带来的愉悦，笑有更重要的社会作用。"

这听起来很奇怪，甚至有点不太对劲。笑怎么可能不完全发自幽默呢？但是，斯考特教授似乎有不少证据支持自己的观点，而且我越思考这个问题，就越觉得结论显而易见。我们最初看到的是，动物为了表现对玩耍行为的认可和鼓励而笑。这难道不是一种交流的形式吗？这不就是社交互动吗？我们也看到了，人类的大脑中有很大一部分都服务于这类事情，并受到它们的影响。另外有大量数据显示，笑和幽默都进一步表现了我们的大脑想要与他人交好的内在动力。

具体来说，笑似乎包含了许多信息。如果它只是另一个潜在过程毫无意义的最终结果的话，显然无法做到这一点，那就像想让放屁的声音成为一种高速摩斯密码。对于不同类型的笑，大脑有不同的识别和处理方式。[24] 例如，由挠痒痒引发的笑会涉及更多有意识的专注力过程，毕竟挠痒痒的动作是一种快乐和威胁的奇怪组合，并且由身体活动所引起。更"正式"的类型，比如那些由笑话和幽默引起的笑，会激活其他的脑区，其中许多都与社会意识和处理有关。事实上有大量研究表明，某些人的笑是他们所独有的，也就是说可以通过笑识别这些人。在很多情况下，这其实并不难（我有一个神经科学专业的同学，此人在笑到一定程度的时候，真的会发出像鹅一样的声音），却往往普遍和有效得惊人。至少已经有一项研究揭示，我们通过笑来识别他人比通过声音更容易。[25]

不仅笑包含强烈的社交因素，幽默也是如此。在我们处理幽默时会表现活跃的许多脑区中，最常用到的就是那些负责心智理论的前额叶皮层脑区。[26] 推理他人的想法、与之共情、在任何特定的时刻"知道"他们的脑袋里在想什么的能力，都是幽默至关重要的元素。让某人说或做一些与他们的观点或想法有冲突的事情，那可以说是引人发笑的不一致性取之不尽用之不竭的源泉，也是无数情景喜剧创作的基础。扪心自问：如果被捉弄的对象已经知道自己会遭遇什么，恶作剧还有那么好笑吗？许多研究强调了社会意识在幽默中的重要性，这些研究还揭示了那些由于严重的社交焦虑[27]或自闭症[28]而导致共情能力受损的人，在面对需要心智理论才能理解的幽默时往往感到很难领悟。

许多关于幽默和笑是如何演化而来的理论，都围绕两者的社交属性展开。有人认为，笑是对同一族群的伙伴，或者其他我们想要与之互动的人发出安全和可接近信号的一种方式。毕竟，与那些沉默阴郁的人相比，一个笑容可掬的人感觉上更加容易接近。我们知道，社交互动对于早期（和现代）人类都非常重要，但它有时可能也会苛刻而耗时。或许笑和幽默就是为了在人们有意向时鼓励互动才演化出来的，充当人际交往中的红绿灯。

另外还有理论认为，幽默和笑是一种表达冲突和进攻性的方式，只不过是以更安全、在社交中更容易被接受的方式，从而化解紧张气氛和敌意。[29] 譬如说你的同事沃尔特总是把你放在办公室冰箱里的牛奶喝光。你可以和他打上一架，但这对你和沃尔特，以及你们的职业生涯来说都存在一定的风险。作为替代，你可以开个玩笑，暗示一下沃尔特是不是在他的抽屉里养了一只饥饿的小猫等。重要的是，你指出了他的行为并强调了问题所在，但是所有其他人（或许甚至包括沃尔特本人）都能够会心一笑，不仅都因此感到愉悦，社交上的和谐也得以维持。不管怎么说，这都算不上是一个完美的系统，但是它确实提供了一种挑明冲突却不会以流血告终的方法。简而言之，它让所有人都很快乐。

然而，也有一种理论认为，幽默是人类的一种"表现"行为。[30] 或许在遥远的过去，快速解决感知到的不一致性具有重要的生存价值。而我们现在（如此频繁又多样地）这么做的理由，其实和雄性麋鹿在交配季节里那种没有必要的争斗一样，都是为了向别人（也就是潜在的配偶）证明我们**可以**。公开地表现自己的搞笑、急智和幽默智慧，就是在展示我们具有功能强大的大脑。"快看看我！"这仿佛是在说，"见证我那强大的突触吧！瞧我如何一时兴起地创造和解决不一致性，毫无恐惧，从不犹豫！"这同时也给别人带来了愉悦和快乐，显然有可能会让某人，希望是潜在的性伴侣更喜欢我们。

但是，这是一个双向的过程。尽管幽默在我们的社交互动中有很重要的作用，社交因素同样也显著影响着我们的幽默和笑。例如，无数老掉牙的刻板印象认为，不同文化背景下的幽默有其各自的特征：美国人不理解反讽，英国人总是尖酸刻薄，日本人有虐待狂倾向，加拿大人总是过于礼貌，而德国人索性就与幽默绝缘，诸如此类。尽管这当中大多数纯属胡说八道，但有研究显示，幽默**确实**受到文化的影响，[31] 只不过没有那些陈词滥调想让我们相信的那么直截了当和非黑即白。这其实也很合理。如果我们接受"幽默源自对不一致性的发现"这一点的话，那么它就取决于在我们的意识中，某些事情什么时候发生算"不大对劲"，而我们判断"是否对劲"的依据是我们对于世界该如何运作的既有知识，这又在很大程度上依赖于我们成长的文化环境。所以，如果你来自一个，譬如说可以公开谈论上厕所这件事情的地方，那么当你听到那些厕所幽默时的反应，就会与那些视此类话题为不礼貌或者错误的文化中的人有所不同。这两种文化并不一定哪个更好或更糟，它们只是意味着人们的反应有所不同。

　　社交场景影响幽默体验的另一种方式，与我们的老朋友杏仁核有关，它似乎是大脑中决定幽默和大笑是否"合适"的部分。譬如说，当你问了一个类似"复印纸放在哪里"的寻常问题，而得到"我可以告诉你，但那样的话，我就不得不杀了你"这种回答时，礼貌的做法往往是以笑作为回应。这是个老掉牙的笑话，它不可能带有任何恶意。然而，如果一个敞胸露怀、手持砍刀的陌生人，在你问他为什么会出现在你的车库里时给出同样的答复，你很可能就笑不出来了。同一句话，可能会激活幽默系统，也可能不会，这取决于具体的社交场景，而负责扫描所有可得的信息并做出判断的正是杏仁核。

至于什么时候笑是合适的，以及什么时候有必要笑，有很多**学问**需要通过他人来学习。斯考特教授告诉我，在她的儿子海克特（Hector）小的时候，他会先观察她是不是在笑，然后自己再开始笑。这让我想起我自己4岁的儿子，在最近一场婚礼上听伴郎致辞的时候，他也做了一模一样的事情。如此看来，尽管笑是我们的一种本能，我们还是要通过观察其他人来慢慢学习应该在何时何地让它表现出来。确实，2006年的一项研究揭示，在社交互动中，听障人士会与听力正常的人在同一时刻笑出来。[32] 因为笑可以很大声，甚至可能盖过正在说的话，也就是真正引起笑声的原因，所以人们倾向于在一句话的末尾或呼吸的间隔才开始发笑。听障人士的做法也是这样。这非常重要，因为他们的交流都是通过手语，这是一种**视觉**的交流形式，并不存在笑声干扰信息传递的情况，因此也没有必要等到暂停或把整句说完。但是，他们还是这么做了，因为笑的节律和时机都是在非常小的时候习得的，并从此变得根深蒂固。

我们学到的另一项奇怪的技能，就是在并不觉得好笑的时候发笑。还记得之前提到的非杜兴式的"假笑"吗？这种笑不是对真正的积极情绪做出的反应，而是当我们觉得此时应该有笑声，或是想要改善某个尴尬处境时才挤出来的。假如你的老板在会议上说了一个特别令人无语的笑话，或是一位老熟人在派对上给你讲了一个故事，远远没有他自以为的那么好笑，那么你在这种情况下并不会想笑。但你知道他们期待着看到你的笑容，不笑可能会让场面变得尴尬或紧张，这是你想要避免的。所以，你笑了，只不过那是个非杜兴式的笑容。无论如何，它起码维持了和谐，认可了对方在幽默上的尝试，并且确保了你在团体中作为被接纳成员的地位。假笑远远不是马屁精或尖酸刻薄者的恼人习惯（尽管它可以具有这种性质），而是确保社交和谐及接纳的一种必要行为，让我们自己和他人都感到快乐。有研究表明，即使大猩猩也会假笑，而且是出于同样的理由。[33]

这样一来，我们就得到了一种解释，或者更确切地说，是一系列解释，可以阐述幽默、笑和快乐的多种关联方式。幽默帮助我们解决经历的事物中潜在的异常情况，由于这是一件对大脑有益的事，所以演化就让我们变得能够从中得到奖赏。由此产生的结果就是，因为幽默基本上**依赖于**我们从周遭世界中发现的不规则行为或"谬误"，所以哪怕在最糟糕的处境下，在一切都变得"不对劲"的时候，我们依然可以感受幽默，发出笑声。只要我们的大脑完好无损，我们就能从幽默中得到快乐，哪怕只是短短一瞬。

可是，幽默和欢笑的力量如此强大，而人类又是如此社会性的物种，以至于演化又赋予了它们更多的功能。我们现在可以**创作**出不一致性，也就是笑话，然后按照自己的意愿去加以解决，就像孔雀开屏似的炫耀我们的幽默能力。幽默为人际交流带来了持续的正向强化，让我们变得更具吸引力（在合理的范围内[34]），同时提供了一种安全地消除紧张和冲突的方式，促进并奖赏群体的和谐。怪不得笑声那么有感染力，我们置身群体中会比孤身一人时笑得更多，因为这就是笑的**主要用途**：在人群中传播和谐与正能量！而这一切都有助于维持我们的快乐状态。

所以，从逻辑上来说，为了快乐，我们应该花尽可能多的时间向周围的人展现幽默，使他们发出爽朗的笑声。这应该是最大限度地保持快乐的可靠方法了，对吧！

对吗？

小丑闪亮登场

如果我们接受上面的说法，那么在理论上，从事喜剧行业的人就应该远比普通人更快乐。尤其是单口喜剧演员：创作喜剧以及其他幕后工作无疑也能带来成就感，但现场喜剧表演意味着幽默和由它引起的笑声之间没有间隔。所以对大脑来说，单口喜剧演员可谓收获了全部的好处，他们应该是处于快乐巅峰的人了。然而，常识告诉我们，实际情况恰恰相反。"小丑的眼泪"这种说法就足以表明，在大多数喜剧演员和表演者的笑声背后，往往隐藏着深深的磨难和痛苦。

这是真的吗？如果是的话，为什么会这样呢？喜剧演员天生就是悲伤的吗？还是说长期使用笑声和幽默会令人**变得不快乐**呢？盐，如果少量添加就很不错，如果大量摄入则会对健康造成恶劣的影响。这种情况是否也适用于幽默和我们的大脑呢？这是一个必须回答的重要问题。不过，考虑到关于喜剧演员及其作品的研究相对少见，我只能选择直接向源头求助。简单来说，就是去找些小丑问问他们会不会，或者说为什么落泪。当然，这只是打个比方而已。就在此时，我想到了我的朋友韦斯·帕克（Wes Packer）。

韦斯是一名单口喜剧演员。2006年，他荣获"爱丁堡边缘艺术节"（Edinburgh Fringe）久负盛名的"所以你觉得自己很搞笑"（*So You Think You're Funny*）比赛的大奖。这意味着他在仅仅出道一年之后，就有机会去蒙特利尔的"喜笑节"（*Just for Laughs*）演出——那可是世界上最大的喜剧节。韦斯的星途看起来一片光明。然而，这很可能是你第一次听说他的名字，所以他显然并没有成为家喻户晓的明星。发生了什么呢？我们是好朋友，所以我想我还是直接问他吧。

韦斯和我都是在卡迪夫剧场开始喜剧表演的。实际上，我的表演就紧跟在他那场激情澎湃的处子秀之后，而且我的表现糟糕透顶。和我一样，韦斯也是在南威尔士的矿区山谷里出生和长大的。他的表演可以被描述为一种"怒气"喜剧：他特别善于以看似怒不可遏、实则设计精巧的段子来抱怨自己个人的失败和这个世界上的各种荒唐事。舞台上的那种愤怒是否反映了他对自己整个人生真实的不满呢？这是使他走上喜剧表演之路的原因吗？

"我想，我把喜剧看作一种逃避。我们这些被压榨的工薪阶层的乡下小子并没有什么光明的前途，我的人生一眼就能看到头，无非是在压抑的办公室里做着无聊的网站。[①] 这不是我想要的。喜剧看上去是个有趣的出路。"

为了这个目的，韦斯使出浑身解数来打响自己的名声，所有可能的演出他一场不落。事实却最终证明，这是个糟糕的策略。在"地狱一周"期间，他连续4个晚上开车前往4场演出，驾驶里程总计超过1,600公里，平均每晚的睡眠时间只有3个小时，因为他**次日早晨必须接着起来去上班**。

"我星期六早晨5点回来，到了上午9点，我坐在停在汽修店外面的车里，我太太在里面。我的状态……很不好。阳光让我头痛，我对光线很敏感，而且每一辆从我身边开过的车子都会让我浑身一抖。我们一到家我就直接去睡觉了。我把闹钟设定为下午1点，结果到了下午5点才醒来，但我1小时后在伦敦还有一场演出。我显然赶不上的。最后，我只能打电话告诉他们我的车出故障了。"

如果把"车"换成"心智"，这就是一个很合理的借口。但是，问题不能全怪到喜剧头上。2012年，韦斯被确诊患有抑郁症和焦虑症，但他很确定，自己从很小的时候就开始面对这些问题了。在他看来，这个诊断解释了他对"愤怒失控"的病态恐惧（这是抑郁症公认的一种表现形式[35]），那导致他在任何社交场合都会条件反射般地讲笑话，只为避免开诚布公的

---

① 韦斯是一名软件工程师。

交流可能带来的后果。韦斯表示，喜剧几乎成了一种治疗方法，那些在舞台上的短暂时段能帮他"坚持熬过"灰暗的时光。有谁敢说没有其他的喜剧演员是出于这种"自救式"的原因，才开始其喜剧生涯的呢？

不幸的是，即使能在著名的大舞台上为庞大的观众群体演出，这样的成功也并不都是积极的。

"没有什么比在蒙特利尔登台演出的那次更快乐了，当时的驻场乐队演奏着汤姆·琼斯的音乐。然而接下来，我回到家，星期一去上班时被老板叫进办公室，因为上个月报表上的一个小错误而遭到一通狠狠的训斥。他指责我做的每件事都是错误的，而我在想……上周在加拿大，有数百人为我欢呼。我相信他的Excel文件对他而言很重要，但它们在我看来算个屁！"

遗憾的是，韦斯在2008年放弃了单口喜剧，不情愿地选择专注于他的日常工作。2011年，他曾一度成功地复出，但仅18个月后便因为焦虑和抑郁复发而再次退出。此刻——2017年，离异之后已经了无牵挂的他（这是他自己的说法）正准备再试一次。希望第三次能顺利。

显然，韦斯为单口喜剧承受了许多压力，不过其中大部分从本质上来说都可以归咎于当他想要取得成功时，工作本身的压力。但是，如果他**确实**成功了呢？那种情况下会怎样？

为了知道"成为喜剧界大咖"是否会对一个人的快乐产生影响，我去找罗德·吉尔伯特（Rhod Gilbert）聊了一下。他是一位国际知名的喜剧演员、电视和电台明星、大奖获得者（包括2010年度"威尔士最性感男士"奖[36]）。最重要的是，他是我的手机通讯录中最有名的喜剧演员。我在伦敦和罗德碰了头，地点选在他家附近的一个酒吧。和韦斯还有我一样，罗德也来自威尔士〔卡马森郡（Camarthenshire）〕。他是在被当时的女朋友唠叨了许多年之后，才第一次试水喜剧的。作为一名全职的市场调研总监，那时33岁的他正准备收购自己供职的公司。但是在最后一刻，他取消了这个安排，放弃了自己的工作，转而成为一位全职的喜剧演员——即使这么做会让他的收入大幅缩水。

　　尽管这很容易让人猜想他的动机也是为了"逃避"，罗德却并不认为自己在前一份工作中感到不快乐。他的职业生涯之所以突然出现如此惊人的改变，原因很简单：他觉得无聊。在从事了10年的市场调研工作后，他感到十分厌烦，所以转向自己本就很喜欢，并且也很擅长的喜剧行业。尽管在养活自己以外从未有过任何目标，罗德显然成功了，在电视和电台中频繁出现。当然，在我撰写本书的时候，他已经有5年没再进行单口表演了。因为，他又感到无聊了。

　　"在我最后一次巡回演出中，我在8个月的时间里进行了127场表演，每个晚上都是整整两个半小时的喜剧。我在这次巡演里用光了我所有的新段子，所以在演出结束后我该为下一场做准备时，我的脑海中一片空白。我这10年来都没有这么空空如也过，这实在是最艰难的地方。我真的没办法让自己再来一遍了。"

如果罗德的事情足以取信的话，那么，即使是我们深层次的、基本的神经过程带来的结果，也就是让一群人开怀大笑的天生乐趣，也会在秩序曝光下逐渐被消耗殆尽。适应性再次发挥作用！不过话说回来，除此之外还有没有别的什么原因，令成为一名成功的喜剧人这件事反而变得**不快乐**？很显然，还有。

"在你刚开始做喜剧的时候，这个世界对你报以支持的态度。人们会鼓励你，找到表演的亮点来赞扬你。可是，一旦你跨过了成功的某道门槛，又有更多人开始喜欢你后，有些人就会跳出来说他们的反对意见。事实上，在你达到一定高度之前，他们不喜欢的是你的表演，而超过这个高度之后，他们不喜欢的就是**你这个人**。"

所以，成为著名喜剧演员意味着你将有更大的可能性要去面对持续不断的批评，而不是更小。这可就不妙了。欢笑，正如我们已经见到的，是一种固有的社会行为，它"旨在"获得其他人的认可和接纳。如果到了某种程度后，你想要引发欢笑的努力，反而招致你被陌生人谴责和谩骂，这显然会让人不快吧？我们知道，对于哪怕极小的拒绝，人类的大脑都非常敏感，更何况意在搞笑，却遭到无数陌生人的否定了。罗德大方地承认，这确实让他心烦意乱，并且他不打算费心让自己去"坚强面对"或其他诸如此类了：他要尽其所能去回避，比如尽量远离社交媒体。

不过，除了这一点，以及他那缺乏亲和力的舞台形象，罗德取得的成功是否真的让他感到快乐呢？他说是的，他本身就是个快乐的人，但他的快乐就像转盘杂技一样，要同时保持好几个盘子在空中。

"这个盘子代表我的事业，那个则是我的家庭，还有一个是我的财产，以此类推。我要让它们都转起来。如果有一个不稳定了，我就会专注于它；如果另一个有状况了，我再转向那个。我要确保它们都在转，然后我就快乐了。另外，我不挑战任何我应付不了的事情，因此我不会去碰社交媒体那档子事。我可没有那种时间或耐心，能24小时不间断地和只想告诉我他们为什么讨厌我的陌生人交流。"

罗德决定离开单口喜剧这件事，能够带给我们什么关于幽默、欢笑，以及快乐的启示呢？它表明，尽管幽默可能无处不在，并且力量巨大，但依然有其自身的局限性。有证据表明，不一致性和背离常规对于有效的幽默至关重要，或许这一点对于幽默的创作者和体验者同样都成立。单调和熟悉感都会在带来可预测性的同时降低新奇感，而我们知道，这会减少人们从有问题的事物中获得的快乐。[37] 甚至有可能在经过一段时间之后，连那个适应性的基本过程也会冲淡从事喜剧带来的各种积极效应。在这种情况下，喜剧人生的消极面会逐渐占据上风，至少使它成为一项烦琐的工作，而不是快乐。

当然，罗德并没有**退出**，他只是在单口喜剧表演方面休了个小长假（5年）。我们见面后，他有过几次试探性的复出。他说自己已经到了表演"更像是慰藉而不是快乐"的阶段，登台演出与其说是一种乐趣，不如说只是出于必要。鉴于这种"快感缺失"，他选择了后退一步。但是，他内心深处对喜剧的热情还在，并且如今再次恢复如初。

所以，是什么让一个喜剧演员说出"不，现在已经够了"呢？为了回答这个问题，我驱车前往英格兰乡村地区中部的一个偏远农场。这或许听上去像一部恐怖电影里的场景，但请放心，最后并不会以我残破的遗体被深埋在废弃的谷仓下面而告终。这个农场是伊安·伯兹沃斯（Ian Boldsworth）的家，就是那个采访波比·波尔的喜剧演员和电台主播，正是他在最开始启发我去探索幽默与快乐的关系。实际上，我开始写博客也是因为伊安，我是在看了他那篇关于2006年爱丁堡巡演经历的引人入胜的博客后开始连载的。后来，他又开始做播客。在我读博士期间那些漫长而又无聊的实验室时光里，是他的节目一直陪着我。如果没有伊安，你现在就不会读到这本书。所以，与他的见面颇有点卢克·天行者（Luke Skywalker）去见欧比旺·克诺比（Obi-Wan Kenobi）的意味——假如欧比旺让卢克成为绝地武士完全出于机缘巧合的话。

伊安是一个胸肌发达、长发蓄须的北方人（你可以把他想象成一个玩滑板的维京人），性格特别坦诚，即使在谈到自己的精神健康问题时也是如此：他时常会有严重的抑郁症发作，甚至在爱丁堡的一次演出中［2014年的"麻烦来了"（*Here Comes Trouble*）］还讲述了自杀未遂的故事。尤其引起我关注的是，他最近在单口喜剧表演上也采取了"退一步"的做法，即限制自己每个月仅演出一场。我想知道个中原因。

"我就是不再享受这件事了，"伊安解释道，"我不觉得我在任何时候曾认为单口喜剧是'有趣'的。确实有些时候——比如当你说了在你看来很有意思的东西，观众也真的很喜欢——你们一起度过了一段好时光。还有些时候我会参与双人演出，或是与一个喜剧同行一起巡演，那时我觉得很欢乐，就像在舞台上闲扯似的都令我很喜欢。但总体来说，我对这个东西的感觉一直挺矛盾的。"

这种总体上矛盾的心情显然是促使伊安决定淡出单口喜剧的原因之一。此外还有很多理由，但它们归根结底都可以归结到同一个事实，那就是喜剧开始变得有太多束缚，掺杂了太多工作场所的文化，譬如各种规矩和职业生涯目标之类，而这些都是伊安，还有包括韦斯在内的其他人想要极力回避的。我从别的喜剧人那里也听到过类似的故事。

现场表演的梦想破灭后，伊安现在更多地专注于他的广播和博客。独自应对精神健康问题的切身经历，让他制作了那档备受赞誉的"精神播客"（*Mental Podcast*）节目。[38] 节目中，他与同样要应付各自问题和疾病的人们进行了大量坦诚而有启发性的讨论。此外，他还刚刚完成了"超能播客"（*Parapod*）。在这个节目上，他与一个对各种超自然话题有着狂热信仰的喜剧同行巴里·多兹（Barry Dodds），就鬼魂、神秘事件和阴谋论等话题展开了激烈探讨。[39] 毫无疑问，伊安对于能够按照自己的意志、以自己期望的方式来做事的现状非常满意。这或许可以解决罗德观察到的问题，也就是缺乏新意和被太多人所熟知，以及因此而受到批评轰炸。如果我们不断尝试新鲜事物，在任何事情变得太"大量"或可预测之前就切换方向，没准儿就能保持快乐了吧？但是，在我的调查中得出的最重要的结论或许是，人们是否发笑已经不再是伊安当前工作的关键了。这看起来似乎有点奇怪，但是当一个人已经花了那么长时间去体验幽默和欢笑后，或许接下来没有它们的话会更容易快乐？人们常常因为喜剧演员在对话时表现得如此严肃或"正式"而深感意外——他们居然不是舞台上那种1分钟甩30个包袱的形象！欢笑和幽默让我们快乐的方式似乎与金钱相似：在达到某种程度之前非常强效，然而一旦我们感觉"足够"之后，它是否就不那么重要了？伊安甚至略带愧疚地承认，现在当他的创作引发愤怒的反应时，他反倒会感觉到一种熟悉的满足感，仿佛得到赞赏一般。

"这很奇怪，但是，当人们愤怒到想要抵制我创作出来的东西时，我的感觉好极了。因为他们显然不是我的目标群体，所以我无疑是在做正确的事。"难道说喜剧最终能把排斥转化成**积极的**吗？这也太反常了。不过，考虑到我们已经知道大脑如何处理异常的不一致性，这就又很合理了。

当笑声停息

尽管与我的喜剧人朋友和偶像一起聊天非常愉快，我依然需要坐下来理清楚——如果可以的话——持续地运用、接触幽默和笑声会对我们造成怎样的影响。这是否会让人不快乐？无论是哪种情况，原因又是什么？好吧，这里有几点值得考虑的地方。

首先，表演喜剧（如果演出圆满成功的话）是非常令人振奋和愉快的。还记得吧，当我们有任何积极正面的社交互动时，我们的大脑都会体验到奖赏，也就是快乐的小小爆发。而如果我们能让别人笑出来的话，这种体验会更强烈。笑声是得到社会接纳、认可以及群体和谐的标志，所有这一切都是我们的大脑喜欢的。所以，如果能让整整一个房间（或是一个场馆）的人爆发出笑声，那么大脑中的奖赏回路受激发的程度将无与伦比。斯考特教授和许多其他研究者都曾报道，表演者在喜剧演出成功后会出现极度眩晕和颤抖的情况。这也就不难理解为什么有些人会对这种感觉"上瘾"了。

在我们的交谈中，韦斯机智地将它与药物成瘾进行了比较：站上舞台获得的满足感和愉悦感往往足以使人为之付出持续的努力，承受由此带来的困扰（长距离开车，睡眠不足，以及硬着头皮去跟那些傲慢的质疑者和无知的赞助商交流，却没有戳瞎他们双眼的自控力等），并甘之如饴，就像瘾君子甘愿接受药物带来的危害，持续滥用那样。把这两者相提并论合适吗？喜剧演员本质上算不算是对高纯度社会认可成瘾的人呢？或许有点极端，但这种想法也并非无稽之谈。

要知道，药物成瘾确实会改变我们的思维方式和动机，[40]

因为对奖赏通路持续的高强度刺激，会实实在在地改变其与前额叶负责认知、自制及相关功能的脑区之间的神经连接。如此一来，成瘾者变得专注于他们钟情的恶习，其他一切都被挤得靠边站，包括人际关系、卫生健康和遵纪守法等。我并不是说喜剧演员都是幽默瘾君子，最终会瘫在毒窟里的肮脏床垫上讲笑话。不过显而易见的是，他们大脑中的神经系统与其他人的并无区别。所以，如果能通过一周数次登台而获得充分的社会认可，这大概足以满足任何对社会接纳的本能渴求，让我们不再需要或希望通过其他方式去获取。与一群人因我们的妙语捧腹大笑并且为我们鼓掌喝彩相比，在一年两次的绩效评估中得到"符合预期"的评级实在太微不足道了。还记得吗？发生在韦斯身上的情况正是这么回事。

那么，表演喜剧为何如此令人兴奋呢？我们都经常和别人一起嬉笑打趣，却很少在有意义的交谈后体验到如此强烈的"快感"，甚至与朋友们度过一个充满欢笑的夜晚也不见得能有同样的感觉。表演喜剧的不同之处到底在哪里呢？答案就是一种**危机感**。得到一群听众的认可确实非常愉快，但他们也可能根本**不笑**。他们可能会拒绝你，而这是一种令人极度不快的体验（请务必相信我）。我们已经见识到，人类的大脑有多么不善于应对社交拒绝。事实上，最常见的恐惧症类型就是社交恐惧，[41] 也就是对那些可能导致自己被拒绝的社交场景怀有本能的恐惧。从逻辑上来说，这意味着人们对社交拒绝的恐惧甚至超过了对蛇和蜘蛛之类的东西——这种感觉就是如此强大。[①] 听众对你逗笑他们的努力无动于衷，甚至还喝倒彩，这是你能想象得到的最强力的拒绝形式，比你的亲密爱侣突然提出分手更具冲击力（这一点也务必相信我）。这或许就可以解释为什么当我对别人说我表演单口喜剧的时候，他们表现出的震惊、赞叹和恐惧往往多过对我的其他任何自我介绍。还记得吗？我可是一个曾经靠解剖尸体过日子的神经科学博士！

所以，如果我们登上舞台表演单口喜剧，对我们的大脑而言，这基本上就相当于一次社交上的蹦极跳：我们的理智表示这么做没有任何问题，我们不会受到什么身体伤害。但是，演化赋予我们的每一种生存本能都在竭力劝阻。也就是说，我们的"战或逃"系统正处于高度警备状态。因此，如果表现出色，我们不仅得到了获得认可的奖赏感和与此有关的愉悦，还体验到成功躲过危机的巨大解脱感。[42] 怪不得成功的喜剧演出（据说）可以带来极乐的感觉，而糟糕的演出则众口一词地被称为"社死"，即"社会性死亡"：它严格来说不像死亡那么糟糕，但**感觉**上也差不了多少。

如果社交拒绝是单口喜剧中一项如此巨大的风险，那么它就对那些不受这种可能性困扰的人有更大的吸引力。也就是说，那些人要么拥有不可动摇的自信心（相信我，他们在喜剧界有很好的表现），要么早就已经对社交拒绝脱敏，因为他们

---

① 事实上，这可能只是意味着人们意识到遭遇社交拒绝的概率更高，当然这也很有道理。在现代社会中，我们在演讲中出丑的可能性确实高于被一只愤怒的狼蛛袭击。

已经**习惯于此**，比如各种奇人、怪人、局外人，由于养育、性格或者精神健康问题等原因而无法融入"正常"社会的人等。现场喜剧的本质，简直就像因为情绪或相关问题而被主流人群避之不及者的自我选择，所以在单口喜剧界看到这类人的概率更大。根据坊间的证据来看，你肯定已经见过这类人了。

表演喜剧的行为，尽管全部围绕幽默、笑话和乐趣，但可以想象，它有可能加剧现有的情绪不稳定状态。伊安和韦斯都有各自的心理健康问题需要处理，他们都表示，日常表演常意味着将自己置于非常消极的情绪状态中：伊恩复述了他的自杀倾向，韦斯则承受着不断的愤怒爆发。人类的大脑对所有与幽默和欢笑有关的事物都非常敏感。[43] 而且非常善于读取和推断他人的情绪。全拜心智理论和同理心以及所有这类东西所赐，成功地表演喜剧通常要具备"真实性"。观众需要相信表演者是真诚的，至少在某种程度上如此。因此，如果你的表演包含愤怒、悲伤或其他负面情绪的元素，那么除非你是一个极其出色的演员，否则有效地传达这些要素的唯一方法就是真正地体验它们，唤醒自己的相关记忆，或让自己处于这种心境之中。从本质上讲，喜剧演员可能最终会陷入这样一种境地：他们因为不快乐而得到了经济上的奖励和观众的笑声与赞许。韦斯说，他已经到了要在日常生活中寻找生气的事情，只为在舞台上有谈资的地步。如果这种情况同样适用于许多其他喜剧演员的话，那也就意味着，他们要为了幽默和笑声而变得习惯于不快乐的状态。[44] 总的来说，这可能不是什么好事。

　　似乎确实有一些基于大脑的因素能够解释为什么喜剧演员，就是那些专职使用幽默和传播笑声的人，更有可能变得不快乐，哪怕这听起来如此与直觉相悖。当然，并不是所有喜剧演员都是这样，还是有很多人过得极其快乐，深深陶醉于他们的工作。但是，假设"小丑的眼泪"这一陈词滥调必然有其存在的道理的话，我们现在起码可以拼凑出一个合理的神经科学机制来解释它。表演喜剧意味着得到他人相当大的认可和肯定，但同时也存在被拒绝的巨大风险。因此，那些对社会拒绝不怎么敏感的人更有可能尝试。而幽默又有赖于不一致性，意味着那些具有"非主流"世界观的人也许在表演上取得成功的机会更大。但是，这也意味着要获得他人的认可，经常需要"掏心掏肺"，而如果以喜剧的名义展示负面情绪的行为得到了来自观众的奖赏性反馈，这就可能会有促进和延续不快乐的风险。以上这些，再加上这份工作的性质，或许就会给从业者的快乐和健康带来相当大的压力，尤其对于那些大脑和思想本就天然脆弱的人。[45]

　　但是，这揭示了关于欢笑、幽默和快乐的哪些事实呢？好吧，在让我们感到快乐方面，笑声和幽默毋庸置疑是强有力的组成部分。它们亘古存在，用途广泛，容易调用，立即见效，而且它们还有许多具体的好处，例如增强社会凝聚力，安全地释放紧张感和攻击性，甚至对我们承受和克服压力及创伤的能力都有一定的保护作用。然而，从许多喜剧演员告诉我的情况来看，尽管笑声和幽默似乎有足够的力量来奖赏和鼓励一些令人不愉快，甚至有害的行为，从长远来看，它们仍有可能带来切实的破坏。另外，如果罗德和伊安的例子足以作为参考的话，那么长时间接触笑声和幽默会让我们的大脑对此变得不敏感。

总的来说，波比·波尔认为人不可能同时笑和悲伤的说法基本上是正确的（假设这里不包含非杜兴式笑的话）。但是，这仅限于某些确切的时刻。表面看来，笑和支撑它的作用机制确实会在我们欢笑时抑制或阻断其他更消极的情绪。[46] 然而无论如何，这种效果都转瞬而逝。此外，幽默源自对某些不协调或"错误"的东西的识别，若想让它生效，还需要满足一些条件，那就是要先"违背"点什么，无论是规则、标准，还是期望等。同样，笑声可能发挥更多的社会作用，但它是一个具有增强性和促进性的因素。笑声更确切地说是加强了社会纽带，而不是直接创造它们（当然这个规则也不是铁板一块）。

基本上，笑与幽默很难孤立存在。它们需要去回应某些东西，也需要有东西作为基础。从某种程度上来说，它们之于幸福，就像香料或调味品对一顿饭的意义一样。适量的香料可以极大地提高一餐的质量，甚至有望拯救糟糕的食物。即使最糟糕的垃圾食品，也可以通过涂抹番茄酱或放盐来得到救赎。笑与幽默也是如此：它们可以让愉快的情况变得更好，使糟糕的状况有所改善，哪怕在一切都错得离谱的时候，也能提供那么一丝快乐的微光。

也许我们可以换一个不同的烹饪比喻。如果幽默和笑声就像快乐蛋糕上的糖衣，那么单纯基于幽默和笑声的快乐就像没有蛋糕的糖衣。它或许外观很不错，一眼看上去就像一个真正的蛋糕，甚至可能连味道也还不赖，但是它不仅脆弱，而且无法令人满足——一旦过量还可能惹人不快。过不了多久，整个结构就会土崩瓦解。而且，幽默似乎依赖于不一致性、主观性、不可预测性和意外的惊喜。因此，任何试图使其正规化、建立规则并结构化的努力，以及想要令其变得稳定和可管理的尝试，可能都会侵蚀那些赋予其价值的特性。这又怎么能让我们快乐呢？

对此，伊安以一个故事给出了最好的总结：他和他当时的创作伙伴被带到英国广播公司（BBC）的喜剧部门，帮助一个即将播出的电视节目撰写笑话。

"起初，仅仅是能到那里去就让我们喜出望外。我们被安排在那个曾经属于弗兰奇与桑德斯（French and Saunders，一个英国喜剧二人组）的办公室里，我们情不自禁地闲荡起来，与所有的奖杯合影。最后，我们总算意识到必须要做点工作了，就坐下来开始写作。我们写出了一些东西，并且它真的把我们逗乐了。我认为里面的任何段子都没有人用过，但是我们非常喜欢。总之，我们笑得很放肆。然后节目组的负责人，一个著名的实力派喜剧演员把头从门口探进来说：'伙计们，你们能不能小点声，我们这儿可正在工作呢！'这本该成为对我们的一个警告，然而我们想的却是：我们正身处BBC喜剧部门的核心区域，远在伦敦郊区的人们大概也都能听到我们的笑声！"

　　我觉得这是很好的概括：如果我们把太多的时间和注意力放在幽默和喜剧上，甚至使之成为我们唯一的关注点，那么笑声都有可能引得我们翻白眼。

　　这是不是很有趣？

第7章

快乐的阴暗面

我曾经是一名啦啦队长。我敢打赌，大多数30多岁的谢顶男性神经科学家都没有这种经历。那是在我十几岁的时候。我的父母组织了一场筹款活动，其特色之一就是恶搞"WWF风格"的摔跤比赛。① 而我则是"坏蛋"拉拉队的一员。这听起来就是一个很可笑的画面：一个十几岁的胖男孩，戴着金色的假发，穿着黑色的裙子，四处挥舞着绒球。事实也确实如此——要的就是这个效果。

除了偶尔在冷汗和尖叫中醒来之外，作为一个成年人，我已经鲜少想起我曾担任拉拉队长的经历。它完全不符合我当下的形象，所以它很少出现。我现在之所以提起来，是因为我们过去都有一些宁愿自己没有做过或未曾发生过的奇怪，或许是

---

① WWF（World Wrestling Federation），世界摔跤联盟。那时候正是"巨汉"霍根（Hulk Hogan）和"男子汉"兰迪·萨维奇（Macho Man Randy Savage）的时代。

令人后悔的经历，而我们的大脑也允许我们抑制或淡化它们的重要性，来维持和保障我们的快乐。通常情况下，这没问题。如果过于纠结我们的缺陷和错误，反而会损害我们的信心和快乐，这正是临床抑郁症的一个主要特征。[1]另一方面，持续性地无视或略过不好的、无益的和不光彩的信息，最终可能会带来误导，甚至是不诚实的。而且，当我调查到这个程度上之后，我开始担心自己也犯了这个毛病。

大体上，有很多事情我最后都没有写进上一章。英国的一些小报围追堵截夏洛特·丘奇，肆无忌惮地对她进行攻击；GotN不得不面对某些愤怒到喊打喊杀的男性，只因为她关于女人在性方面并不"欠"男人的言论；露西·布雷特细数的那些发生在纽约精英人士之间的、琐碎得近乎可笑的明争暗斗；钱伯斯教授提到的在神经科学界发生的类似情况；伊安·伯兹沃斯与粗鲁、出言不逊且狭隘的观众之间的互动，诸如此类。姑且容我申辩一句，如果我把发现或听到的关于快乐和大脑的**一切**都囊括进来，那本书会把《权力的游戏》（*Game of Thrones*）系列小说衬托得像一本小册子。很显然，删减一些东西是必须的。而且我在写的是一本关于快乐的书，也不想让它充斥着消极或不愉快的内容。那都不是我想要的叙事，所以我就在情况允许的前提下省略了那些阴暗的东西。然而，我终究还是意识到，到目前为止，本书的叙述似乎一直在把人类描绘成一群努力工作、热爱安全感、有轻微享乐主义倾向的浪漫群体。无论如何，他们想要得到的只是被喜欢和接纳而已。

但事实并非如此，不是吗？人类常常糟糕得很，有时只因为想要感到快乐，就去做或经历一些不愉快的、危险的甚至干脆就令人厌恶的事情。这到底是怎么回事？为什么大脑会让我们从不愉快的事情中感受到快乐和奖赏？我很不情愿地意识到，如果想对快乐在大脑中的运作机制理解得彻底而全面，我就必须努力找出这些问题的答案。我将不得不全面化身为阿纳金·天行者，去拥抱快乐的黑暗面。

异曲同工

不愉快的定义是"导致不舒服、不快乐或反感"，所以从逻辑上讲，在经历不愉快的事情时，我们不可能感到快乐。那么，为什么仍然有那么多人似乎毫不在意地享受这类事物呢？在很多情况下，这个问题的答案很简单：实际情况并非真的令人不快。所谓的糟糕或不愉快，往往都是极主观的感受。一个明显的例子（这个例子都快被我用烂了，但是不可否认，它确实很好用）就是食物和对食物的偏好：我们可能对某种食物仅仅想到就会一阵阵犯恶心，而其他许多人却对它欲罢不能，譬如牡蛎、蓝纹奶酪、舌头、杏仁蛋白软糖或别的什么东西。有些食物似乎游走在恶心和美味之间，而究竟将它们定位在哪一边，纯粹就是个人口味的问题了。考虑到味觉的感知和偏好是如此多样化，[2] 这一点并不足为奇，因为这不仅因人而异，而且同一个人在不同情况下也会存在差异。气压会影响味道

（这也是航空食品常年沦为笑柄的部分原因），怀孕及所有与之相关的激素和化学改变都会造成严重破坏，年龄也有影响，甚至同时闻到或看到其他东西都会改变食物的味道。食物的第一口，还真的是用眼睛尝的。

味觉实际上是一种相当弱势的感觉。大脑并没有为它投入太多的资源，所以当我们在体验某种东西的味道时，大部分都是经由嗅觉、视觉、记忆和心理预期加以"润色"的。[3] 因此，对食物的偏好在极大程度上受到经历、偏见、文化以及其他类似因素的影响。也就是说，如果别人在吃我们认为糟糕的东西，通常是因为他们对这种食物的看法与我们不同。他们并**不**讨厌它，对他们来说，这东西还不错。

这个道理也适用于其他感官。有些人无法忍受抽烟斗的气味，而对另一些人而言，这会让他们想起自己挚爱的祖父，由此唤起的只有美好的回忆和积极的联想（尤其是当气味与记忆之间关联密切时[4]）。有些人无法忍受重金属音乐，而有些人离了它几乎活不下去。人们经常嘲笑20世纪70年代的时尚，但烫发和喇叭裤在当时广为流行。基本上，我们不能指着自己不喜欢的东西断言它肯定就是坏的。这对我们来说可能没错，因为我们的大脑的构造方式决定了我们会觉得那些东西令人厌恶。但是，其他人拥有不同的大脑。他们**不是你**。

两个人的大脑之间存在的差异有多大，无论怎么强调都不为过。正因如此，神经科学（及其相关）领域的研究经常以同卵双胞胎作为对象。[5] 他们的基因几乎完全一致，而且在相同的环境中长大，因此可以认为两者在发育阶段受到了相同条件的影响，先天**和**后天因素大致相同。假如在成年后，双胞胎中的一个罹患抑郁症，另一个却没有，我们就可以看看他们之间有何差异，然后更可靠地将这一差异判定为导致抑郁症的原因。毕竟，如果病因在于某种遗传或发育方面的问题，那么这对双胞胎应该都受其影响。或者，如果两人最终都患上抑郁症，那么就算他们后来的生活不尽相同，遗传或发育因素也很有可能是真正的罪魁祸首。[6] 当然，实际情况总是比这样简短的总结复杂得多，但同卵双胞胎可不仅仅是恐怖片中的常客，他们也是科学界的一大福音。

　　然而，即使是同卵双胞胎，也可能成为截然不同的人，具有明显不同的大脑和个性。怎么会这样呢？不妨这么理解这个问题：找来100万个骰子，把它们倒进一台工业洗衣机，旋转20分钟（同时戴上耳塞，因为那一定会很吵）。完成后，将所有的骰子倒在地上，开始计算每个数字的总数。然后重复一遍——做法和之前一模一样，再算出第二个总数。你觉得你会得到两个完全相同的总数吗？不会的。同样的骰子，同样的机器，同样的程序，同样的时间——尽管如此，只有奇迹能让两次得到完全相同的结果。这是因为，哪怕总体上有相似之处，但每个骰子都受随机运动的影响，并不断地影响彼此。我们的基因和环境也是以类似的过程最终塑造出我们的大脑，只不过骰子有1万亿颗，每颗都有1,000个面，并且这台洗衣机还绑在过山车上。

所以也难怪我们会看到千人千面的显著个体差异。我们已经了解到，不同的人喜欢不同的家居和生活空间，在职业生涯或个人抱负上有着不同的期盼和渴望，感到好笑的事情各不相同，并且在性取向和身体吸引力方面也存在巨大的差异。类似的例子还可以举出很多。这里没有人是"错"的，也没有人做的是所谓的"坏事"，纯粹只是因为没有两个人完全相同，导致使他们感到快乐的东西也会相应地发生变化。

不过，有些影响持久不衰，相当于为了得到某个结果而用特定的方式"投掷骰子"：如果你在一个音乐氛围浓厚的家庭长大，从小受到音乐的熏陶，就很可能对音乐拥有强烈的感受。你或许喜欢它，又或许很叛逆地讨厌它，但你可能不会对它报以模棱两可的态度。其他的种种影响，哪怕只是暂时的，也有可能具有令人难以置信的强大力量，以显著的方式影响到大脑中的多个区域，例如你的第一次性行为。如果一个人的初体验对象长着红色的头发，那么之后很可能会一直被红发的人吸引。大脑会迅速学习具有高度刺激性和情感属性的新事物，[7] 所以在这个例子中，基本学习过程会迅速建立"红发=性愉悦"的关联。大脑在这方面很善于进行普遍化的推衍：不一定每次都得是同一个红发的人，因为类似的刺激能够产生类似（哪怕所有减弱）的反应，[8] 结果就形成了对拥有共同偏好元素的事物在总体上的喜爱。这也是为什么我们会喜欢某些特定类型的乐队、音乐风格、艺术或者电影流派，而不仅限于我们首次发现并喜欢上的具体个例。这确实意味着如果有人喜欢某个让你讨厌的东西，那么存在很大的概率，他们也喜欢其他你不喜欢的东西。你们之间的分歧变得更加广泛而且根深蒂固了。

但是，在我们重返"每个人都不一样，这很酷，愿世界和平、人间大爱"的主旋律之前，我们必须承认，有许多我们可以做的事情**从客观上**来说的确是坏事。它对我们有害，却仍有无数人乐在其中，并由此获得快乐。考虑到我们的大脑本该有多么注重回避风险和看重安全感，为什么还有人不顾种种警告，对不健康的食物、酒精、毒品、赌博以及危险的暴力运动欲罢不能呢？从我们很小的时候起，毒品的邪恶和危害就被反复强调[9]，吸烟的健康风险被明确标示在香烟的外包装上。[10] 同样的情况也可见于食品的化学成分和热量特性。一餐营养丰富、能够清洁肠道、增强免疫力的饮食就在距离我们不到10分钟路程的地方，它健康到让我们觉得哪怕看一眼饼干包装，都罪孽深重得像杀死小狗的怪兽一样。然而，我们却依然如故。为什么？

理由还是一样的，大脑做事情并不是100%地出自理性。例如，尽管我们不断地被提醒某些东西多么不健康或是多么危险，但"认知"实际上并没那么有用。社交媒体上总是充斥着一些故事、段子或游戏，分享在健康状况或悲惨事件上"提高认知"的方法。就算这纯粹是出于好意，仍有许多人指出，[11] 就算我们的认知有所提高，接下来又如何呢？对某件事情的抽象认识，即使其中充满危险性，也很少能改变行动或行为。对那些正在试图解决诸如肥胖等健康状况，或者像气候变化等重大环境议题的人来说，这无疑是个大问题。即使知道某件事情是错误的或有害的，他们似乎仍然会坚持做下去。[12]

这在一定程度上是因为我们的大脑尽管很强大，但仍然有其局限性。现代生活意味着我们在每一个清醒的时刻都会受到各种信息的轰炸，而大脑在任何给定的时间都只能处理有限数量的信息。事实上，它能成功做到吸收和保留做过的一切已经近乎奇迹，但这意味着大脑必须从中挑选重要的东西，而忽略、淡化，甚至直接无视其他信息。它是如何决定自己应该关注什么的呢？

很多时候，具有重大情感要素①或刺激性（导致"唤醒"[13]）的信息，要优先于缺乏这些特性的中性信息。所以说，如果我们吃了油炸奶酪块或三层巧克力布丁，那味道简直**妙不可言**。我们享受到快乐和欢愉，因为我们的大脑会对甜味和高热量食物做出积极正面的反应。[14] 所以，我们的大脑快速习得了这个关联：油炸奶酪＝好。相比之下，通过一些小册子或枯燥乏味的纪录片，我们得知高脂肪食物对胆固醇水平和动脉有长期的影响。这可能很重要，却远远比不上实际享用这些食物那么刺激，那么令人**激情澎湃**。因此，我们以某种抽象的方式认识到吃油炸奶酪"不好"，却又对它非常令人愉快的特质**深有体会**——后者才更有影响行为的可能性。

这也解释了为什么学习科学、数学或类似的东西是很困

---

① 科学术语是"情绪效价"（emotional valence）。它可以是积极正面的，例如愉悦；也可以是消极负面的，例如恐惧。

难的，除非我们对此充满热情（必须承认，有很多人确实如此）。它们主要都是抽象且无形的信息（那也是必然的），极少乃至缺乏任何带有情感色彩或刺激性的元素。我们仍然可以有意识地通过反复练习来把它们留在脑子里，但需要努力和坚持。也就是说，我们要为此投入大量的精力，却没有立竿见影的回报。这无疑会让它变得更加困难，因为大脑中负责监控此类情况的部分可不赞成这样。这也是为什么即使已经过去这么多年，我仍可以一字不差地背诵我最喜欢的剧集《辛普森一家》（*Simpsons*），却不记得最后一次在学校参加地理考试的内容。只有最后这件事情对我的学业成功至关重要，我大脑中相关的部分却显然不喜欢它——我们还没演化出那种工作方式。而且，一旦我们决定喜欢某样东西，就很难再改变心意，除非有特别难以反驳的理由。[15]

当然，要做到也是**可以**的。如果我们非常喜欢汽车和驾驶，然而在经历过一次几乎致命的车祸后，我们可能需要很长时间才会再次蹬上汽车。[16] 同样地，如果我们吃了某种一贯喜爱的食物却出现中毒症状，那么如果还有下次的话，再吃它应该是一段时间之后了。我们依然拥有那些识别并强调厌恶和危险的脑区，它们在我们做一些对自己有害的事情时就会被激活。不过，它们也是有局限性的。

这在很大程度上是个关于时机的问题：我们把手放在热炉子上，瞬间就会感受到疼痛。于是我们本能地缩回来，因为我们一下子就意识到刚刚触碰的东西是应该回避的危险物。然而，如果由于某些古怪的原因，相关神经信号变成以蜗牛的速度传导，你要在一周之后才体验到这种疼痛呢？我们将不会自动把疼痛与炉子联系起来，因此也就没有什么能阻止我们在这段时间内反复地触摸它。任何看到的人都会把我们当作自我毁灭的疯子，我们自己却真的不知道这有什么不对。

行为和后果之间的延迟越长，我们的潜意识学习系统就越难在它们之间建立联系。[17] 悲哀的是，如果我们吃了高脂食物，沉溺于酒精或其他药物，健康受损等负面后果要在事件发生后的几天、几个月，甚至几年才出现。尽管次日就会出现宿醉，但那毕竟距离体验到饮酒所带来的愉悦已经过去很久。高热量食物引起的动脉梗塞和对心脏的压力是非常缓慢渐进的，而且我们大多数时候对此都毫无感觉。重点在于，我们"知道"这对我们没有任何好处，但那些更原始却依然强大、负责处理因果关系的脑区，并没有真正认识到这个问题。

事实上，即使是由我们的前额叶负责处理的有意过程，在这种情况下也可能并不可靠。这都要归咎于乐观偏差（optimism bias）[18] 之类的东西，它让我们倾向于假设最好的情况是更有可能出现的结果，而这完全基于毫无根据的猜想。在许多情况下，这实际上是很有帮助的。积极、乐观的前景与更好的心理健康状况和对压力事件的耐受性之间有着可靠的关联性，[19] 对自驱力和目标设定也有帮助。不过话说回来，做出事情最终会变好的假设也可能徒劳无益，甚至自我挫败。"我戒烟或许能不得肺癌，但我戒不戒烟可能都不会得肺癌，干吗还费那个劲呢?”然后这样想着的人就得了肺癌,原因就是吸烟。明白是怎么回事了吗?

这不仅仅是我们蓄意的忽视。神经影像学研究提示,某些大脑区域,特别是杏仁核和前扣带皮层吻侧部位,[①] 在受试者想象积极的未来事件时似乎高度活跃,在想象消极的未来事件时却不活跃。[20] 这说明相比悲观预测而言,大脑会自动赋予乐观预测以更高的权重和重要性。这也是合乎逻辑的:从演化的角度来看,前瞻性的计划和预测对我们的大脑来说是比较新的东西,而杏仁核等深层脑区只会对呈现在它们面前的事物的基本性质做出反应。所以,它们强调了好的而不是坏的东西,完全没有意识到那只是一种理论场景,并非实际发生的事件。因此,我们的预测往往充满不切实际的乐观。

不过,大脑中也有一些进程会试图**阻止**我们对自己造成伤害。对吸毒者及其长期行为的研究显示,成瘾药物会刺激多巴胺奖赏通路,这是大脑中所有快乐和享受的来源。随着时间的推移,这条通路的活性将会逐渐减弱:一贯具有可塑性的大脑会发生变化,对冲了持续存在的药物的效果,导致奖赏通路对外来化学物质因已经习惯而反应性降低,需要越来越高的药物剂量,才能引起与以前一样的快感。[21] 人们认为,正是这种奖赏作用的减退使吸毒者维持着他们的吸毒行为,继而改变了负责意识、思想和行为的奖赏通路与前额叶皮层脑区之间的

---

① 由于它们在情绪与奖赏方面的重要作用,我们已经在前文提到过这些脑区。

联系。也就是说，成瘾者最终会让难改的恶习凌驾于其他更"寻常"的需求之上，诸如社交、食物、卫生等。[22]

不过，近年来的研究发现了一种**反**奖赏通路的存在。这是一个脑区之间的网络，让我们对事物（哪怕是我们喜欢的）产生负面的情绪和身体反应。[23]与奖赏通路相比，人们对它的了解还不够深入，但似乎涉及杏仁核和纹状体（靠近丘脑）的某些区域，与额叶皮质有联系，并依赖于促肾上腺皮质激素释放因子（corticotropin-releasing factor，CRF）和强啡肽（dynorphin）这两种神经递质。[24]其中，CRF已被发现在自杀身亡者的脊髓液中异常升高，[25]强啡肽则已被反复证明与压力和抑郁症有关。[26]这两种情况都会引起烦躁不安，即一种极度不安与不满的状态，在本质上与欣快感相反。简而言之，反奖赏系统使我们不快乐。

奇怪的是，当我们体验快乐的事情时，它明显会被激活，尽管（最初）在程度上比奖赏通路小得多。我们会在某些事情上体验到强烈的愉悦，但也会有一丝不快的感觉，因为大脑有效地给我们"踩了刹车"。①然而研究表明，长期使用毒品会逐渐增强反奖赏系统的活性，同时奖赏系统的活性则在减弱。过度的药物滥用会破坏两者之间微妙的平衡，导致吸毒者的奖赏系统几乎难以做出反应，反奖赏系统却严重地过度活跃。最

---

①　或者，它可能只是为了维持对立系统的功能。很多生物机能都受两个对立系统的控制，如交感神经系统和副交感神经系统，而且每一方都需要保持基础水平的活动来确保细胞的活力。

后的结果就是，吸毒者发现想要快乐变得很难。他们往往过得极其不快乐，因为他们的大脑已经乱作一团。这就是为什么长期吸毒者持续吸毒并非为了获得快乐，有许多人亲口承认，他们只不过想要再次感觉"正常"，而毒品已经是唯一能让他们剧变后的大脑中的反奖赏系统安静下来的东西了。[27]

　　这还解释了为什么压力引起的复吸在成瘾者中如此常见。反奖赏系统主要通过应激反应机制发挥作用，[28] 所以压力事件会使反奖赏系统的活动更加频繁。假设所有的大脑都有这种反奖赏系统（我们没有理由不这么认为），而且每个人的生活都在某种程度上涉及造成压力的事件，那么这将构成人们沉溺于有害却快乐的事情的另一个原因：这不是享乐主义或放纵，而是一种真正的，哪怕只是出于潜意识层面，为了停止不快乐而做出的努力。饮酒、吸烟或不健康的食物确实不好，因为它们会带来伤害，使我们不快乐。但是，如果我们反正都已经不快乐了，那还有什么损失呢？

　　所以说，没错，人类经常做一些损害自己的身体和大脑的事情。然而公平地说，还有谁比"他们自己"更有权力去这么做呢？如果他们没有伤害到别人，这有什么问题吗？问题是，他们往往确实伤害到了别人！二手烟、醉酒后的攻击性行为，由于个人引起的健康问题而给宝贵的医疗资源造成的无谓消耗——这些资源本来是为所有人准备的，诸如此类。而这还只是次要的。每一天，人们都在主动撒谎、欺骗、攻击、盗窃、霸凌、操纵和破坏，目的只是为了得到自己想要的东西。

他们的目标和欲望，他们的快乐，都会让别人感到不快乐，而且往往是非常不快乐。这不是与我们之前的结论相悖吗？我们已经看到了，被他人喜欢和接纳是让人快乐的主要因素之一，哪怕只是小而愉快的社会接纳也会触发奖赏系统，而即使轻微的拒绝也会令我们感到（心理上的）痛苦。此外还有总体上非常有用的共情，它意味着我们可以切身体验他人的不快乐，尽管程度上有所降低。所以，惹别人不开心理论上也会让我们自己不开心，不是吗？

我们甚至演化出了不同的情绪——羞耻和内疚，专门让我们为伤害他人而感到难过。它们虽然经常被互换使用，实际上却是截然不同的两回事。羞耻感是指向内心的：它专注于自我，引起一种遗憾和不快乐的感觉，因为我们意识到没有达到自己的期望和标准。而相比之下，内疚感则更多是向外在的：引发它的原因，是我们意识到他人正以某种方式被我们的行为伤害。[29] 两种情感都受到一个广泛的神经网络支持，包括大脑的额叶、颞叶和边缘区域。在颞叶中，羞耻感引发的神经活动出现在前扣带皮层和海马旁回（parahippocampal gyrus），而内疚感则更多地与梭状回和颞中回（middle temporal gyrus）相关。羞耻感也会在额叶的额内回（medial frontal gyrus）和额下回（inferior frontal gyrus）产生活动，我们的自我意识、自我认同和自我评估大多发生在这里。相比之下，内疚感则会刺激杏仁核和岛叶产生活动，这些脑区是更"外在"的问题和危险被认知的地方。

尽管这些都很有趣，但问题是，这么多驱使我们保持友好并善待他人的复杂且根深蒂固的神经机制，在很多时候都被我们推翻或忽视了。这使我们对他人造成了伤害，程度可能微不足道，也可能无比残酷。而所有一切的目的，都只是为了得到我们想要的东西。究竟发生了什么呢？

有时，"严厉的爱"和"想善良，就要先学会残酷"是个合理的解释。为了从长远上帮助某人，我们必须先对其造成伤害。剖开一个人的身体，翻看他们的内脏，这通常在任何人看来都不是友好的表现，但为了挽救生命，这是外科医生每日的例行公事。同时，这里仍存在着主观因素：被某些人视为反社会或充满敌意的行为，其动机却完全不是如此。我曾经和一位福音派基督徒交谈过，他经常在周末到街上向购物的人群布道，告诉他们要接受耶稣，并为自己的行为忏悔。滔滔不绝地向只想买双新鞋的无辜行人宣讲地狱之火和审判，这算是友好的或"符合教义"的行为吗？

事实上，绝对算的。这些基督徒确实相信，只有全心全意地敬拜上帝，才能在死后进入天堂，而任何不这样做的人都将被永远地困在地狱中。因此，体面的做法就是通过说服人们加入自己的教会和信仰体系来施以援手。从神学上来说，这相当于你在知道船要沉了之后把人们迎上救生艇，即使这意味着破坏他们的游轮体验。你可能并不认同那些在街上布道的人，但从他们自己的角度来看，那是在帮你。据那位与我交谈的人所言，他们是在做善事。

然而，尽管有这些警世箴言和大脑中的各种防御措施，人们仍然花大量时间做一些明知会对他人产生负面影响，但能导致自己获益的事情。就这类情况而言，我们究竟为什么会顺从心里的魔鬼而不是天使呢？

这是一个非常实用的比喻，因为在很多时候，大脑不同的部分产生彼此相反的结果（就像上文介绍的奖赏与反奖赏系统配对存在的安排），最终哪一边会占主导地位则视具体情况而定。所以说，我们拥有一些让我们对他人友善的脑区，但也有另一些脑区鼓励我们变得自私自利。例如，卢克·常（Luke Chang）及其同事在2011年进行的一项神经影像学研究揭示，[30] 在玩一个涉及收钱后决定归还多少的游戏时，归还金额符合预期或要求的被试者与内疚处理有关的脑区，如岛叶，显示出较高的活动水平；而那些留下的金额超过规定的被试者，则显示出与奖赏有关的脑区，如伏隔核，活动水平较高。这项研究取得了许多有用的进展，其中之一就是它提供了证据表明，对内疚的**预期**是一种强有力的行为动机。仅仅是有可能发生的内疚，就足以让人们归还全部的金额。然而，有些人对内疚的敏感度比其他人低。如果潜在的奖赏带来的刺激胜过了可能的内疚，他们就会更多地把自己的需求和欲望放在别人的福祉之上。在这样的过程中，他们很有可能最终变得相当富有。显然，由此造成的结果就是，这个世界上最富有的人往往很残忍，而且几乎全都自私自利。你能想象吗？

另外值得一提的是，从演化的角度来看，这些让我们变得和善而友好的神经机制都相对较新，那些关注自我存续和满足的机制则更古老而"稳固"。因为从我们的演化史溯源的话，我们都**曾经是**简单而原始的生物，努力在一个弱肉强食的世界中存活下来。成为友好的大型社会团体所能享有的好处和回报都是后来才出现的，那时我们的大脑已经发展到相当发达的程度。如果你审视诸如眶额皮层（orbitofrontal cortex）之类的脑区，这一点就会变得更加清晰——还记得那个会在我们本能的情欲冲动可能带来麻烦和不安的情况下，给我们泼冷水的高级推理脑区吗？这就有点像那些更复杂的脑区猛地拽住缰绳，同时对更具动物性的脑区大喊一声："坐下，乖宝！"

　　另一个例子是缘上回（supramarginal gyrus）在共情中的作用。我们的大脑是以自我为中心的：我们所做或所想的一切都是从我们自己的角度出发的，所以很多时候，我们都通过**自己做事或思考的滤镜**来看待他人和他们的行为。[31] 尽管可以理解，但在与他人打交道时，这种方式可能派不上用场。要知道，那些人并不是我们，尤其是当涉及共情的时候，我们自己的感受会蒙蔽真相，混淆视听。不过，2013年乔治娅·西拉尼（Georgia Silani）及其同事在马克斯·普朗克研究所（Max Planck Institute）进行的一项研究显示，缘上回，即位于顶叶、颞叶和额叶交界处的另一个脑区，在涉及共情时基本上可以"解析"因自我中心而导致的扭曲现象。[32] 你可以把它想象为一副给大脑戴的3D眼镜：屏幕上原本混乱无序的画面瞬间变得清晰可辨，因为每只眼睛现在看到的都是它能够理解的画面。缘上回就是大脑共情系统的3D眼镜。然而，它只能在一定程度上发挥作用：如果我们自己的情绪状态与观察对象的情绪状态大相径庭，那么缘上回就有更多的工作要做，我们在判断对方的情绪状态方面的准确性也会随之大打折扣。

这又有什么相关呢？如果我们**看不出别人不高兴**，我们就不太可能在意他们是否不高兴。如果我们非常快乐，就更难意识到别人的不快乐，**即使让他们不快乐的原因正是我们自己**。像"哦，他其实并不介意"或"她怎么就开不起玩笑"这样的说法，就经常被用在那些被我们的自我满足行为惹恼的人们身上。这也解释了为什么晚上玩得很开心的人，会对讨钱的流浪汉心生反感（这种情况我见得多了）。因为沉浸于欢乐中的他们完全无法理解，一个人要有多么绝望和悲惨才会向陌生人乞讨钱财，所以他们视乞讨者为一种麻烦，并以敌意而非同情作为回应。这不公平，也不友好，甚至不是我们无法避免的事情（我们完全有能力去体贴对待比自己状况糟糕得多的人），但这确实意味着这些人的行为——说得温和一点，他们的混账行为存在一个神经科学上的解释。

令人惊讶的是，我们的大脑已经演化出好几种方法确保社交的和谐与快乐，但它也常常弄巧成拙，导致相反的后果。譬如说，我们的大脑似乎是为公平而设计的。当我们受到他人的公平对待时，大脑中的奖赏通路就会被激活，产生类似吃巧克力或得到钱的感受；[33] 而一旦感知到不公正，纹状体的活跃度就会明显增加，这是令我们专注于社会接受和认可的老朋友。[34] 对任何社会动物来说，演化出对公平的渴望并享受到它，显然能带来巨大的优势。然而，尽管这在一个分享浆果或最近获得的肉食的小团体中相当有效，我们的社会如今已经变得巨大而复杂。我们无法全面认清在基础设施构成的巨大网络中，或在那一扇扇紧闭的门扉后到底发生了什么，我们只有有限的信息可供参考。这样一来造成的结果，就是我们往往会在根本没有问题的地方看到不公平之处。例如，我们经常可以看到人们攻击从政府获得财政援助或支持的人。发出谴责的人并没有看到那些迫切需要帮助的人曾面对怎样的挣扎和霉运，他们看到的只是有人得到了免费的东西，他们却没有得到。而且，那些东西还是通过他们缴纳的税金来支付的。这不公平！如果我们很难与比自己境遇更糟的人产生共情，那么这显然无助于改善持续且不准确的偏见。

说到偏见，就还要提到"公正世界假说"（just world hypothesis）。它描述的是一种恒久的信念，即世界并非随机或混乱的，而是公平和公正的。善行会得到褒奖，而恶行会受到惩罚。鉴于人类的大脑天生喜欢公平，并且倾向于期待最好的结果，这种对世界公平性的信念非常合情合理。有证据表明，岛叶和躯体感觉皮层至少在一定程度上参与了这种信念的形成。[35] 这再次提示我们，对世界公平性的信仰对我们的大脑而言可能是与生俱来的。就像乐观主义偏倚一样，这或许会有所裨益：假设我们良好的行为会得到奖励，我们的努力能得到相应的认可，这将成为激励我们去实现长期目标的一个有力的驱动因素。

可问题是，这个世界**并不**公平。坏事无缘无故地发生在好人身上，可怕的人却往往成为生活中的大赢家。因此，当我们面对这些例子时，会产生一种违和感。我们相信世界是公平的，然而当我们面对一名无辜的性侵犯受害者时，或看到一个极度卑鄙无耻的人成为亿万富翁时，我们的信念显然受到了巨大的冲击。为了调和这种矛盾，我们有两种选择：彻底颠覆我们的信仰体系，质疑我们看待世界本质的方式，甚至可以推翻烙印在我们大脑中的偏见；或者，我们就想方设法地去解释为什么这些现象实际上是**公平**的！后者通常是我们在大多数情况下的本能反应。那个女人被侵犯了？那是她自找的！都怪她当时穿得撩人。那个富豪十分邪恶？做生意就会让人变成那样，世界的本质就是这么残酷，而且他也确实为许多人提供了工作机会，所以干掉几个对手和烧掉几座孤儿院又有什么大不了的！诸如此类。

还有一种常见的归因偏倚（attribution bias），[36] 指的是尽管我们把别人的不幸归咎于他们的无能或决策失误，当同样的事情发生在我们自己身上时，我们却忙着指责运气不好或环境欠佳。对方与我们的共同点越多，这种偏倚就越强烈。如果他们是一个遥远国家发生饥荒或火山爆发的受害者，我们可以轻松地将他们视为无辜的受害者。但是，如果对方与我们很像，想要与他们的不幸保持距离就变得困难，这就会令我们感到自己也很有可能遭受同样的命运。若想降低由这种认识引起的焦虑和恐惧，方法之一就是假设他们是白痴，一切都只能怪他们自己。这样一来，我们就不用担心同样的遭遇会出现在自己身上了，因为我们可不是白痴。

我们的大脑里存在着所有这些特性和机制，以确保我们尽可能地对别人友好，并且保持乐观和积极。或许在更原始的时代，仅凭这些就已经足够了，它们能让所有人感到快乐。但是在现代社会中，各种事件和因素很容易以一种令对公平与生俱来的热爱和对前景的乐观态度最终落空的方式结合在一起，导致我们就算并非有意为之，仍对别人造成了伤害。

这是个很好的解释。然而，我们不要忽略一个重要的事实：人们确实常常**会**故意伤害他人。因为他们就是喜欢这样，这能让他们高兴。为什么呢？

我比你快乐！

有一次，一个陌生人想要和我打架。当时我18岁，才刚上大学。在酒吧玩了一晚后，我和新室友正在一家烤肉店里。我不经意间看了一眼对面吵闹的那群人，其中一个人注意到我的目光后被激怒了。他醉醺醺地叫我去外面打一架，并反复说和我打架会让他有个"美好的夜晚"。值得庆幸的是，我当时困惑极了，所以就那么直勾勾地看着他，试图弄清楚他在说什么。他显然以为这是一个大胆的挑衅，反而退缩回去继续吃他的薯片了。但是，从那晚到现在我都经常会想，他到底能从中得到什么呢？为什么对一个完全陌生的人施以暴力会对他有如此大的吸引力？

诚然，我当时穿着一件鲜橙色的衬衫（我已经想不起来为什么当时的我觉得这么穿很酷了，毕竟那是学生时代的事情）。色彩心理学这个超现实的领域认为，特定的颜色会影响我们的情绪和行为，[37] 比如橙色可以诱发低水平的愤怒和敌意。也许那个一厢情愿的挑衅者实在喝得太多，以至于我的衬衫让他感到不爽？毕竟这不是第一次了。[①] 话说你有没有发现，暴力的罪犯经常被要求穿上明亮的橙色连体服？根据这种理论，橙色似乎不是最好的主意。

尽管有色彩心理学的因素，但在某些特定场景下，对其他人类个体具有攻击性也有其合理性。如果你或是其他人正受到攻击，那你自然而然地会尝试以任何必要的手段阻止对方，其中很可能就有些是暴力的。然而，还有一些时候，我们这些态度友好、善于交际、喜欢合作，并且只想被喜欢的人类，会故意去伤害一些无辜的人。有时我们的快乐就**取决于此**。这一点想想就令人不安，却依然是个事实。

有时，这就是个逻辑问题：我们的快乐可能与他人的快乐难以并存。成为世界上最好的体操运动员能让你快乐，这完全没有问题。如果你实现了自己的目标，其他所有想成为世界第一体操运动员的人就必然会失败，他们的梦想注定落空。同

---

① 我曾经还有过一个阶段，认为明亮、花哨的夏威夷衬衫又酷又搞笑，所以收集了大量藏品。然而，当我和妻子搬到一起生活后，它们就神秘地消失了。

样，如果拥有最多的钱、最高的职位，或是赢得最美丽的男人或女人的心才可以让你感到快乐，那就意味着其他人不能拥有这些东西。可供分配的资源数量有限，有些人将不得不被淘汰。

然而，在这个问题上，大脑确实也发挥了一些作用。虽然人类喜欢生活在大型社会群体中，但这些群体，一如许多社会生物的群体，是有等级制度的。诚然，我们希望得到他人的喜爱，可是我们也希望被他们敬佩甚至**仰望**。简单来说，我们本能地想要比别人过得**更好**。这是一种根深蒂固的驱动力，而不是什么孩子气的冲动。

社会等级制度在众多物种中广泛存在，从老鼠到鱼类甚至更多，[38] 并且驱动着许多行为。对很多社会生物而言，群体中的支配和服从是其生活和群落结构的重要组成部分，无论对于身居顶端的领袖首领，还是位于最底层的被放逐者和出气筒。人类又怎么会有所不同呢？总而言之，我们的社会等级制度在很大程度上塑造了我们今日的样貌：我们之所以演化出如此庞杂的大脑，背后的驱动力可能就是为了驾驭复杂的社会结构。要了解我们在等级制度中的位置，需要有自我认知及理解自己与他人的相对位置的能力。而一旦社会地位有所**提高**，也就意味着我们将得到更多的奖励，估计还有交配的机会，这都需要我们变得狡猾、机智和深谋远虑。凡此种种都是复杂而艰难的处理过程，需要调度大量的脑力，尤其是当我们面对同样聪明，并且试图以同样的方式对待我们的人时。

研究人类大脑如何处理社会等级制度是很困难的：让一个多样化的群体在 fMRI 扫描仪内进行互动，再怎么轻描淡写地说，也是一个很离谱的要求。但是，在猕猴等灵长类动物中进行的研究发现，社会地位的变化会给杏仁核、下丘脑和脑干等脑区造成显著的物理变化[38]——这些可都是深层的、中枢的、根本性的脑区。所以，如果人脑在处理社会地位的方式上哪怕存在一丁点相似之处，都会成为决定我们思考和行为的一个极其强大的要素，从而在最根本的层面上产生影响。颞叶和前额叶皮层有一个相关但又独立的区域网络，似乎会在社会地位更侧重认知的方面开始发挥作用时被激活，[39] 表明它在我们的目标及行为的规划和执行方面占主导地位。

这里有一个重要的考虑因素：已经有充分的证据表明，社交互动能带来奖赏感。但是，也有证据显示，社会地位可以对此进行调节。也就是说，如果我们的地位上升到超越另一个人，那么这时的社交互动就会有**更强**的奖赏感，[40] 因此也就让人更加快乐。例如，在幽默的交流中以智取胜，在众多同事中赢得晋升，父母假装低调地指出自己的孩子比其他孩子做得更好，在社交媒体上获得比死对头更多的点赞、转发或订阅，以及众所周知的"比排场"等。我在此不多做评价，因为我也不能免俗。即使是现在——在写本书的当下时刻，我仍然会偶尔停下来，去看看我的上一本书与其他作者、朋友或宿敌所写的书相比销量如何。如果我的书卖得更好，我就会很满足，尤其是当对方是更著名的作家时。为什么呢？我没有从这个

"成就"中得到任何好处，它对我们双方都没有影响，也没带来任何奖励，因此对于这种做法，我真的觉得自己非常幼稚。但是，从某种模糊的意义上来说，这也意味着我**更优秀**。尽管人类通常天性友好，却仍存在着竞争性。我们对自己的社会地位非常敏感，而且极度热衷于提高它。简而言之，获胜是一种乐趣。取胜令我们快乐，让我们的自我感觉良好。但是，如果我们要赢，有人就必须要输，而这对他们来说并不是好事。虽然我们经常告诫我们的孩子，胜利并没有那么重要，但对于这种想法，大脑中的某些部位可不买账。

不幸的是，这种由社会地位的提高而带来的乐趣是很容易变质的，它意味着我们倾向于喜闻乐见那些地位较高的人被"拉下马"。夏洛特·丘奇曾告诉我，八卦小报在没有任何明显原因的情况下，突然把矛头指向了她。她在社会上广受赞誉，人们用"天使"这个词来形容她，她的身影融入了无数人的生活。但是，一旦所有这些新鲜感消失之后，公众还可以从一个偶像的陨落中得到快乐。那个曾被视为人生赢家的人突然遭到诋毁和批评，这无疑能给人带来一种发自内心的刺激和愉悦，因为这样一来我们会觉得自己比某个社会阶层"更高"的人更好。有一个全球性的产业正是基于对这种现象的利用，从"垃圾"杂志到无底线的真人秀节目，全都致力于先把人捧得高高在上，然后再彻底摧毁他们。当我们拥有一个对社会地位反应敏锐的大脑时，我们就可以从位高权重者的失势中获得许多满足。

这就是为什么嘲弄或批评别人可以是一种享受，也是为什么存在以揶揄或羞辱为看点的"负能量"幽默类型。[41] 在"看某人的笑话"和"跟某人一起看笑话"之间，存在着科学上公认的差异。有些人甚至利用这一点获得了成功，就像那些所谓的"毒舌"、有争议的意见领袖或是其他类型的高调"恶人"。你可以说这些人只是靠可疑的、不道德的或有争议的言行吸引注意力，但他们**确实**得到了关注：他们的平台往往出奇高调，这意味着那些对他们有待商榷的观点持同意态度的人，在这里能够感到被认可和接纳。与此同时，那些持不同观点的人之所以被吸引过来，也许最初只是因为看到这些应受谴责之人竟被允许说出这样的话，感到自己心中的公义遭到了冒犯，结果却在这里感觉到自己比那个看似地位更高的人更好、更优越。这是一种非常令人满意的感觉，即使你没有意识到它正在发生。毫无疑问，还有许多其他因素需要考虑，但这也是一个可行的神经科学的解释，说明我们为什么会"爱恨交织"，以及为什么会乐得如此。

因此，如果我们是群体中的一员，我们既希望被该群体接纳，同时也希望在群体中拥有较高的地位。要做到这一点的方法之一，就是在大家都认可为好事的某件事情上做到极致，并且成为最能代表大多数人共识的那个人。让我们假设你是一个减肥小组的成员，这在当今时代还是相当普遍。从许多方面来说，竞争优势都很有帮助。这个团体之所以形成，是因为大家都认为减肥非常重要。所以谁减掉的体重最多，谁就是

"最好的"。有组织的减肥俱乐部会为"每周减肥明星"颁奖，还会在小组中披露各位成员的进展情况，[①]这可能也是出于以下考虑：减肥往往需要改变生活方式。而由于前文提到的种种原因，这种改变很难坚持，所以任何额外的鼓舞或激励都是可能有用的工具。

但是，有些人或许最终会走向极端，一心想成为最能代表团体宗旨的那个人，并愿意为此付出最多的努力，迫使自己比别人瘦得更多，因为这意味着他们"赢了"。问题是，其他成员不会只是坐在那里，任由他人占据主导地位。他们也想证明自己值得褒奖，所以他们也更加努力，甚至做得更好。然后，最初的那个人进一步加大了力度，再然后，其他人竞相升级投入，如此循环。很快，原来的那些规范，比如避免吃零食，选择沙拉而不是炸土豆，每周减几磅，就变成了各种极端行为：每人都每天原地慢跑12个小时，单纯靠羽衣甘蓝、胡萝卜汁和偶尔闻一闻牛排的照片维持生命。

这就是群体极化（group polarization），[42]这种奇怪的现象指的是，我们作为一个统一群体中的成员，最终的思维和行为方式会比独自一人时极端得多。

由于我们都渴望被接纳、认可，拥有更高的地位等，所以即使加入了志同道合的群体，也依然无法平衡或铺展拓宽自己的个人立场，反而使之更加激烈。请记住，我们在群体中的地

---

① 这是我道听途说的，我本人从未加入过这种小组。我没这个需求——我是个肥仔，但我觉得自己美着呢！

位是自我认知的一个重要因素。[43] 而且，如果我们是地位低下的成员，就更有可能对自己感到厌恶。[44] 想要了解更多关于群体极化的案例，即个体的观点如何在一个明确定义的社区中最终变得非常极端和激进，请参考所有现代政治。

我们作为群体成员的身份构成了我们的自我认知，这也是人们为什么经常对他人不友善的另一个重要因素。回想一下邓巴数，或者夏洛特·丘奇的观察，即来自朋友的认可比数百万陌生人的认可更有意义，还有伊安·伯兹沃斯因为人们不喜欢他的作品而产生的反直觉的喜悦感，所有这些都表明，虽然我们的大脑会对他人的认可做出积极的反应，但不一定是其他**所有**人。我们可能希望被很多人喜欢，但也有很多人是我们非常讨厌的，即使我们与他们并不相识。还记得在第一章中我们看到的，可爱而友好的催产素分子在某些情况下会使人变得更加种族主义吗？[45] 有证据表明，催产素能提高情绪意识和敏感性，但没有人规定这些情绪必须美好。

本质上，人类喜欢成为群体的一分子，演化使我们的大脑可以接受并鼓励这一倾向。如果你属于某个群体，那就没有什么可以阻挡你了。除了，你懂的……其他群体。其他群体对你们而言是潜在的威胁：他们看起来、听起来都和你们不一样，信仰的也是不同的东西。他们很危险！对此，社会心理学家做出了"内群体"和"外群体"的定义。你的内群体几乎可以是任何东西，宗教的、政治的、家庭的甚至是粉丝群，不过，在很多时候它是具有文化性的——没错，它也有种族性。我们在特定的文化中出生和长大，与那些模样相似的人在一起，所以我们认同他们，从他们那里得到关于世界如何运作的所有观点，并且最终也希望获得他们的认可和钦佩。来自外群体的人，即那些我们不认同的人，则是一种威胁，他们是敌人。

尽管杏仁核目前仍主要以处理恐惧而闻名，但有研究表明，在人们看到不同种族的面孔时，具有强烈种族偏见者的杏仁核会更加活跃。[46] 其他研究甚至表明，人们对不同种族的人在痛苦方面更难产生共情。[47] 幸运的是，对于长相或行为与我们不同的人，我们能够并且经常会抑制住那种针对他们的负面冲动。我们生活在他们中间，经常与他们相遇，这似乎扩大了我们对"内群体"的定义，从而减少令人不快的偏见。[48] 然而，还是有多到令人郁闷的人不能，或是不愿意这么做。根据他们的逻辑下个结论，那就是我们会把来自其他群体的人**不当做人来看**。如果我们不承认他们的个体性或自主性的话，我们就没有理由去在乎他们的认可或同情他们，所以他们也就顺理成章地成了我们出于自身利益而迫害和攻击的"合理对象"。

因此，一个人如果要被接纳和认可并获得崇高地位，从而在某种意义上得到快乐，一种可靠的方法就是去攻击或伤害那些不属于内群体的人。他们诉诸种种侵略性的有害行为，而被攻击者的唯一罪名仅仅是与他们不同。赤裸裸的杀人暴行显然是最恶劣的表现形式，但它也可以是任何方式，比如公开地（并且欺诈性地）谴责或骚扰政治对手，拒绝向那些肤色或性取向与自己不一致的人提供服务及公平待遇，或者在酒后去找一个陌生群体中的人打架，只不过因为他恰好穿着一件迷人的橙色衬衫等。

别去惦记快乐

事情是这样的：我调查这一切的重点是要找出为什么不愉快或糟糕的经历和行为仍然可以使我们快乐。但是，在大多数情况下，它们**不会**。它们产生的是反效果：让我们感觉烂透了，例子之一就是花那么长时间阅读这些东西让我情绪低落。在应对惨淡和病态方面我已经算是耐受性很强的人了（还记得吗？我是个经验丰富的尸体防腐师），而无休止地苦苦分析人类为什么会为了个人利益而视彼此如草芥，显然让我如此阳光的性格受到了影响。

当我读到GotN的报告时，事情终于有了转机。她谈到有些男人无法容忍哪怕自己"尽了最大的努力"，仍有女人不愿与他们发生性关系的情况，并且他们在被拒绝时往往变得有攻击性和暴力。我已经找到许多可能导致这种骇人听闻的态度和行为的因素，例如有一个令人沮丧的社会事实，即男子气概和男性的地位经常以女性性伴侣的数量来衡量（更令人沮丧的是，这被称为"征服"，从一个侧面也说明另一方很少能从中感受到快乐）。所以，没有享受到性的男人就地位较低，这让他们很不爽。在我们的媒体和广告中，性感的女性形象无处不在。这使人们几乎无法忽视性及相关冲动，尤其是有证据表明，男性的唤醒主要基于视觉。[49]此外，网上充斥着可以轻易获得的、以直男为主要受众的色情作品，其中将女性刻画成愿意与任何路过的男性交欢的被动接受者。再加上在无数的主流故事中，美丽的女人最终都和外表不怎么出众的男人在一起了，只因为从他们那里感受到了一点好。所有这些（甚至更多）都可能导致某些男人最终形成这样一种世界观：他们将性成就作为自己身份认同中的关键部分，相信女性应该、也一定会满足任何表现出正确行为，或说出正确的搭讪言辞的男人，只要他们提出要求——就像在输入正确的数字密码后就能打开酒店的保险柜那样。

问题是——你们得耐心听我说，因为有些人可能会觉得这有点复杂——女性**并不**缺乏这方面的自主性和独立性：她们是人类（你们细品品！），有自己的偏好和决策能力，而且几乎不愿意与任何一个不把她们当人、只把她们看成复杂的激情玩偶的男人有亲密接触。正因如此，这些男人的期望经常受挫，他们付出的"努力"没有得到回报。大脑对这一切的反应非常糟糕，爆发了对女性的愤怒和敌意，促使他们去寻找志同道合的群体（通常是在网上）来分享彼此的挫折，然后群体极化便开始了。最终，他们变得无比憎恨女性，不仅把她们视作敌人，还……

……此刻我想："让这一切见鬼去吧！我需要呼吸新鲜空气！"于是我就去了附近的湖边散步，想要驱散当前萦绕在脑海中的、对自己所属的这个物种的恶劣感觉。

和往常一样，我一边走一边听伊安·伯兹沃斯的播客，这集正是之前提到的与喜剧人同行巴里·多兹共同主持的"超能播客"节目。他们讨论了某个鬼故事、神秘事件或阴谋论，巴里为之辩护并相信它的真实性，而伊安则像往常一样把他奚落得体无完肤。在我听到的争吵中，巴里提到了他对捉鬼的热情和对恐怖电影和"恐怖录像片"的喜爱，比如《食人族大屠杀》(Cannibal Holocaust)。这再一次引起我的思考。

许多人会主动寻求那些恐怖的东西并乐在其中，尽管这样做的初衷是阻止自己去做那些会导致它们的事情。人类强大的大脑确实存在诸多局限，缺乏严谨的逻辑便是其中之一：人们很容易从害怕的事物中体验到快乐，从而不得不去寻求我们明知错误和不道德的东西，并相信那些没有理性基础的事情。这对许多人来说都没什么不正常的，甚至可以说司空见惯。世界上有多少关于连环杀手的书？有多少人纯粹为了追求刺激而让自己置身险境？这里没有明显的社会因素，恐惧的产生是即刻并且发自本能的，所以我们不能把这简单归咎于大脑在进行正确联想时的迟钝。那么，到底发生了什么呢？

与其再次投身科研文献的海洋里，我想我不如直接去问巴里·多兹，那些阴森恐怖的东西到底为什么让他欲罢不能。

如果说某个人是血腥、恐怖和超自然现象的忠实粉丝，这可能会让你联想到一副眼眶凹陷、满眼血丝、肤色苍白、举止焦躁不安的模样。这人或许还顶着一头乱发，个人卫生状况也让人不敢恭维。但是，巴里·多兹完全不是这样：他是一个态度友善、面容清秀的泰因赛德人，留着清爽利落的短发，举手投足间透出积极和乐观的态度。他长期忍受着痛苦，这很可能是因为他的兴趣和信仰一直招致他人嘲笑的缘故。谈话期间他还不得不暂时中断了我们的采访，去拯救他那只被卡在附近箱子里的猫咪索克斯（Sox）。巴里绝非一个令人毛骨悚然的阴险邪恶之徒。尽管如此，他却热衷于血腥、恐怖和鬼怪。这是为什么？

"我总是被那些吓到我的东西吸引。"巴里的解释很简单，但也很能说明问题。关于体验恐惧的快感，他最早的记忆是在7岁左右，那时他与祖母一起住在诺森伯兰郡安布尔（Amble, Northumberland）的海边。

"我的表姐莎拉也和我们住在一起，她会给我讲发生在附近码头和步道的鬼故事。她说有一个和尚的鬼魂在那里出没，这一度让我感到害怕。"在后来的一次造访中——那时他差不多13岁，莎拉还给他看了他人生中的第一部恐怖片《猛鬼追魂 II》（*Hellraiser* II，20世纪80年代一部令人不安的暴虐血腥片）。他被吓得看到一半就放弃了。不过第二天他还是看完了，并且在这次造访接下来的每一天中都会重温。用他的话来说，恐惧带来的兴奋和欣快感令他难以抗拒。

这或许听上去更像一个孩子遭到年长表亲的精神霸凌，事实可能也确实如此，但巴里告诉我们的实际上是兴奋转移理论（excitation-transfer theory）。[50] 强烈的刺激，特别是由恐惧、战或逃反应相关，以及体内所有肾上腺素引起的刺激，都会导致高度唤醒和敏感，且持续时间超过了最初的恐惧来源（身体需要一段时间才能恢复正常）。由此带来的结果，就是曾经的中性事物变得更具刺激性，因为大脑已经被"调高了一档"，一切都变得更加生动。骇人事物引起的兴奋性被转移到其他通常被认为平凡的事物上，兴奋转移理论由此而得名。

此外，大脑的奖赏通路不仅在好事发生时会被激活，坏事［在科研文献中一般称之为"厌恶"（aversive）］**停止**同样也会将其激活。[51] 我们的潜意识大脑仿佛在说："刚才发生的事情我很不喜欢，但它现在停止了。你在回避它这一点上做得很好。来，这些愉悦感是给你的赏赐。"我们死里逃生的大脑正在经历一种被残余兴奋增强了的奖赏感。如果你见过有人在电影院看完恐怖片后感到晕眩并且浑身颤抖，很可能就是上面描述的这种情况。

但是，安全感还是必要的：我们必须在某种程度上知道危险不是真的，否则它就只会让我们感到害怕，因为它本该如此。很少有幸存者会从地震或房屋火灾中"尝到甜头"。巴里的确经历了惊吓，却是在一个安全的环境中，还和值得信任的家人一起。他保留了一种控制感，[52] 使他更有可能在没有危机感的情况下体验被惊吓的乐趣元素，最后还上了瘾。

巴里也是一个狂热的捉鬼者。他确实相信有鬼，但不认为自己曾经亲眼看见。所以，他花了许许多多的周末去那些据称闹鬼的房子和城堡里，随身携带着现代捉鬼者们会用到的、种类多到令人瞠目结舌的技术和设备。然而即使是这份热情，似乎也植根于他对恐惧的享受。

"我其实完全没概念，如果我**真的**撞见鬼后该怎么做。真正看到一个死者的灵魂肯定会给我带来极致的恐惧，我猜我应该会被吓得魂飞魄散吧。但我得再次强调，那种身处夜深人静的城堡里的刺激感才是最有趣的部分。你走向某扇通往黑暗的门，你的血液在奔流，你的肾上腺素在涌动，你的毛发根根竖起，那种兴奋……它令人上瘾！"在这一点上，巴里并不孤单：追求刺激是一种被许多科学家公认的人格类型。[53] 还有一些遗传学证据提示，这种人的奖赏通路比一般人的反应更慢，也就意味着他们可能**需要**以生命作为赌注的那种强烈刺激，才能体验你我之辈从一杯好咖啡或一块美味的三明治中就能获得的同等程度的快乐。[54]

对血腥的偏爱又是从何而来的呢？享受恐惧是一回事，但这并不需要亲眼看到钝器被以各种可怕的方式强行塞进人体。然而令人担忧的是，有些人依然能从中获得快乐。这种事情想必应该引起我们的反感吧？对许多人来说确实如此：晕血症在某些人的生活中的确是一个非常现实的问题。[55] 但仍然有不少人乐于此道，甚至"虐待色情"都被发展成一种有利可图的电影类型。

对于这种现象，也存在一些试图解释的理论。它有可能是一种和恐怖经历相同的处理过程，即不愉快的事情停止发生，而我们的大脑视之为一种积极的结果。也有人认为这是由于心理紧张得到了释放，[56] 残酷影像造成的痛苦在被我们感知到后又被消除，从而带来了释然的感觉。可能这就像幽默一样，只不过是以一种更加灰暗而血腥的方式呈现。也可能因为这是一种新鲜事物，毕竟我们在正常情况下没有看到这种场面的机会，而目睹它会带来一定的刺激。或者这是一种精神宣泄？又或者是一种潜在的好奇心？换句话说，我们想看到有害的东西，以便在日后加以避免？[57]

所有这些原因都有可能起到作用，具体情况因人而异。但巴里指出的一些情况触动了我的心弦：他患有强迫症（obsessive compulsive disorder，OCD）。虽然他不觉得这与他对恐怖和血腥的兴趣有什么关系，但有证据表明，患有强迫症的人更容易在一些所谓的"禁忌思维"（forbidden thought）上流连不去。[58]

如果你曾想过欺骗你的伴侣，或者想去殴打某个惹你生气的人，或者站在悬崖边上时想把身边的朋友推下去，又或者想去偷一些无人看管的财物，那么你就有了禁忌思维。它们指的是你冒出了一些想法和冲动，但你觉得自己不该这样，因为你很清楚，它们是错误的或不好的。然而你毕竟还是想到了它们。幸运的是，这并不是因为你扭曲或邪恶，这再正常不过了。[59] 请记住，强大的人脑可以通过构建一套不断更新的模拟分析系统，一个精神模型，来对这个世界进行预测和想象，并且预见到事件的发生及其结果。[60] 不过，大脑并不只是坐等事情发生，它会不断地测试极限并评估选项，就像在你打字时，笔记本电脑的后台程序也在不停地运作一样。这意味着大脑在每一种情况下都会考虑许多可能的行动选项，甚至包括假设性的，而这些选项中有很多都是令人不快或者错误的。

我们有道德底线、伦理限制和禁忌，其中有一些源自本能（比如不想被我们的群体拒绝），另有许多则都是文化和教养的结果。如果你在一个严苛的犹太教家庭长大，无由地想吃猪肉就会是一个禁忌思维；但对一个怀疑论者而言，这完全没有问题。在大多数文化中，对他人造成严重伤害都是非常不道德的。然而，这毕竟是**一个选项**，拜我们的底层本能和冲动所赐，这也是我们能够而且确实会去考虑的事情。通常情况下，这些惊人的想法无论出现和消失都很快，一经产生就会立即被打消。这在理论上是健康的，因为它巩固了我们关于世界的精神模型的限制。就好比大脑在接近铁丝网的时候听到嗡嗡声，意识到它是带电的，马上就退后了。"我们能走这条路吗？不行！好吧，那让我们试试别的。"禁忌思维可能是大脑检查边界在何处的一种方式。

然而，当人们纠结于这些想法，并给予它们过度重视的时候，问题就出现了。那些具有外部控制点，不相信自己对生活有多少控制权的人似乎更容易出现持续的禁忌思维，这很可能是由于缺乏自信所导致的。如前所述，有强迫症的人似乎也特别容易这样，他们往往会沉溺于一个本应转瞬即逝的想法——这真的是一句话概括了强迫症。但是，这也引出了一个不幸的悖论：大脑在压制一个想法方面投入的努力越多，它就越难做到这一点。

1987年，丹尼尔·韦格纳（Daniel Wegner）做了一个实

验，他只是简单地要求被试者不要去想一头白熊。[61] 实际情况
却是，被要求不要去想的人比那些没有得到同样指示的人想得
更多。这种思想压制的矛盾效果很常见。你是否曾经试图强迫
自己放松以便顺利入睡？或者在节食的过程中反而比平时更想
吃东西？[62] 这背后的真实情况是，在尝试去压制一个你不想要
的想法时，大脑会把它从一个被动过程变成一个更主动的过
程，结果就调用了更多大脑区块。这样一来，你将更加意识到
它的存在，并使它获得了优先于其他想法的地位。然后你开始
怀疑自己，担心自己的行为，这又使你**更加**关注它，更多地纠
缠于它，如此循环往复。有时候，它会发展成一种耗竭心力的
冲动，影响我们的健康和幸福。某些人甚至最终会基于这些想
法而采取行动，这就很……不妙了。

因此，如果你终究还是花了很多时间思考是否去做或去看
那些令人不适的东西，你的选择之一就是**付诸行动**，由此获得
缓解和宣泄，但是要以一种安全、无害的方式进行：在电影屏
幕上见证残酷的暴行，在火车旅行途中从书里阅读连环杀手的
故事，在身临其境般的电子游戏中射杀成群的敌人。尽管有很
多人担心这些东西对我们产生的影响，但它们确实可以释放大
脑中不断滋生出的、有悖社会伦常的黑暗想法和冲动，从而让
我们变得快乐。有时候，确认边界和满足好奇心的最好方法就
是去触摸那道电网。

当然，这肯定也会带来不良的后果。不断接触暴力影像和
活动或许确实可以让人对此脱敏，却也意味着他们最终有可能

渴望得到真实的体验。但这一点尚没有确定性的证据支持。[63]大脑依然能够很好地区分真实和虚幻，所以即使他们对屏幕上的流血和血腥的东西变得不再敏感，也不意味着最终在行为方面会出现任何的变化。

　　事实上，巴里向我承认，他现在对血腥电影的兴趣，更多的是从技术层面去欣赏那些效果出众的逼真特效，以及破坏人体的创新表现形式。我在这方面并不是很有话语权，但我依然能够记起过去的那些日子里我如何在处理尸体时感到无聊得要死。这难道就说明我的大脑状况如何了吗？话说回来，巴里仍然会怕捉鬼行动和任何带有更多"心理"元素的恐怖电影。但他也是真的很爱这些，因为他沉溺于让他害怕的东西。他甚至还说过，最初正是对公开演讲的恐惧促使他成为一名喜剧演员，让他做了播客，并且如今让他被写进这本书里。世事的因缘际会还真是奇妙呢！情况就是这样：每个人和他们的大脑都各不相同，很多时候可以说大相径庭，所以让每个人快乐的方法也千差万别。只是很不幸，这些方法常会涉及伤害自己或祸及他人。我们都有做坏事的能力，还自然而然地不时想到去做这些坏事。决定了我们是什么类型的人，以及别人最终如何看待我们的，是我们对这些冲动的重视程度。最理想的情况是我们不纠缠于那些坏的想法，坦然承认它们的存在后予以驳回，这往往很有必要。但如果它们变得顽固不退，占据了大量的头脑空间，那么人类社会的优势之一就是有办法让我们在不伤害任何人的前提下纵容宣泄它们——无论是通过可怕的电影、电子游戏，还是其他类似的东西。

　　只要没有人受到伤害，偶尔宣泄一下、放纵一下黑暗的冲动，对整体的快乐体验是很重要的。当它们**确实**构成伤害时，我们就有问题了。个人快乐可能对我们自己很重要，但它比其他人的快乐、健康，甚至生命更重要吗？无论我们是谁，要辩称自己更重要都是很难成立的。但可悲的是，这并不能阻止人们这么做。

　　对于这个问题，我恐怕没办法给出简单的答案，因为大脑就是这样。有时我们应该放纵自己不太令人愉快的冲动，而其他时候绝对不应该这么做。这取决于具体的情况、背景、身边的人，还有许多其他因素。但是，如果一定要为上述种种做一个总结，那就是这些黑暗的冲动和想法都很正常。所以，把清醒时的每一刻都用在试图去完全压制或避免它们，毫无疑问会给我们带来很多压力和干扰。因为我们不可能彻底控制自己所有的想法，所以有时最好顺其自然。具有讽刺意味的是，这意味着"别担心，要快乐（don't worry, be happy）"——一个在涉及情绪时非常糟糕的建议。对此，鲍比·麦克菲林①要负很大责任。

---

① 鲍比·麦克菲林（Bobby McFerrin，1950 年 3 月 11 日——），美国著名声乐艺术家，"Don't worry, be happy"是他的名曲之一。——译者注

—— 第8章 ——

各年龄段的快乐

在2017年的年中，我得到了一个让自己和家人免费入住西威尔士可爱的蓝石国家公园（Bluestone National Park）度假村的机会。作为交换，我要在出版物中提及它并给予好评——没错，就是这样。曾经有人告诉我，那些高知名度的媒体人经常会收到公司和企业送来的礼物，以期得到正面的曝光和捧场。但是，在我为《卫报》撰稿的5年中，我唯一收到过的只是一张酸奶的代金券。我写的一篇开玩笑的文章[1]被一家乳品公司的公关人员发现了，她告诉我，她的职责是"关注所有以酸奶为主题的新闻"（得知这居然是某人真实的工作内容对我而言已经足够了）。因此，一个免费的假期当然算是个不错的变化。但我接受的主要原因是，到目前为止，我已经花了太多时间研究和撰写这本书，几乎无暇与我的家人相处。我想他们应该得到一些好东西，哪怕只是为了消除我心里一直存在的内疚感。

这么一来，我就需要和妻子讨论该进行什么活动了，只不过我的决定归根结底都取决于同一要素：孩子们喜欢什么。我的孩子目前分别是5岁和1岁，他们的快乐对我来说比任何事情都重要。在这些日子里，我会心甘情愿地去游乐场、家庭游泳池，摆弄玩具飞船，或是连续看上几个小时的《小猪佩奇》（*Peppa Pig*）。二十几岁时的我但凡想到这些事情就会不寒而栗，情愿还是继续写那半生不熟的喜剧，读科幻小说，或者一口气看完DVD合集套装。

接下来，崇尚享乐主义的18岁时的我，也会诟病20多岁的我浪费了自己的独立性，竟然每天都闷在屋内，明明打开门就有一整个世界在等着我——其中大部分主要是酒。然而反过来，这种想法也会让童年的我感到害怕，那时的我宁愿花时间看漫画书，去游泳池，或是摆弄玩具飞船。大体而言，我的孩子们把我带回了人生最初开始的地方。

这里有个耐人寻味的关键点。关于是什么让我们和我们的大脑感到快乐，我已经讲了很多。但是，在某一时刻能让我们快乐的东西，不一定会在1年、5年，甚至10分钟后依然做得到这一点。这就是为什么那些鼓吹能够"改变你的大脑"的新技术的头条新闻如此具有误导性：我们经历**一切**，从吃一颗苹果到去钓鱼，都在一定程度上"改变了大脑"。这是一个关于生命的基本事实：静止的、固化的大脑在不断变化的环境中毫无用处。静态的大脑就是一团死物。

但是，这不就颠覆了"幸福久久"或"从此快乐地生活下去"的观念了吗？那可是大家所谓的生存意义啊！如果产生快乐的大脑是不断变化的，快乐怎么可能永久呢？所以归根结底，关键在于这些变化的影响范围有多大，以及影响的结果有多深远。它们是否就像电视那样，都是浅表层面的——荧幕上播放着不断变化的图像，底层却是永远不变的硬件？又或者更像一只毛毛虫变成了蝴蝶——一切东西都被彻底改造，连最基础的功能也不能幸免？据推测，问题的答案应该介于这两个极端之间。

而这也正是我觉得应该尝试去揭开的答案，之后我就可以为我的调查画上休止符了。因此，作为我的最终战役，我决定去研究一下大脑在我们从出生到死亡的整个生命过程中是如何变化的，以及这对于我们的快乐又意味着什么。

快乐就是孩子气

从理论上讲，我们的大脑从未停止变化：每形成一点新的记忆都需要建立一个新的连接，这个过程将持续我们的一生。然而，正是在童年时期，我们的大脑经历了最巨大的变化。此时它正处于最初的形成阶段，这对于我们体验快乐的能力意味着什么呢？用简单的话来说，是什么让婴儿感到快乐？因为除了咿呀发声、呼呼大睡，以及往尿布里灌满简直有毒的废料之外，他们真的做不了什么。如果仔细思考一下，这其实还挺奇怪的。

刚降生几分钟的小马就可以在没有帮助的情况下站起来，虽然摇摇晃晃的；小奶猫或狗崽尽管还没有视力或听力，却可以自己去找妈妈进食；刚刚孵化出来的海龟可以用它们的脚蹼爬过整片海滩到达水中，然后独自在海洋中遨游。与它们相比，人类的婴儿甚至连抬起自己的脑袋都需要帮助。如果人类是最聪明的物种，那么我们难道不应该从一开始就能力更强吗？为什么我们没有背诵着莎士比亚，举着一杯拿铁咖啡，并且拎着公文包离开子宫呢？出乎意料的是，罪魁祸首就是我们的大脑。

简单而言，为了容纳我们迅速扩张的大脑，人类不得不演化出更大的脑袋和颅骨，这也是为什么智人的额头要比我们那额头平平的表亲尼安德特人高那么多。[2] 但是，这种成长仅仅局限在头部，我们的身体尺寸仍与灵长类的平均水平保持一致。这么一来，我们的发育基本上是不同步的：头比身体的其他部分长得"更快"。一个婴儿的身体尺寸约为其最终成人后的5%，头部却是**大约25%**。[3]

由于产道的尺寸受到女性骨盆宽度的限制，胎儿必须在其娇嫩的头部仍能通过时出生。但是，演化导致我们的头部发育速度加快，我们的身体在诞生到这个世界上时并没有发育到它们"本应有"的完备程度。有许多理论结合了直立行走、能量需求，甚至农业发明等因素，尝试解释为什么人类胎儿不早不晚地要在9个月大的时候出生。[4] 但无论什么原因，人类幼崽确实是在比大多数其他生物更早的发育阶段就出生了。

如此一来就可以理解为什么有那么多人把婴儿和他们的大脑描述为"一张白纸"了，这没有任何先入为主的偏见。理论上来说，这是不正确的：新生儿的大脑并不是一个无定形的脑细胞团，等待着被经验雕琢。大脑在某些方面是"硬件植入"的，例如对生命至关重要的脑干功能，没有人需要被教导如何呼吸和排泄——真是谢天谢地。还有证据表明，很多感官是在子宫内开始发育的，甚至味觉和嗅觉也是如此。婴儿出生时也有反射，如受惊吓时的反应或进食时的含乳吸吮，所以大脑的**某些部分**显然已经开始发育了。[5]

就快乐而言，也有一套重要的神经机制在很早的时候，甚至可能在子宫内就开始发育了，那就是支配情绪反应的神经机制。婴儿一出生就会哭，这表明他们有着对痛苦的认知。当他们被母亲抱在怀里时便停止哭泣，表明他们体验到了一种安全感，也许是舒适感。对孤儿黑猩猩的研究表明，当向它们提供无生命的母体"复制品"时，它们更喜欢用软布包裹的"母亲"，而不是硬邦邦的那个，即使只有后者才能喂养它们。[6]灵长类动物幼崽和人类婴儿本能地渴望接触和拥抱，就他们的理解范围而言，这能让他们快乐。我们还可以看到，婴儿在会说话和走路之前就开始微笑和大笑了。

有证据表明，边缘系统——那个连接情绪、意识和基础本能的广泛性脑区网络，在很早就形成了，[7]尤其是我们已经知道的、在我们的情绪处理中起着许多重要作用的杏仁核。研究表明，杏仁核与纹状体以及岛叶各部分之间的联系从生命之初就存在，并在童年和以后一直保持稳定。如果我们认可前面几章论证得出的结论，即纹状体是我们社会认知和意识的重要组成部分，以及岛叶是许多与自我感知相关的情绪反应的关键，那么我们就有理由相信，幼儿的大脑能够体验到与好事或坏事有关的情绪反应，特别是在有他人参与的场景下。前文提到的挠痒痒和躲猫猫的例子，就足以说明幼儿有多么享受和重视与安全对象的互动。当婴幼儿看到他们认知中善意的熟人时就会微笑，[8] 但在把他们交给一个不认识或不喜欢的人时则会哭闹。至于个中原因则谁也猜不透，毕竟他们太小了。

　　说实话，关于人类大脑在童年阶段如何发育的讨论、观察和理论足够写上好几本书了，而且比我更优秀的科学家们也已经这么做了。不过，神经科学和心理学还有那么几个有趣的方面值得我们在探讨快乐的时候来推敲一番。

　　能够认识到某件事情的好坏，并通过相关情绪反应来强化巩固这一认识，是学习世界如何运作的重要方式，尤其对于一个快速发育中的大脑。一些估计认为，在童年的早期阶段，大脑**每秒**就会形成多达100万个新的神经连接！这就导致了大脑的快速成长：儿童的大脑在其9个月时只有成人的一半大小，到2岁时增长到75%，而在6岁时即可达到成人的90%。[9] 儿童的大脑正在以惊人的速度获取崭新的经验，无论它们是积极的还是消极的。这有助于解释为什么儿童对一切事物都如此好奇，无论是电源插座、精致的装饰品和昂贵的设备，还是存放厕所清洁剂和油漆稀释剂的橱柜。我们已经看到人类的大脑有多么重视新鲜事物，但对一个年龄尚幼的孩童而言，**一切都是新鲜事物**！每一次探索和体验都在大脑中形成了新的神经连接，甚至可能使他们终身受益。这就是他们对什么都兴致盎然的原因，也解释了为什么与成人相比，儿童需要大量的睡眠：他们的大脑需要更多的"维护时间"来处理他们在清醒状态下获取的一切。[10]

即使在经历了早年的野蛮生长之后，我们的大脑也不会比孩提时期温驯到哪里去。正因如此，有很多研究致力于探索恶性压力带来的危害。[11]体验包括恐惧和痛苦在内的情绪、对社交线索做出反应的能力等，几乎瞬间就会在大脑中形成，而对其背景和情境的理解和认识则需要通过学习和经历逐步获得。因此，儿童对高压力的环境特别敏感，例如父母吵架喊叫，或发生了可怕的事件时。他们不知道事情的起因和它意味着什么，他们不能理解精疲力竭的爸爸妈妈只是在争论轮到谁去丢垃圾的问题，他们能感受到的只是一件不好的、可怕的事情正在发生，而他们对此无能为力。这对任何大脑来说都是极有压力的，更别说这么新的大脑了。整个系统将经历由此引发的应激性化学物质的冲刷，这真的可能扰乱大脑的发育和成长，导致他们在以后的人生中出现各种认知发展的问题。[12]

幸运的是，大脑的这种顺应性也可以带来积极的结果。一项最近的研究表明，[13]我们在4岁左右所处的环境将显著影响我们在成年早期的大脑结构。具体来说，我们4岁时的环境越丰富多彩，10年后我们的大脑结构就越发达。为什么4岁会是一个如此重要的年龄暂时还难以确定，但它可能是大脑发展的一个关键点。例如，有证据表明，我们最早的记忆是从大约4岁左右开始的。[14] 也许在此之前，大脑仍然在"整备"它的重要功能，所以记忆的形成不那么稳定？这就像为长途旅行准备汽车：你把所有的东西都装进后备厢，检查是否锁好了房门，确保油箱已经加满，诸如此类。这些都是旅行的重要方面，但实际上，你还没有去**任何地方**。最终你爬上驾驶座，大喊一声"我们走！"，然后开启旅程。这可能就是大脑在4岁时所做的事，或者大致如此——我就打个比方。

然而，未来的道路还长，大脑也还有很多事情要做。心智理论，即把握他人感受或想法的能力，似乎很早就形成了。但随着孩子们学会笑和与他人产生共情，它会变得更加精细完善。[15] 童年时期的智商似乎受环境因素（不同的学校、教师、同龄人等）的影响而有较大的差异，相比之下成年人的智商则更加"固定"。[16] 孩童往往**必须**①与可以展开互动的其他孩童在一起，并且非常容易受到归属群体的各种效应的影响：极端化、合作性，或是群体间的竞争等，但是这种影响很容易被逆转。[17] 一个孩子可能因为一些小事而和朋友大吵一架，双方都发誓再也不理对方，但是第二天就把整件事忘得一干二净了。

---

① 还记得第四章中关于社交孤立的种种危害吗？或是第六章中提到的与同龄孩子一起玩的重要性吗？我们的大脑似乎在"出厂设置"里就开始极力避免受到孤立的情况。

　　这种不可预测或不一致的行为倾向是童年的共同特征，正如每一个试图记录孩子不断变化的饮食偏好的父母会得到的结论一样。一个可能的解释是，杏仁核和前额叶皮层之间的联系——我们大部分理性思维和高级推理似乎都基于此——在童年和成年之间发生了巨大的变化。一项广泛的研究显示，[18] 儿童的大脑表现出由杏仁核刺激前额叶皮层的神经活动，也就是说，情绪反应可能优先于逻辑思维。这显然就可以解释他们为什么总是使性子，或是在得到满意的答案之前不断地问同一个问题："我们到了吗？我们到了吗？我们到了吗？"你大可以回答他们："还没有。"但如果孩子已经觉得无聊和沮丧，那么主导他们意识的东西将是情绪，而不是你合乎逻辑的答案。

　　然而，在进入成年期后，这种联系基本上被"反转"了。现在可记录到的活动表明，前额叶皮层可以对杏仁核产生负面影响。简单来说，我们的理性思维可以压倒我们的情绪反应：作为现代世界的一分子，这是一项重要的技能。

　　虽然所有这些都很有趣，但许多文献表明，决定一个孩子是否快乐的最重要因素，是其与主要照顾者之间的关系。尽管情况显然并不总是如此，但这位照顾者往往是婴儿的亲生母亲：除了以自己的身体"创造"出这个婴儿之外，婴儿与照顾者的关系还受到催产素的强效调控，[19] 而新妈妈们的体内可是充斥着大量催产素的。[20] 事实上，某些研究显示，与人类的互动和快乐有莫大关系的催产素，最初就是为了增进母亲与孩子之间的连接纽带而演化出来的。[21]

这种关系反过来也能成立：当母亲①看到自己的孩子在笑或哭时记录到的大脑活动，与她们看到其他相似的婴儿有同样表现时的活动存在明显差异。[22] 她们的大脑似乎对自己的孩子及其情绪状态非常敏感，这种亲子纽带是根深蒂固的。

这往往也是孩子人生的基石，并且是决定他们大脑发育的主要因素。为了完成所有必要的探索、调查和互动，从中了解世界是如何运作的，继而获得快乐，孩子们需要在出现问题时有一个可以寻求庇护的安全港。或者说，一个让他们感到安全的人。依恋理论（attachment theory）是主导许多现代婴儿行为研究的心理学模型。[23] 这一理论认为，婴儿会在精神上"依恋"主要照顾者，并视其为安全感的主要来源和关于世事如何运作的反馈。观察儿童在陌生环境中先离开主要照顾者，之后再回到其身边时的反应，是评估亲子关系和儿童机能的常用方法。[24] 据说这种依恋的性质会给孩子的许多方面带来深远的影响，包括他们以后的人格类型、[25] 职业发展，[26] 甚至性取向。[27]

早在1971年，心理学家戴安娜·鲍姆林德（Diana Baumrind）就试图定义理想的养育方式，并断言最好的方法是将放任和管教结合起来。[28] 根据她的观点和后续的发现，孩子需要去探索、体验新鲜事物和结交朋友，所以放手让他们去做对他们的快乐而言非常重要。但是，他们也必须知道界限在哪里，内心有安全感，能够理解这个世界是有规则的。这对几乎任何事情

---

① 在不是亲生母亲的主要照顾者中调查这一现象的研究非常少——如果不是完全没有的话，但是这并不意味着在她们的大脑里没有出现同样的情况。

来说都是一个重要的概念。

　　遗憾的是，至少在神经发育的角度上，父母很容易矫枉过正。太多的纪律、压力和对"错误"行为的惩罚或许会让孩子们成为高成就者，但他们也会认为只有通过表现和成功才能获得认可和喜爱，进而导致神经高度敏感和不佳的社会认知，甚至患上暴食症之类的相关疾病。[29]反过来，过度纵容和放松的育儿法有可能使孩子形成扭曲的社会认知。你应该也见过那些无法无天、极具破坏性的"熊孩子"吧，他们的父母从来不对他们加以限制，于是就有了这样的结果。这类孩子往往难以形成有意义的关系，因为他们不遵守他人期望的社会规范，所以通常遭到拒绝。这显然会让他们不快乐。同样，如果父母对孩子的行为缺乏反应，也会导致他们情感淡漠、缺乏目标和理想。父母的行为和反应是孩子认识世界的方式，如果父母对孩子做的任何事情都无动于衷，孩子就会很容易觉得一切最终都毫无意义。[30]

　　总的来说，能让孩子快乐的东西有很多，其中不少也适用于成年人。但是，由于儿童的大脑不断变化的本质，这些东西带来的快乐可能更短暂或更强烈，也可能兼而有之，还可能到了第二天就迅速转变了。从很多方面来看，这都是极其混乱的，这也就解释了为什么关于世界如何运作的认知都是以亲子关系为核心构建出来的。正因如此，尽管有大量的其他变量需要考虑，亲子关系依然可能是孩子快乐的最重要源泉，这样的说法并不荒谬。

在理想情况下，主要照顾者应该充满爱和鼓励，并且始终如一。其中的关键在于"始终如一"，因为孩子关于这个世界及其运作方式的大部分理解都来自主要照顾者。孩子们最终都会理解语言，但他们从观察和模仿中同样也能学到很多东西。[31] 而此时他们的逻辑和推理能力尚待形成和完善，通过语言或行为传递自相矛盾的信息是毫无帮助的。"照我说的去做，而不是照我的样子去做"这种指令只会让孩子感到困惑，因为他们能够识别出其中的虚伪性。

这可能很难做到，因为生活不会始终如一，何况父母也是人。幸运的是，我们并不需要做到100%，只要有足够的一致性让孩子明白大体的意思就可以了。而且，一个好的家长能够解释和修复由于一段时间的疲劳或压力（当你有孩子时，这两种情况都很常见）而导致的反常行为。[32] 基本上，如果你对你的孩子很好，树立了一个正面的榜样，那么他们很有可能感到快乐。

当然，这只是基于我所看到的现有数据而得出的粗略结论，你可能有完全不同的体验和故事。我可不是在这里教你如何抚养孩子——我当然知道这么做会让人有多不爽！

青春风暴席卷大脑

我曾经是个叛逆少年。[①] 这可能不像能从一个书呆子科学

---

① 这发生在我当上啦啦队长之后。

家嘴里说出的话，但事实的确如此。你只需要明白我当时**反抗**的是什么。我像青春期常见的那样拒绝服从权威，不过我面对的权威人物是我的父母。特别是我的父亲，他年轻时可以说是个不良青年。有一次，他陪我参加学校的家长会，我的数学老师欧文先生，事实上也是我父亲在我那个年龄时的老师，直截了当地告诉他，鉴于我在数学课上的表现，例如按时出勤等，我不可能是他的亲生儿子。

所以，当我在经历我的青少年叛逆期时，这就是我表现出来的反抗。我父亲会鼓励我出去见人，比如去和一些女士搭讪什么的，而我却说："门儿都没有，老爹！我要待在家里**读书**！"这与刻板印象中的"叛逆少年"感觉不太一样。如果硬要说的话，我穿皮夹克这件事只会让事情变得更加尴尬。不过，我想这也让我成了现在的自己。

我想要申辩的是，我的所作所为都是文化上司空见惯的事。宵禁、禁足、忤逆以及激烈的争吵，这些显然都是父母与青少年之间关系的常见特征。但是，为什么呢？如果与父母或抚养人的积极关系是童年快乐的基本要素，为什么此时会发生如此突然而剧烈的变化？

青年期是儿童和成人之间的过渡时期，它常常被作为"青少年"的代名词，但它的边界其实并不那么明确。青年期有一部分是青春期，即那个我们在荷尔蒙的引导下逐渐性成熟的过程。然而，男孩的青春期大约从11到12岁开始，女孩则是在10到11岁。[33] 同时还有证据表明，身体的成长和大脑的成熟会一直持续到25岁左右。所以虽然我们的青年期是大部分事情发生的时期，但关于它究竟从何时开始、到何时结束依然存在着争议。

不过，这并不重要，重要的是青年期对我们的快乐产生的影响——并不是什么很好的影响。尽管所有影响成年人快乐的事情应该也都适用于青少年，但后者通常被认为喜怒无常、易燃易爆炸，总是听着阴郁的音乐，沾染上未成年饮酒、色情、毒品之类的高危行为，并且整日昏睡等。简单来说，青少年**不快乐**这件事是大家公认的。为什么？这在很大程度上与他们大脑中发生的变化有关。

令人惊讶的是，青少年大脑中的连接数量其实比童年时更少。这是因为，虽然儿童的大脑每秒可能会形成数以百万计的新连接，但并非全部都是有用的。儿童的大脑究其本质是在囤积，它不会丢弃任何东西。然而，就算大脑不会被"塞满"，所有这些多余的神经连接还是会妨碍效率：性能最强的人类大脑往往也是最高效、连接最合理的，[34] 儿童的大脑却绝对不是这样。这或许也可以解释为什么他们往往那么反复无常和容易犯糊涂。

因此，到了青年期，我们的大脑会经历一个叫作"修剪"（pruning）的过程。[35] 它和听起来的字面意思差不多：多余和不必要的连接（突触）和神经元被清除，那些经常被使用的则得以保留和巩固，这样一来，大脑的整体功能就得到了改善。这可能是一个相当剧烈的过程：据估计，高达50%的已有神经元和连接将被修剪掉，无论它们可能代表什么。例如，当我与现已成年的夏洛特·丘奇交谈时，我问起她对童星时期的记忆。她承认在后来的生活中，有几次她为见到一些大牌明星而激动不已，结果却发现自己小时候曾与他们**同台演出**！也就是说，如果一个人的童年充满了这样的事件，以至于每一件都显得稀松平常，那么修剪过程就不会放过它们。

这看起来根本不对劲，脑细胞的减少怎么可能改善大脑呢？但是，这就像纳闷为什么一座经典的雕塑会被认为优于大理石原料：和大脑一样，"更多"并不意味着"更好"。

这种剧烈的大脑改造可能带来的结果之一，就是睡眠需求的增加：普通成年人每晚需要大约7个小时的睡眠，但青少年一般都需要9个小时，甚至10个小时。[36] 或许青少年拥有了足够的睡眠会快乐一点？不幸的是，青少年必须去上学，而且是一大早就要到校。善意的父母经常劝说疲惫的青少年遵照"正常"的时间表，长篇大论地指责他们睡了一上午。他们甚至可能面临"找份工作"的压力，以便为自己赚取生活费。即使没有这些，青少年时期也充满各种考试，它们将决定一个人的整个未来，对此在意的人必须要整天学习。总的来说，青少年的大脑真的需要更多睡眠，现代生活却导致他们很少能做到这一点。众所周知，睡眠剥夺会有损情绪、快乐和认知功能，[37] 然而青少年有可能要常年处于这种状态！再坚持让他们心情愉快似乎是个苛刻的要求。

然后就是青春期，以及由此引起的所有（通常是不愉快的）身体变化：更油腻的皮肤和青春痘，以前光洁的地方长出难看的毛发，男孩的声音改变，女孩的月经来潮，诸如此类的变化是由突然涌入我们血液中的性激素引起的。[38] 但请记住，性激素也会影响性唤醒，它同时通过性器官及相关脑区来实现。所以，我们才会突然发现自己产生性渴望，尽管我们还不太确定那具体是什么，同时荷尔蒙正密谋让我们看起来更怪异、更不顺眼和令人尴尬。

莫非只有我遇到了这种情况？无论如何，这显然更有可能带来挫折感而不是快乐。

基本上，青年期意味着我们需要更多的睡眠和更多的性爱，但它也同时让这两者更难实现。那么，是否这就足以解释为什么青少年比儿童和成年人怀有更多的敌意，也更不快乐？或许如此，但这并不是故事的全部。有证据表明，在大脑的深处还发生了更多的事情。

2008年，B. J. 凯西（B. J. Casey）教授及其同事在一篇有趣的论文中，[39] 提出了一种由青年期发育带来的神经机制，它可以解释很多关于青年期的行为和倾向问题。例如，青少年表现出对新奇更强烈的追求，他们喜欢尝试新事物，即使那些事物的合法性值得怀疑。他们还寻求与同龄人、朋友以及其他和自身相似的人（有人知道青少年的"帮派"吗？）进行更多的互动。相比之下，青少年经常会与他们的父母争吵，所有一切都因为他们更乐于冒险的倾向而变得更加糟糕。这些情况的表现方式有着天壤之别：他们可能去旅行并体验新的事物、新的人际关系以及独立自主的感觉，也可能最终与臭味相投的朋友一起吸食禁药或是未成年饮酒。对此，发挥决定性作用的主要因素是性格、环境和背景等。[40]

有些人说青少年更容易冲动，这种看法是不对的：冲动是指做某件事时不考虑任何潜在的后果，而所谓的冒险行为，则是我们确实想到了（可能的）负面结果，但还是**照做不误**。这种区别是很重要的：儿童可能是冲动的，他们会做诸如吃下危险的东西、把手指伸进电源插座之类的事情，因为他们分不清好坏对错。但研究表明，至少在假设的情景下，青少年完全有能力进行理性思考、预测并做出适当的决策。[41]只是在真实情况下，在"血气上涌的那一刻"，他们往往不会这么做，并且更容易受到情感的影响，而不是遵循逻辑和理性。凯西教授及其同事认为，这是大脑前额叶皮层和边缘系统脑区的成熟速度不同造成的。

在青少年时期，我们的大脑仍然在发育中，但这是一种与童年时期不同的发育过程。大脑的不同部分已经形成，并开始完成自己的任务，只不过此时完善化、高效化和专门化才是最重要的。简单来说就是，在童年时期，大脑的所有部分都在发问："我的工作到底是什么？"而到了青年期，它们更像是在疑惑："我知道我的工作是什么了，但我应该怎么去做呢？"[42]

青年期的成熟过程带来了变化，负责情绪、愉悦和快乐的脑区在活动和效率方面都有所提高。这些脑区就是我们之前已经广泛地介绍过的皮质下边缘系统，例如杏仁核以及基底神经节，后者又包括诸如纹状体和伏隔核在内的许多区域。这些脑区也负责对奖赏的预期，同时，通过与行为控制脑区（如前额叶皮层）相联系的多巴胺神经元的作用，它们还能管理和诱导寻求奖赏的行为。换句话说，它们让我们渴望某些东西，并驱使我们去得到。

作为成年人，我们不会被这些强大但原始的力量影响太多：正如我们已经看到的，我们理性的、调控冲动的前额叶皮层可以对那些情绪驱动的、寻求满足的行为带来的长期后果进行评估，并在表示"不，这不是一个好主意"后将其驳回。然而问题是，在青年期，情绪化的、寻求奖赏的脑区比前额叶脑区成熟得更快。随着情绪和奖赏脑区变得更成熟、更不那么"复杂"，我们或许也会产生和前额叶皮层同样的想法，但这意味着在此之前的很长一段时间内，情绪都会对我们的行为有更大的影响，而大脑中那些更有纪律的部分仍在发育，仍在给自己做整备。从许多方面来看，这都很像儿童面临的情绪对抗思维的问题，但是要更复杂。这不是大脑中刚刚形成的部分在彼此之间较劲，这更微妙，更精巧，不像《杰瑞·斯普林格秀》（Jerry Springer），而更像《权力的游戏》。

想象有人骑着一匹马的情形，马匹承担了大部分的工作，但骑手在总体上负责把控。后来，骑手意识到自己不知道要去哪里，于是松开缰绳停下来查阅地图，这意味着现在由马掌控全局。等到回过神来之后，骑手发现自己正在一条小河里，水已经淹到膝盖，或者进入了一片田野。在这个例子中，前额叶皮层就是骑手，皮层下的边缘系统则是那匹马。从本质上讲，让不太精巧的元素掌握控制权注定会使局面陷入不利的境地，一如青少年经常出现的情况。

　　这能说明很多关于青少年的问题。毫无疑问，他们完全有能力在假设的场景中进行清晰冷静的思考，此时他们的情绪反应不会被调动起来。不过，大多数真实生活中的情况都包含浓烈的情感成分，考虑到青少年大脑的结构形式，他们的行为和决策一定会受到很强的影响。如果你问一个青少年："你恨你的父母吗？"他们可能否认：当然不恨。但是，如果父母不允许他们外出或拥有最新的智能手机，他们很可能会大声喊出："我恨你们！"因为在那个**短暂的瞬间**，他们的确怀恨在心：对青少年的大脑来说，转瞬即逝却又强烈的情绪爆发可能比逻辑和理性更强大。然后他们会狠狠地摔门而出，一如传统套路。这也可以解释青少年对风险的淡漠态度：他们的大脑更容易受到情绪的驱动以及被即时刺激和满足影响，而对长期后果和理性思考不那么敏感。这**显然**意味着更多的"冒险"行为。

　　边缘系统和奖赏通路的成熟也意味着曾让我们快乐的事物突然失去了效力，所以我们过去心心念念的东西，如今看起来幼稚而尴尬。纹状体和杏仁核的效率及影响日渐加强，再加上它们的各种社会功能，可能共同导致青少年更加需要陪伴和认可，并且更强烈地渴望更高的社会地位。因此，青少年的典型执念就是变得受欢迎和"酷"。当然，突然奋不顾身地想要去探索、放纵和站上"C位"等，都不是什么让父母感到兴奋的事，所以这些新渴望难免会受到阻挠。即使出于善意，剥夺一个人的基本需求和动机也会引起愤怒和压力。[43] 由于青少年对压力和愤怒更加敏感，所以他们会更频繁地朝父母和权威发火。总而言之，那些曾带来稳定和安全感的人，此时被青少年视作成长和自我发现的阻碍，成了被怨恨而不是被感激的对象。

虽然这些招致不快乐的行为可能看起来就像人类复杂大脑发育过程中的不幸缺陷，但它们的存在似乎也自有其原因。大鼠和灵长类动物本身都是社会性动物，它们在青年期阶段也会表现出类似的行为，[44] 说明这确实是有利的。下面则是其中一个可能的原因。

当我们变得性成熟时，理想情况下（从演化的角度来看）我们会去寻找潜在的伴侣，并试图"吸引"对方。高涨的性驱动力加上对认识新朋友和冒险的渴望，极大地促进了这一点。而与之作用相反的，就是紧密团结在家族群体中，保持对安全熟悉的环境和回避责任的既有偏好。很显然，经常与父母争吵或怨恨父母意味着我们更有可能独自出击，提高我们的追求机会和接下来的成功率。

不过，不是每个青少年都会这样。我们都是以自己的方式、按照不同的速度成熟的。某些青少年显然在整个青年期都能保持注意力和责任感，只是从神经科学的角度来看，他们要做到这一点可能比成年人更难。也许青少年快乐的主要问题不是神经系统正在发生的改变，而是现代社会在很大程度上未能以任何有意义的方式对此负起责任。青少年和他们新发育的大脑具有了性意识和驱动力：他们想要独立和控制自己的生活，希望体验新鲜事物并认识新的朋友。然而，社会上有许多限制，无论是与年龄有关的，还是经济上或文化上的，都在阻止他们做很多事情。也许可以理解——当然不一定可以接受——的是，青少年所经受的挫折最终会以破坏财务或进行其他非法活动的方式，发泄到造成这种挫折的社会上。

具有残酷讽刺意味的是，我们一方面指望青少年的行为表现得像负责任的成年人一样，另一方面又赋予他们儿童的权利。以英国为例，他们必须在14岁左右选择决定其一生的学习科目，却在18岁之前不能喝啤酒。至少从神经科学角度而言，他们其实两者都不是。他们就是青少年。也许在全世界更普遍地认识到并有意义地接纳这一点之前，青少年都不可能得到可靠的快乐，因为他们的需求和欲望突然间与其生活的世界不相容了。直到那一天到来之前，他们的快乐可能都取决于为了发泄压抑的攻击性和压力、满足对新鲜刺激的需求，他们能够享受哪些放纵。令人瞠目结舌的视觉形象和暴力的电子游戏就是这种出口之一，特别是现代的在线游戏类型允许他们与自己的同龄人联系和交流，然后在竞争中击败对方。

一种可能的情况是，暴力游戏非但远远不会鼓励不良行为和腐蚀脆弱心灵，反而是唯一能够让某些青少年保持快乐和相对平衡的东西。如果没有这些，他们才会真的陷入麻烦——

这显然不是许多危言耸听者想要听到的。但是，嘿，不要对持不同意见者恶语相向，也许你应该学着有点自制力？

大人的快乐方法

所以，青年期过去之后，就进入成年期了。自由和独立，哦耶！自食其力和承担责任，哦不！平心而论，这事有好有坏。

与青年期的开始一样，"你从什么时候起是成年人了？"这个问题也很难回答。在科学文献中，"生物学意义上的成年人"通常是指已经达到性成熟阶段的个体。但是对人类来说，这意味着青春期的开始，难道11岁的孩子在理论上算是成年人吗？大多数人会对此提出异议。这对其他物种或许合适，比如只能活几年的啮齿类动物，对有着漫长青春期的长寿人类[45]却不适用，所以才发展出了所谓"社会成人"的概念：社会的惯例和法律会在个体达到特定的年龄或里程碑后，宣布其成为一个成年人。不同的社会在这方面存在很大的差异。

就神经科学而言，大脑正式"完成"发育和成熟的时间点也很难确定。我们已经看到，大脑的不同部分会以不同的速度成熟。而且很多证据显示，有些部分直到我们20多岁仍在继续发展，譬如胼胝体（corpus callosum，大脑两个半球之间的"桥梁"）和额叶等对于执行功能和意识控制特别重要的脑区，它们的发育迹象一直持续到大约25岁为止。

那么，姑且认为在神经学上，我们在25岁时"完全成年"。假设人的平均寿命为70岁（尽管这个数字似乎一直在增长[46]），这仍然意味着在生命的大部分时间里，我们都是成年人。所以，我们的成年大脑将决定我们是否会有"长久"的快乐。我们的个性、脾气、好恶、能力以及倾向，基本上都在发育阶段就已经烙印在我们的大脑里了，它们将决定什么能让我们快乐，快乐到什么程度，以及为什么快乐。

但这些是一成不变的吗？你也许会期待成人的大脑比早期的几个版本更"固定"一些，它在许多方面确实如此。当我给我年幼的孩子看智能手机或平板电脑时，他们不到5分钟就和我一样操作自如了，而在我这个生于20世纪80年代的孩子看来，触控屏幕多少还是有点像魔法的。相对而言，如果你曾经试图教一位年长的亲戚如何使用这些东西，就会知道这可能是一场怎样艰苦卓绝的战斗。

多年来，人们确实普遍认为成年人的大脑基本上是"完成态"的，拥有我们需要的所有神经元和主要连接。当然，我们一直在学习新的东西并更新对事物的理解，这意味着在掌管学习和记忆的神经网络中，不断有新的连接在形成和反转。[47]不过，从总体结构和主要连接——那些决定"我们是谁"的东西——的角度来看，长期以来，成人大脑都被视为已经早就"完成"了。然而，近年来有源源不断的证据显示，成年人的大脑也**可以**进行改变和调整，甚至可以创造新的神经元。我们的体验和经历仍然可以重塑大脑，哪怕我们即将进入晚年。[48]想一想第二章中提到的出租车司机的研究，在混乱的伦敦街道上不断驾驶和导航令他们的海马脑区增大，说明成年人的大脑结构也具备一定的可塑性。只是有一点似乎很确定：与年轻人相比，改变成年人的大脑需要更多的努力和时间。[49]

例如，智力是由无数的大脑连接形成的效率和复杂性的产物，成年人想改变它要难得多。[50] 尽管可以做到，但需要花费相当多的时间和精力，取得的收益却微乎其微。现在有很多产品和游戏号称可以"增强脑力"，但它们充其量只能算是误导。每天做填字和数字游戏肯定能提高我们的能力，但也只是在填字和数字游戏方面的能力。因为就智力而言，大脑远远比这要复杂和多面。这只是在提高一个复杂系统的某个特定方面，就好像一位将军发现他的军队规模只有期望中的一半，所以就派了一名士兵去健身房锻炼一个月，变得更强更壮。最后，他有了一名强壮的士兵，他的军队却没有壮大，最初的问题并没有真正得到解决。这并不意味着我们得到的东西不好或无效，它仍然能够以令人印象深刻的方式被运用，只是最基本的要素很难改变。

因此，没错，成年人的大脑**可以**改变，只是与年轻的大脑相比，这需要相当多的时间和努力。它经历了所有的动荡发育是有原因的，所以我们也不能怪它不想再来一遍了。

什么能让一个成年人的大脑感到快乐呢？抱歉，这无法用任何简洁的方式来回答。前面几章涉及的一切都适用于成年人的大脑，但它们对于你的大脑适用到什么程度，还得由你自己来判断。没有两个人是相同的，那么能使他们快乐的东西，无论是一座漂亮的房子、家庭和朋友、爱情和性、笑声和幽默、运动的成就、成功的事业、巨大的财富或名声、创作出杰作或是仅仅读一本书，都取决于他们是谁，以及他们的大脑对这些东西的反应。大多数人都会因上述的部分或全部原因而感到快乐，但可能是在不同的时间且出于不同的原因。由于我们的演化方式和我们创造出的这个世界，确实有很多东西能够让现代成年人的大脑感到快乐。

这真的很幸运，因为如果要找出一个因素能对所有人的大脑都产生影响，那就是压力。像皮质醇这样的压力性化学物质、大脑中的威胁探测回路、杏仁核中产生恐惧的神经机制、战或逃反应等，都是大脑中古老而根深蒂固的元素，意味着我们会对任何潜在的危险或威胁做出强烈反应。然而，人类智力的极大拓展所带来的缺点之一，就是现在的我们更容易感到压力，因为我们"意识到了"更多的危险和威胁。对一个简单的动物来说，压力可能是由"我确定这附近有一个捕食者"或"我已经有一段时间没找到食物了"之类的事情引起的。人类则在压力源方面有更丰富的选择：如果我失业了怎么办？我对象的家人喜欢我吗？我有足够的钱去消费吗？我是不是已经年纪大到不能成家了？如果我永远都去不了巴黎怎么办？我该怎样帮助海外那场悲剧的受害者？为什么我的胸口一直痛？经济看起来是不是不太景气？我的Wi-Fi连不上互联网！诸如此类。

作为成年人就意味着要承受压力。以前，都是由父母来做各种重要决定，为各种东西买单，而现在这一切都要靠我们自己。当然，我们可以想什么时候出去就什么时候出去，喜欢吃什么就吃什么，爱见谁就见谁，但我们也必须为这些事情买单，照顾好自己的长期健康，还要判断自己所见的人们是否安全或值得信赖，因为这些往往都是不能打包票的。通常儿童在很大程度上可免受后果的影响，青少年为了追求即时满足似乎更不管不顾，成年人却往往没有办法回避种种后果。有那么多决定和行动可能会反咬一口，成年人还真是压力山大。而且，这还不包括要对他人的福祉负责，这可是许多成年人都要面对的。

就健康而言，这并不是好事。持续的慢性压力在发达国家是一个巨大的问题，因为它对健康有太多影响，[51] 而且在我们建立的这个环境中，经常性的压力已成为生活的一部分。大脑能负荷的压力毕竟有限，持续的积累终究会突破承受力的边界，但这也因人而异。因此，心理学家祖宾（Zubin）和斯普林（Spring）在1977年提出了精神性疾病的压力脆弱模型（stress-vulnerability model）。[52] 这是一种对于如下事实的直观建模：一个人越容易受到压力的影响，那么导致其崩溃和出现精神健康问题所需要的压力就越少。那些生活更艰难、处境更困窘，或是曾有过不良心理健康史的人，可以用来应对压力进一步增加的大脑资源就更少。至于诸事顺利、人生一帆风顺的人，可能就算遇到了短暂的困难也不会太在意。

这正是快乐的重要性所在。研究显示，那些让我们快乐的事情，能够增强奖赏通路的活跃度，似乎可以直接对抗压力给身心造成的影响。[53] 除了令人愉快之外，追求快乐很可能让我们那成年大脑的抗压能力维持在尽量高的水平，更好地帮我们处理生活中那些不可避免的问题和危机。

显然，这也没**那么**简单，涉及大脑的情况从来都是如此。让我们快乐的事情最终会带来压力，反之亦然。沉溺于美味、高热量的食物中是非常令人愉快的，而且众所周知可以减少压力；但过量进食意味着我们会发胖，健康状况也会受到影响，这又会导致压力。去异国他乡旅行总能让人快乐，[54] 但它要花费大量的时间和金钱，使我们在日后可能要面临压力。反过来，让自己承受考试、训练、节食等方面的压力，却意味着我们将有望实现长期目标，在未来变得更加快乐。这是一个复杂而令人困惑的系统，我们也一直在生活和环境允许的范围内逐步尝试解决这个问题（当然情况往往都不允许）。

我想说的重点是，对成年人的大脑来说，体验快乐很可能更像是一种必需品，而不是一种嗜好。当然，"为了你的大脑健康请务必保持快乐心态"这种话说起来容易，但人并不是生活在真空里。如今每个人都是庞大社区或者多个小社区的一部分，我们已经看到人类的大脑有多么渴望得到他人的认可。不幸的是，让我们快乐的东西可能不会被他人接纳，而对别人以为或一口咬定会带来快乐的东西，我们也很可能完全无感。我们在第五章的"关系进阶"中看到了这一点，社会规范和期望让西方世界的人们认定了一种浪漫关系应该如何运作的、固定且相当狭隘的模式，而已经有越来越多的人意识到这个模式中容不下那些让他们快乐的东西。社会期望是一种强大的存在，它很容易妨碍个人的快乐。

例如，对成年人类来说，压力和快乐的主要来源之一就是生养孩子。把一个生命带到这个世界上会对个人产生巨大的影响，狡猾的演化还在我们的大脑中灌输了许多特性来对此加以鼓励。例如一种感受到爱与幸福的倾向，以及任何类似人类婴儿的事物都会激发我们对其加以照顾的动机，[55] 所以我们才会在家里饲养小狗、小猫或其他具有大头、大眼睛和孩子般性格的宠物。如果它们是我们自己的后代，那么共情、亲情和保护本能就直接爆棚了。很明显，我们到了一定的年龄后就想要有孩子。

但是，有些人不是这样。无论是由于大脑化学的异化、对健康的顾虑、受到环境的影响，还是仅仅在思考之后觉得不适合自己，有许多人不生孩子，也从未有过这样的打算。他们知道什么能让自己快乐，而生育不在其中之列。

英国科技记者霍莉·布罗克韦尔（Holly Brockwell）就是这样一个人。她有许多身份，其中之一是面向女性的科技和生活方式网站 Gadgette 的创始人和编辑。[56] 除此之外，她开诚布公地讲述自己的独立女性运动还引起过热烈讨论，因为她成功地说服了 NHS（英国国家健康服务系统）相信她应该接受手术绝育。[57] 她为此经历了严重的舆论反扑，网络上来自陌生人的批评和谴责一直持续至今。但是，为什么呢？为什么有人会关心一个自己根本不认识的女人对她的身体做了什么呢？他们永远也不会遇到那个她反正也不会生的、理论上的孩子。事实上，与终生提供避孕药或应对她可能进行的生育相比，这么做对 NHS 来说反而还更便宜些。鉴于输精管切除术和堕胎也是被允许的，而且目前地球上已有 70 亿人口——这个数字还在增长中，我不觉得我们的物种近期有灭绝的危险。那么问题到底出在哪里呢？既然这个论点最终赢得了 NHS 管理层的支持，为什么人们还在为此跟她过不去呢？我想我应该直接去问霍莉：为什么如此肯定自己不想生孩子？

"我从来不觉得需要孩子——从来如此。但是我年轻的时候有人告诉我，等我'长大'之后就会想要了。我相信人们比我更了解情况，所以我以为自己最后总会想要的。于是有那么一段时间，在我所有的未来规划里都包括孩子，尽管我总是对此感到害怕。最终我意识到，人们并不比我了解得更多，我不想要孩子的感觉是完全合理的，而且事实上也很普遍。我自己的母亲其实也不想要孩子，只是由于时代不同，她无法做出和我一样的选择。"

时代确实变了，现在的年轻人在成长过程中拥有更多的选择和自主权，这很可能对整体的快乐有所助益，尽管很多人似乎对此忧心忡忡。霍莉告诉我，她甚至遇到过有的男人嘴上说着只想休闲约会，却对她坚决不生孩子的态度感到愤怒，其中一个男人在快速约会开始不到 3 分钟后就因此而转身离开了。这可是快速约会！而且，虽然我不是那种会把成年女性物化得只有外表属性的人，但如果必须让我描述一下霍莉的样貌的话，"没有吸引力"这个说法是绝对不会出现的。那个快速约会的家伙听上去还真有点恋母的样子。

霍莉甚至尽力试图表达清楚，虽然她不想要孩子，但她并**不讨厌**孩子。她深爱着她的侄女。她只是不想要自己的孩子。

"这不是对孩子本身的厌恶，而是我很清楚如果有了孩子，我的生活会是什么样子。我很了解自己，所以我知道如果我走了这条路，我会很不快乐。当然，如果我因为种种原因还是有了孩子，我想我会像我妈妈对我那样爱他们和照顾他们。但同样，我也可以在一份按时打卡的日常工作中表现出色，在自己梦想的职业生涯中感到更快乐。对我来说，理想生活并不包括属于我自己的孩子。"

似乎仅仅是一个女人不想要孩子这件事就让很多人感到不安了。也许它挑战了一个核心信念，即女人爱孩子，而有些人的世界观就是围绕着这个信念构建的。[58] 这与他们毫无关系，但我们也看到了，人们为了追求自己的快乐会如何攻击他人。或许有些人甚至觉得自己是在帮助她，就像基督教街头传教士向路过的异教徒发表演说？谁知道呢。重要的是，当我们是成年人时，保持快乐是重要的，甚至是必要的。然而，有时我们的快乐要取决于是否被别人接受。我猜这就是成年人的问题吧：尽管我们的大脑现在已经"成熟"了，但我们都还是在边走边学习。哪怕仅仅是活在这个世界上，我们都在不断地改变。光听上去就感觉生活很有压力呢！

只是近黄昏

我前文已经说过，要改变一个成年人的大脑需要大量的时间和精力。精力是我们经过深思熟虑后决定投入的，但时间呢？时间总会不断涌来，不管我们喜欢与否。无论人类的大脑有多么神奇、多么复杂得令人瞠目结舌或强大到令人难以置信，它终究只是一个生物学器官，是身体的一部分。而身体是会衰老的，消磨与损伤逐渐展现出它们的影响力。正如你可能已经预期到的，这也会对我们的快乐造成重大影响。

即使大脑能在某种程度上免受年龄的影响，我们的身体也并非如此，这注定还是会让我们不那么快乐。我们的骨骼和肌肉变得虚弱，我们的关节和手指变得僵硬，我们的视力和听力日渐退化，我们的心脏不再有力，我们的动脉开始硬化，我们的性欲逐渐减退，诸如此类。所有这些都会让我们不快乐，因为我们去执行或体验那些通常能带来快乐的事情的能力受到了影响。你喜欢徒步旅行和参观艺术馆吗？如果你的髋关节不断造成疼痛，而且还要排队等待处理你的白内障问题，那么要做这些事就很困难。

哎呀，我甚至都不需要举如此明显的事例。或许以美貌给别人留下深刻的印象能给你带来快乐？那么头发脱落或者变白、皮肤失去弹性并产生皱纹，这些都会妨碍你的快乐，尤其是在我们这个注重年轻态和形象的世界里——至少我猜测应该是这样的。作为一个从 18 岁开始就发际线后撤的人，这倒不是什么让我感到困扰的事情。

而且这还没算上患重病的情况。随着我们年龄的增长，这种可能性会越来越高。当然了，大多数重大疾病都不太可能发生在我们身上。但我们活得越久，身体就越容易受到影响，那些流氓基因或不可见的环境危害也就更有机会在身体系统中作恶。我们日复一日地掷着骰子，最终一定会倒霉地掷出"蛇眼"（即两个一点）。许多严重的、失能性的病症最终会让病人患上抑郁症或类似的情绪和焦虑障碍，[59] 这些情况有什么理由不出现呢？在所有可能导致压力、使大脑的应对机制超载的因素中，"不治之症"一定位列榜首，或至少非常接近。

年龄也能带来其他不那么生理性的结果，同样会导致不快乐。比如在生命的大部分时间里，我们可能都有一个目标或野心，并一直为此努力奋斗。但从某个时间点开始，情况发生了变化。我们要么已经老得拼不动了，要么已经实现了这个野心，所以没有必要再继续努力。正如凯文·格林敏锐地指出的那样，摆脱日常工作、财务义务和其他责任似乎是一种田园诗般的状态，由此得到的自由令许多人大喜过望，他们终于可以去做一直想做的事情了。但是，突然失去日常工作、责任和**目标**真的具有破坏性，会导致包括抑郁症[60]在内的各种心理疾病，最终影响我们的身体健康。当我们上了年纪，这可不是一件小事。

还有一点值得强调的是，没有人可以永生不死。年纪越大，我们就越有可能经历身边人的离去，无论是朋友、亲戚还是伴侣。悲伤是一种纯粹自然但非常强烈的情绪，我们可能需要很长的时间来适应和克服。事实上，有些人可能发现自己无法继续前进，从根本上变得孤僻，"深陷"于对逝者的回忆中，甚至需要进行治疗性干预。[61]

更严重的是，虽然我们经常被告诫要"尊敬老人"，但我们的社会并不总是会践行它所倡导的事情。在主流媒体中，老年人经常被边缘化和忽视，甚至连他们自己的家人也是如此，因为后者现在也有了自己的生活、目标和责任需要处理。照顾日益虚弱的父母或亲戚是一项重大的责任，随着时间的推移，它的要求也越来越高。再加上由于交通的便利和现代工作的性质，亲密的家人往往分居在一个更大的范围内。最终的结果可能就是老年人受到忽视，甚至在很大程度上被遗忘，而身体的日益衰弱也意味着他们对此无能为力。他们会孤独终老，这是我们不断扩大的老年人口正面临的一个主要问题。[62] 他们需要帮助和支持来继续日常生活，这导致了自主权的丧失，造成了更多的压力和进一步的不快乐，并且恶性循环还会继续下去。

这一切的前提还是假设上了年纪后大脑保持不变，而事实并非如此。大脑是身体中最耗能的器官，其中进行的所有奇妙而持久的神经处理过程都会对它的结构造成影响。年龄对大脑的冲击有许多不同的方式，[63] 尤其相关的是多巴胺和五羟色胺系统的消耗。多巴胺对许多情绪体验以及奖赏系统的功能都至关重要，这显然会影响我们感受快乐的能力。五羟色胺是稳定情绪的关键神经递质，也会影响睡眠周期。[64] 老年人往往不需要那么多睡眠，但这本身就可能带来认知和情绪上的问题。即使没有发生神经退行性病变，导致像痴呆症等问题（随着年龄的增长，这种风险总是有的[65]）的出现，老年人的大脑仍然不那么灵活。它们效率不高，不如全盛时期那样敏锐，甚至不能像以前那样有效地处理情绪，[66]这显然会对快乐造成影响。这就是自然法则：万物终究逃不脱熵增。

我意识到自己描绘了一幅非常阴郁的画面，所以请允许我对此表示歉意。然而，我想最好总是先把坏消息说出来，这样在接下来我解释可以做什么来预防或对抗所有厄运和悲剧的时候，才会让人更有获得感。实际上，我上面描述的一切，只有在我们不设法解决老龄化影响的前提下才是"不可避免"的。值得庆幸的是，我们实际上有许多选择，其中有些还是演化本身赐予我们的。

首先，如今似乎有越来越多的研究表明，定期运动是抵御老龄化负面影响的一个可靠手段。[67]这非常合理，因为如前所述，大脑是一个身体器官，运动可以增强新陈代谢，改善心脏和相关系统的健康。这意味着将有更多的血液和营养物质被输送到整个身体，使大脑有更多的矿物质和能量储备来保持自身的活力，这当然都是有益的。

确实，活跃的大脑就是健康的大脑，那些受教育程度较高的人似乎对认知能力的下降有更强的抵抗力，即使导致相关情况的生理机制已经出现。[68]幸运的是，一个人再老都可以接受教育，除非记忆系统受到了严重破坏（这当然有可能发生在老年人中，比如由于痴呆症之类的疾病），否则学习新鲜事物的能力将持续一生。对一个退休的人来说，参加课程和类似的活动可能不会提供什么职场上的帮助，但那并不意味着**没有**好处。

全世界有许多城市现在都引入了为老年人设计的游乐场，[69] 期望以一种有趣的互动形式让他们得到更多的锻炼，改善他们的身心健康。感觉自己像个孩子没有任何问题，如果这能带来快乐的话。

还有另一件事：怀旧。老年人往往被认为总是沉湎于回顾过去，信誓旦旦地向大家担保"在他们那个时代"一切都更好。在某种程度上，这是完全合乎逻辑的：我们都更愿意去回想自己风华正茂的时候，而不是垂垂老矣、机能减退的模样。但有时候也会做得太过火，导致回忆中的事物被大脑中与记忆相关的乐观主义偏倚所扭曲和渲染，[70] 对当下的生活造成干扰。多年来，确实有许多心理学家和治疗者认为怀旧是一种紊乱，[71] 或至少是一种消极的认知行为，使人的注意力从现在转移到过去某个不可触及的、有所夸张的时间点上。

然而，现在有证据表明，怀旧（在任何年龄段）实际上是一个非常**正面**的过程。它使我们更积极，更善于社交，更乐观，所有这些都能促进我们的健康和快乐。[72] 其中的逻辑是这样的：经常思考过去发生的**好事**意味着我们保留着对个人成就和能力的认识，因此更容易相信积极的事情可能、也确实发生过，这会使我们感觉更好。怀旧似乎并不只是哀悼逝去之事，而更多的是欣赏自己已经取得的成就。这就好像是擦拭精神上的奖杯，而不是对失败的关系耿耿于怀。

显然，这也是可能做过头的：所有老年人团结一致，通过集体投票来重现一个近乎虚构的浪漫主义世界，这其实对任何人都没好处（详见"英国脱欧"）。做到让人渴望重新视怀旧为一种病的程度，实在是弄巧成拙了。

最后，社交似乎是我们抵御大脑老龄化弊端的主要方法，也是我们快乐的共同要素。隔绝和孤独似乎是对老年人心理健康最有害的（非生理性）因素，所以任何可以防止这些情况的东西都必然会增进快乐。[73] 因此，才会有老年人常挂在嘴边上的那句话："我只想找个人说说话"。我们是人类，演化让我们需要与其他人在一起，而且还没有人类能长寿到演化成其他新物种。

从某个角度来说，这就是人类为什么能够活到老年的原因。人类的寿命比同类物种要长得多，而且我们在身体或生殖能力达到顶峰之后还能存活很长的时间。如果你细加思索，就会发现这并不是很符合自然选择。有很多理论尝试解释我们的生命为什么会如此长久，其中有一个因素似乎起了很大的作用，那就是**祖父母辈**给年轻世代和整个社区的生存带来了积极的影响。[74] 原始人类部族中的老年成员可能不再适合狩猎或其他依赖体能的任务，但他们依然能够胜任照料婴儿和儿童的工作，并且不再需要把时间花在求偶或任何消耗精力的事情上。孩子们得到了照顾，习得的知识被直接传递下去，处理日常事务时还能有人额外搭把手……看来，把老人留在身边还真是好处多多呢！

作为自己的孩子已经长大独立的老年人，成为祖父母将给他们带来一套全新的责任和关注点（最好要求不要太高）。这也难怪他们中的许多人都毫不掩饰对得到孙儿的渴望，就像我的父母和岳父母那样。但这是一种双向的关系：孙辈得到了照顾，祖辈也得到照顾。每个人都是赢家。

当然，并不是每个人都有幸拥有（情感上或地理上）足够亲近的家庭，从而获得这样的选择。但是对于老龄化的大脑，与他人保持联系似乎是维持快乐和抵御不可避免之事所必需的。

"不可避免"是一个沉重的词语。无论我们为保持敏锐和快乐付出多少努力，我们终究有停摆的一天。因为我们都会死。很抱歉，这一点毫无回旋的余地，每个人类及其大脑都存在极限。我们终有报废的那一天，只是我们不知道这会在何时，因为什么发生。这一点很有帮助，并且可能是不确定性能够**减少**压力并使我们保持乐观的唯一例子。

但是，这就是人类大脑的缺点：它如此强大，让我们能理解它的机制，并创造出如今被我们视为理所当然的先进医学。我们现在完全有可能知道，自己大致会在什么时候死亡。我们已经能够诊断绝症，进行预后判断，所以患者可以明确地知道自己还剩下多少时间——至少在一个可靠的数值范围之内。

这对一个人的大脑及快乐有什么影响呢？我们如何在精神

层面上从中恢复过来呢？从心理学的角度来看，这总是给我带来同等程度的困惑、担忧和讶异。当然，我在这里说的不是神秘主义或神学的因素，那是哲学家和相关学者要去处理的问题。

有一个人可没时间去考虑这些问题，那就是克里斯皮安·杰戈（Crispian Jago）。他是一位公开的无神论者和怀疑论者、黑胶唱片爱好者，以及机智的康涅狄格人。我认识克里斯皮安的时候，他正在民间理性主义组织"酒吧中的怀疑论者"（Skeptics in the Pub）担任温彻斯特分部的组织者（我则创办并运营了数年卡迪夫分部）。然而在2016年，他发现自己得了无法治愈的晚期癌症，并被告知只剩18个月的生命。[75]

现在他年届50，那18个月的预期寿命已经过去了一年，他标志性的红发和胡须也因为化疗而变得雪白。我向克里斯皮安询问了如何调和快乐与即将到来的死亡。

"当我被告知癌症已经复发并扩散，无法再做手术挽救时，我的感受肯定不能用快乐来形容。我感到被欺骗了，特别是在我辛苦工作，为自己争取到一个舒适的职位，正准备享受退休生活的时候。但我始终不觉得特别愤怒，只是感到很不幸，而且必须承认，还有点自怨自艾。"

是的，克里斯皮安就是那种典型的老派英国人，他甚至觉得有必要为面对绝症时的自我怜悯而道歉。

经历了几个月的意志消沉和可以理解的沮丧之后，在过去的6个月里，他感觉自己的快乐又回来了。在这一年的大部分时间里他都不得不请假，却刚好可以踏上他为退休而规划好的各种旅行。他看到自己十几岁的孩子们进入了好的大学，知道他们将一切顺利并拥有美好的人生。而且，他还专门指出："在洛德球场举行的全部5天的板球对抗赛，我都能在没有工作干扰的情况下观看。"

克里斯皮安分享了一个有趣的观察。因为要接受化疗，他的状态时好时坏。有时候他在化疗后感觉很糟糕，而另一些时候则感觉很好。作为一个天生理性、善于分析的人，他发现状态好的时候似乎与他和老朋友，或表达祝福的来访者见面的时间相吻合。自从确诊之后，这些人的出现变得更频繁了。发现这一趋势后，他尽一切努力与自己在意的人尽可能多地在一起，而这似乎已经发挥了作用。

"罹患晚期癌症向我证明了一点，那就是毫无疑问，我确实被许多人爱着，无论是朋友还是家人。当人们不觉得你快要死了的时候，他们往往不屑于对你说这些。然而，如果你确实要走了，他们似乎会付出更大的努力来让你知道，你对他们而言真的很重要。这也让我非常快乐。"

这么看来，与他人之间的愉快互动，以及与此相关的互相关爱和认可，是对克里斯皮安影响最大的因素。如果说还有更强有力的证据，能证明与他人的正面关系可以让我们快乐，那恐怕只有靠那些能力远胜于我的人去发现了。很多人在这种时候可能会求助于上帝和精神信仰，但作为公开的无神论者，克里斯蒂安没有时间去做这些。他坚信保持清醒的头脑会有很大的帮助，没有必要去担心无休止的评价和所有类似的东西。

"在度过了因为我的预后而愁云惨淡的几个月后，多亏了朋友、家人、放松的生活、愉快的回忆、无怨无悔的人生和批判性的思维，快乐意外地回到了我身边。"

关于这一点，我还可以说得更多，然而我究竟还能补充什么呢？尽管克里斯皮安的病情不容乐观，但因为接受了所有这些积极的方面，他似乎确实有了一个快乐的大脑。这正是一直以来我在寻找的东西。

后 记

想象一下，你花了几个小时打包和检查所有东西，然后总算开始了一段漫长的汽车旅行。然而在你还没开到当前这条路的尽头时，脑袋里那个唠叨的声音就开始了。它坚持认为你至少忘记了或没有做一件重要的事情，又或者做了不应该做的事。中央暖气是不是开着没关？金鱼的食物够吗？你**确定**门垫之下有备用钥匙给看家的保姆吗？在你检查的时候，卧室似乎正着火，你是否应该做点什么呢？诸如此类。

这正是我在写完这本书时的感觉，只不过强烈程度还要再乘上100万倍。当然我要为自己申辩一句，我**知道**我肯定忘了收录许多与快乐相关的东西。最近我刚刚告诉一位朋友，我已经基本完成了对快乐的研究，于是她便问我对那些旨在确定哪些国家的人最快乐的国际调查有什么看法。这使我陷入一段长到令人不适的沉默，挤出一声喉音般的尖叫，同时用手指甲反复刮擦我的脸。

因为从那以后我就再也没有见过这位朋友，所以我想借此机会向她公开地道歉。

那次见面之后，我查阅了各种国际快乐调查问卷，其中最有力的似乎是OECD（Organisation for Economic Co-operation and Development，经济合作与发展组织）采用的"美好生活指数"（Better Life Index）。2011年，它在相关人员经过10年的工作和研究后被推出，以一种互动工具的形式让各国评估普通公民的生活状况，由此计算出国家整体的"快乐"程度。我曾黯然地考虑重写多个章节以纳入这一信息，但后来我看了一下该指数究竟评估了哪些方面，发现分别是住房、收入、工作、社区、教育、环境、政府、健康、生活满意度、安全，以及工作与生活的平衡。

回顾前文，我已经以这样或那样的方式涵盖了所有这些方面。有些我进行了直接并详细的探讨，另一些则能够以我在其他地方阐述的神经科学特性作为背景来加以解释。而且公平地说，我从来没打算真的去度量快乐，我只想看看是什么让我们的大脑快乐，以及为什么。实际上，这个历时多年的跨国项目与我通过反复解读科学文献、询问各种人"你怎么看？"得到了类似的结论，说明前面那些章节中的东西终究还是有些价值的。

毫无疑问，还是有其他一些东西我并没有涉及。为什么无论作为参与者还是旁观者，体育运动——通常是带有身体对抗性的竞争行为——都会让我们快乐呢？为什么本应该让人快乐的家庭聚会，最后往往充满了压力和令人痛苦的责备呢？如果你是同性恋者或双性恋者，前面章节中所有涉及性的内容是否还依然适用呢？对于跨性别人群又如何呢？或者那些有某种心理健康问题的人呢？这一切与大脑如何让我们快乐之间有什么关系？我无法回答所有这些问题的原因之一，就是我根本没地方写了：这毕竟是一个宏大的主题，它所涵盖的范围远远超过一本书的合理篇幅。而在其他时候，我则是受限于现有的科学数据。社会和对"正常"的认定标准可能会迅速变化，而在几十年时间里艰苦推进的科学实践却不会。如果现有的证据根本没有考虑到这些问题，那我就很难客观地作答了。

　　但是，我**发现了**什么呢？在经历这一切之后，根据我现在对人类大脑如何处理快乐的了解，保持恒久快乐的秘诀是什么呢？好吧，那些阅读了到目前为止全部内容的读者应该不会感到惊讶，因为答案就是似乎并不存在此类秘诀。快乐并不是像金条一样储存在大脑的宝箱里，只等待有合适钥匙的人出现并把它花掉。人类的大脑从来不曾，也永远不会这么简单、直接和始终如一。事实证明，有很多东西如果以正确的方式刺激我们的大脑，都会使我们感到快乐，但每一种都有着许多注意事项和限制。

　　例如，如果没有一个属于自己的家，没有一个可靠安全的地方让我们把可怕的世界拒之门外，重新获得对周围环境的掌控的话，我们就很难感到快乐。但是，这必须是个**合适**的家，它必须符合足够的条件，使我们在里面感到舒服，感到它真正代表了我们，并满足了我们（高度个性化且往往很任性）的要求等。另外，尽管我们的家可能在许多方面都对我们的快乐非常重要，但它往往是由更多外部因素决定的，比如工作和家庭问题。

我们的工作也是可以让我们快乐的东西，只要我们能保持工作和生活的良好平衡。然而，什么才算恰好的"平衡"则因人而异。而且，职场的性质意味着虽然工作可以通过大脑乐于响应的方式给我们带来巨大的满足和回报，但它们也可能令人沮丧和害怕，让我们的大脑在很短的时间内就承受压力，并做出负面情绪反应。由于各种各样的原因，某些人的大脑就喜欢尽可能多地工作，而另一些人则在不得不完成超过最低限度的工作时就感到很痛苦。最重要的是，许多现代工作的性质也会对我们和我们如何看待自己在这个世界上的位置产生不同的影响。

当然，这在很大程度上还是取决于金钱。我们要有钱才能生活，而我们需要工作来赚钱。似乎我们的大脑会因为获得了经济回报而更快乐，但这也只是在一定程度之内。如果我们最终拥有的财富超过了在复杂世界上生存所**需要**的数量，那么钱和我们的快乐之间的关系就开始模糊和改变了，同时其他因素会占据优先地位。大脑完全能够认识到我们的财务状况已经发生了变化，随之而来的是一整套全新的问题和优先事项，它们将决定我们的成功——或失败。

因为我们都想成功，哪怕只是在某种形式上如此，毕竟我们希望，甚至**渴求**获得别人的认可。我们是一个社会物种：许多理论认为，最初正是我们交朋友以及与他人互动的需求促使大脑变得如此强大，有大量的脑功能都旨在增强我们与周围人的沟通和互动。因此，来自他人的认可，无论是以哪种方式，都被大脑的基础系统高度重视，并且给我们带来快乐。我很想断言，喜欢我们的人越多，我们就越快乐，所以才有那么多人渴望获得名声。

然而，情况并不是那么简单。就像金钱一样，一旦名气达到一定程度，它就开始变得不那么有效和令人有获得感了，反而来自最亲近的人的尊重和认可才会让我们更快乐。如果没有这些，我们最终很有可能"走火入魔"。

即使我们不想获得名声，我们也很可能想要得到某个特定的人的认可和喜爱，在精神和身体上都是如此。爱情和性在我们的快乐中是巨大的关联因素，尽管它们常常被区别对待。在我们的日常生活中，爱情和性是如此重要，而且我们的演化在很大程度上是为了获得它们。这使它们对大脑产生了许多显著（而且往往不稳定）的影响，能够改变我们的行为、思考，甚至感知。大多数时候，爱情和性让我们快乐，有时甚至可以说是极乐，但它们也是混乱和复杂的。当人们把得到它们视为目标时，从长远来看，他们会更不快乐：爱情和性是生活的**一部分**，而不是终点。当我们和某个人安顿下来时，并没有一条终点线可以跨越，也没有什么"游戏结束"的字样在面前闪现。生活仍在继续，我们也一样。尽管确实能从中得到快乐，但如果我们把爱情当作宝藏一样去追寻，就有可能扭曲大脑的工作方式，以及爱情和性本身的意义。

同样，笑和幽默也是快乐能带来愉悦且广泛存在的基础要素。每个人都喜欢、运用并且寻求它们，因为它们能够通过多种方式影响我们，并在现代人的大脑中发展出了几种不同的功能。但是，尽管幽默很棒，尽管它可以让我们快乐，但如果我们围绕它去构筑人生，似乎并不能保证持久和稳定的快乐。在某些情况下，它可能弊大于利。

并不是说会伤害自己，或对他人造成伤害，就一定是快乐的障碍。拜我们这令人困惑的大脑的奇妙特性所赐，在许多情况下，使我们快乐的东西很可能带来伤害，或是驱使我们去伤害别人。人类大脑的众多基本假设和机制还没有跟上我们先进而复杂的现代世界，这意味着最终让我们感到快乐的东西往往有悖于生存本能或社会和谐。你知道的，就是那些我们注定要关心的东西。

但是，正如我们已经看到的，我们关心的东西并不固定。我们的大脑——也就是我们自己，会随着年龄的增长以及我们进入生命和发育的不同阶段而发生变化，而且很可能在大脑最深的生物层面。这意味着年轻时让我们快乐的东西，几年后或许就不再如此。

如果能从这一切中得到一个关于如何获得快乐的结论性信息就太好了，不是吗？但恐怕我爱莫能助。所有与我进行过访谈的人，从科学家到超级明星，从单口喜剧演员到性感女郎，从百万富翁到面临死亡的人，他们都以自己的方式，通过不同的生活道路找到了快乐。如果总结一下的话，那就是整个过程让我更加怀疑那些声称知道持久快乐的"关键"或"秘诀"的人了。我现在有理由相信,这样的东西是不存在的。或者如果存在的话,它在每个人的情况里都有所不同。所以把同样的方法传授给所有的人,往最好听了说也算是很傻很天真了。但是,如果别人给出的建议对你有用,那就继续做下去吧。这就是人类大脑的美妙之处,几乎没有什么东西是它不能接受或无法应答的,无论这些东西是否符合逻辑或客观推理。这一点也非常适用于大脑如何处理快乐。

然而,如果你用枪指着我的头,坚持要我总结出一个整体思路,把我发现的关于大脑如何处理快乐的一切都联系起来的话,那应该就是有太多让我们快乐的东西都依赖于**他人**。我们和他人共同居住,一起工作,有同样的爱好;我们努力去打动他人,赢得他人的认可,与他人建立亲密关系,寻求他人的爱和笑声;我们通过以各种方式战胜他人来获得满足感,甚至当我们害怕他人时,也还是可以从给他人造成伤害中获得快乐,尽管认识到这一点会让许多人不快。真的,我们实在太喜欢他人了,我们甚至能从创造新的人中获得巨大的快乐——除非我们不愿意。这当然也没问题。

我想他们说得没错,没有人是一座孤岛。字面意义上的情况确实如此:没有人是被水包围的大块陆地,这也太蠢了。但就算从隐喻的角度来看,即使在我们的演化史上曾有那么一段时间,人类(无论我们当时是什么物种吧)快乐地过着独狼的生活,那样的日子也早就一去不复返了。我们是一个社会性的物种，即使我们把自己的空间和隐私看得高于一切，知道外面还有别的人也是一种能带来安慰的保证。我们的存在很大程度上都基于我们与他人的互动，因此，这些都会影响我们的快乐。

我本人也不例外：毕竟，我刚刚花了好几个月的时间写了一整本书，只为供完全陌生的人们消遣。而你刚刚花了不少时间读完它，我希望你能因此而感到快乐。

致 谢

如果他人的认可是让我们快乐的重要部分，那么接下来我要让很多人开心一下了。因为如果没有他们，就不会有这本书。

衷心感谢因我而长期备受煎熬，但依然支持着我的妻子凡妮塔（Vanita），在我为这本书投入无数时间、摧残着我所剩无几的头发时，是她让我们的日常生活能够维持下去。

感谢我心爱的孩子米伦（Millen）和卡维塔（Kavita），这就是爸爸那么多个周末躲在办公室里完成的东西。

感谢我的经纪人克里斯·威尔比洛夫（Chris Wellbelove），是他突发奇想决定给一个中等水平的科学博主发邮件问"你有没有想过写书？"奇怪的是，当时的我并没有这个想法。而现在瞧瞧发生了什么！

感谢塔什·赖斯-班克斯（Tash Reith-Banks）、席琳·拜勒维尔德（Celine Bijleveld）、詹姆斯家的几位，以及《卫报》科学网的其他所有人，是他们不断将我那漫谈式的文字展现在人们面前，使我现在能有机会做一些诸如写书的事情。

向弗雷德·巴蒂（Fred Baty）和劳拉·哈桑（Laura Hassan）

致 谢 325

致敬，他们是费伯出版社（Faber and Faber）不同凡响的杰出编辑，同时也是极度有耐心的人。他们克制着自己向我解释什么叫"截稿日期"的冲动，而这一定是件无比艰巨的事。

向费伯出版社总部的唐娜（Donna）、史蒂夫（Steve）、索菲（Sophie）、约翰（John）和丽兹（Lizzie），以及其他所有人致敬，他们居然设法把我那无休止的胡言乱语变成人们真正想要阅读的东西。相比之下，炼金术简直就是小儿科！

最后，有太多人为这本书提供了帮助，其中不少人已经在正文中被详细提及。但我总觉得最终的功劳应该归于神经科学家、心理学家和其他真正的科学家们，无论是那些与我交谈过的，还是那些工作成果在我的参考文献中被引用的，或者是那些现在仍然做着研究、不断拓展着我们文明的知识总量的。

我有亲身经历，所以我知道那是一种什么样的感觉。想要用现有的资源去真正地理解大脑，就像西西弗斯不断试图把巨石推上山坡一样。只不过这山坡覆盖了一层厚厚的奶油冻，那块巨石还是由蜜蜂构成的——活生生的、被激怒的蜜蜂。

尽管这并不是我最初追求的，但在过去的几年里，每当媒体需要解释的时候，我都越来越多地充当了神经科学领域的代言人。我想我确实在这种事情上掌握了一些诀窍。但我清醒地意识到，我并不是做出实际贡献的人，我只是一个信使。

我希望在印刷出来的书里表明我的态度：就像任何优秀的科学家一样，我也是站在了巨人的肩膀上。但我实际上哪里都没去，我只是在享受这美景。

参考文献

第1章　大脑中的快乐

1. Burnett, D., 'Role of the hippocampus in configural learning', Cardiff University, 2010

2. Arias-Carrion, O. and E. Poppel, 'Dopamine, learning, and reward-seeking behavior', *Acta Neurobiologiae Experimentalis*, 2007, 67(4), pp. 481–8

3. Zald, D. H., et al., 'Midbrain dopamine receptor availability is inversely associated with novelty-seeking traits in humans', *Journal of Neuroscience*, 2008, 28(53), pp. 14372–8

4. Bardo, M. T., R. L. Donohew and N. G. Harrington, 'Psychobiology of novelty seeking and drug seeking behavior', *Behavioural Brain Research*, 1996, 77(1), pp. 23–43

5. Berns, G. S., et al., 'Predictability modulates human brain response to reward', *Journal of Neuroscience*, 2001, 21(8), pp. 2793–8

6. Hawkes, C., 'Endorphins: the basis of pleasure?', *Journal of Neurology, Neurosurgery and Psychiatry*, 1992, 55(4), pp. 247–250

7. Pert, C. B. and S. H. Snyder, 'Opiate receptor: demonstration in nervous tissue', *Science*, 1973, 179(4077), pp. 1011–14

8. Lyon, A. R., et al., 'Stress (Takotsubo) cardiomyopathy – a novel pathophysiological hypothesis to explain catecholamine-induced acute myocardial stunning', *Nature Reviews Cardiology*, 2008, 5(1), p. 22

9. Okur, H., et al., 'Relationship between release of beta-endorphin, cortisol, and trauma severity in children with blunt torso and extremity trauma', *Journal of Trauma*, 2007, 62(2), pp. 320–4; discussion 324

10. Esch, T. and G. B. Stefano, 'The neurobiology of stress management', *Neu-*

roendocrinology Letters, 2010, 31(1), pp. 19–39

11. Weizman, R., et al., 'Immunoreactive [beta]-endorphin, cortisol, and growth hormone plasma levels in obsessive-compulsive disorder', *Clinical Neuropharmacology*, 1990, 13(4), pp. 297–302

12. Galbally, M., et al., 'The role of oxytocin in mother–infant relations: a systematic review of human studies', *Harvard Review of Psychiatry*, 2011, 19(1), pp. 1–14

13. Renfrew, M. J., S. Lang and M. Woolridge, 'Oxytocin for promoting successful lactation', *Cochrane Database of Systematic Reviews*, 2000(2), p. Cd000156

14. Scheele, D., et al., 'Oxytocin modulates social distance between males and females', *Journal of Neuroscience*, 2012, 32(46), pp. 16074–9

15. De Dreu, C. K., et al., 'Oxytocin promotes human ethnocentrism', *Proceedings of the National Academy of Sciences*, 2011, 108(4), pp. 1262–6

16. Dayan, P. and Q. J. Huys, 'Serotonin, inhibition, and negative mood', *PLOS Computational Biology*, 2008, 4(2), p. e4

17. Harmer, C. J., G. M. Goodwin and P. J. Cowen, 'Why do antidepressants take so long to work? A cognitive neuropsychological model of antidepressant drug action', *British Journal of Psychiatry*, 2009, 195(2), pp. 102–108

18. Jorgenson, L. A., et al., 'The BRAIN Initiative: developing technology to catalyse neuroscience discovery', *Philosophical Transactions of the Royal Society B*, 2015, 370(1668)

19. Zivkovic, M., 'Brain culture: neuroscience and popular media', *Interdisciplinary Science Reviews*, 2015, 40(4)

20. Pearl, S., '*Species, Serpents, Spirits, and Skulls: Science at the Margins in the Victorian Age* by Sherrie Lynne Lyons', *Victorian Studies*, 2010, 53(1), pp. 141–3

21. Greenblatt, S. H., 'Phrenology in the science and culture of the 19th century', *Neurosurgery*, 1995, 37(4), pp. 790–804; discussion 804–5

22. Sample, I., 'Updated map of the human brain hailed as a scientific tour de force', *Guardian*, 20 July 2016

23. Aggleton, J. P., et al., *The Amygdala: A Functional Analysis*, Oxford University Press, 2000

24. Oonishi, S., et al., 'Influence of subjective happiness on the prefrontal brain activity: an fNIRS study', in Swartz, H., et al., 'Oxygen transport to tissue XXXVI', *Advances in Experimental Medicine and Biology*, 2014, pp. 287–93

25. Kringelbach, M. L. and K. C. Berridge, 'The neuroscience of happiness and pleasure', *Social Research*, 2010, 77(2), pp. 659–78

26. Berridge, K. C. and M. L. Kringelbach, 'Towards a neuroscience of well-being: implications of insights from pleasure research', in H. Brockmann and J. Delhey (eds), *Human Happiness and the Pursuit of Maximization*, Springer Netherlands, 2013, pp. 81–100

27. Witek, M. A., et al., 'Syncopation, body-movement and pleasure in groove music', *PLOS One*, 2014, 9(4), p. e94446

28. Zhou, L. and J. A. Foster, 'Psychobiotics and the gut–brain axis: in the pursuit of happiness', *Neuropsychiatric Disease and Treatment*, 2015, 11, pp. 715–23

29. Foster, J. A. and K.-A. M. Neufeld, 'Gut–brain axis: how the microbiome influences anxiety and depression', *Trends in Neurosciences*, 2013, 36(5), pp. 305–12

30. Aschwanden, C., 'How Your Gut Affects Your Mood', *FiveThirtyEight*, 19 May 2016, fivethirtyeight.com

31. Chambers, C. 'Physics envy: Do "hard" sciences hold the solution to the replication crisis in psychology?', *Guardian*, 10 June 2014

32. Chambers, C., *The Seven Deadly Sins of Psychology: A Manifesto for Reforming the Culture of Scientific Practice*, Princeton University Press, 2017

33. Cohen, J., 'The statistical power of abnormal-social psychological research: a review', *Journal of Abnormal and Social Psychology*, 1962, 65(3), p. 145

34. Engber, D., 'Sad face: another classic psychology finding – that you can smile your way to happiness – just blew up', 2016, slate.com

第2章　没有比家更好的地方

1. Raderschall, C. A., R. D. Magrath and J. M. Hemmi, 'Habituation under natural conditions: model predators are distinguished by approach direction', *Journal of Experimental Biology*, 2011, 214(24), p. 4209

2. Oswald, I., 'Falling asleep open-eyed during intense rhythmic stimulation', *British Medical Journal*, 1960, 1(5184), pp. 1450–5

3. Schultz, W., 'Multiple reward signals in the brain', *Nature Reviews Neuroscience*, 2000, 1(3), p. 199

4. Almeida, T. F., S. Roizenblatt and S. Tufik, 'Afferent pain pathways: a neu-

roanatomical review', *Brain Research*, 2004, 1000(1), pp. 40–56

5. Dickinson, A. and N. Mackintosh, 'Classical conditioning in animals', *Annual Review of Psychology*, 1978, 29(1), pp. 587–612

6. Parasuraman, R. and S. Galster, 'Sensing, assessing, and augmenting threat detection: behavioral, neuroimaging, and brain stimulation evidence for the critical role of attention', *Frontiers in Human Neuroscience*, 2013, 7, p. 273

7. Larson, C. L., et al., 'Recognizing threat: a simple geometric shape activates neural circuitry for threat detection', *Journal of Cognitive Neuroscience*, 2008, 21(8), pp. 1523–35

8. Durham, R. C. and A. A. Turvey, 'Cognitive therapy vs behavior therapy in the treatment of chronic general anxiety', *Behaviour Research and Therapy*, 1987, 25(3), pp. 229–34

9. Szekely, A., S. Rajaram and A. Mohanty, 'Context learning for threat detection', *Cognition and Emotion*, 2016, pp. 1–18

10. Suitor, J. J. and K. Pillemer, 'The presence of adult children: a source of stress for elderly couples' marriages?', *Journal of Marriage and Family*, 1987, 49(4), pp. 717–25

11. Dinges, D. F., et al., 'Cumulative sleepiness, mood disturbance, and psychomotor vigilance performance decrements during a week of sleep restricted to 4–5 hours per night', *Sleep*, 1997, 20(4), pp. 267–77

12. Agnew, H. W., W. B. Webb and R. L. Williams, 'The first night effect: an EEG study of sleep', *Psychophysiology*, 1966, 2(3), pp. 263–6

13. Sample, I., 'Struggle to sleep in a strange bed? Scientists have uncovered why', *Guardian*, 21 April 2016

14. Rattenborg, N. C., C. J. Amlaner and S. L. Lima, 'Behavioral, neurophysiological and evolutionary perspectives on unihemispheric sleep', *Neuroscience and Biobehavioral Reviews*, 2000, 24(8), pp. 817–42

15. Mascetti, G. G., 'Unihemispheric sleep and asymmetrical sleep: behavioral, neurophysiological, and functional perspectives', *Nature and Science of Sleep*, 2016, 8, pp. 221–38

16. Burt, W. H., 'Territoriality and home range concepts as applied to mammals', *Journal of Mammalogy*, 1943, 24(3), pp. 346–52

17. Eichenbaum, H., 'The role of the hippocampus in navigation is memory', *Journal of Neurophysiology*, 2017, 117(4), pp. 1785–96

18. Hartley, T., et al., 'Space in the brain: how the hippocampal formation supports spatial cognition', *Philosophical Transactions of the Royal Society B*,

2013, 369(1635)

19. Jacobs, J., et al., 'Direct recordings of grid-like neuronal activity in human spatial navigation', *Nature Neuroscience*, 2013, 16(9), pp. 1188–90

20. Rowe, W. B., et al., 'Reactivity to novelty in cognitively-impaired and cognitively-unimpaired aged rats and young rats', *Neuroscience*, 1998, 83(3), pp. 669–80

21. Travaini, A., et al., 'Evaluation of neophobia and its potential impact upon predator control techniques: a study on two sympatric foxes in southern Patagonia', *Behavioural Processes*, 2013, 92, pp. 79–87

22. Misslin, R. and M. Cigrang, 'Does neophobia necessarily imply fear or anxiety?', *Behavioural Processes*, 1986, 12(1), pp. 45–50

23. Quintero, E., et al., 'Effects of context novelty vs. familiarity on latent inhibition with a conditioned taste aversion procedure', *Behavioural Processes*, 2011, 86(2), pp. 242–9

24. Brocklin, E. V., *The Science of Homesickness*, Duke Alumni, 2014

25. Bhugra, D. and M. A. Becker, 'Migration, cultural bereavement and cultural identity', *World Psychiatry*, 2005, 4(1), pp. 18–24

26. Silove, D., P. Ventevogel and S. Rees, 'The contemporary refugee crisis: an overview of mental health challenges', *World Psychiatry*, 2017, 16(2), pp. 130–9

27. Holmes, T. and R. Rahe, 'The Holmes–Rahe life changes scale', *Journal of Psychosomatic Research*, 1967, 11, pp. 213–18

28. Zhang, R., T. J. Brennan and A. W. Lo, 'The origin of risk aversion', *Proceedings of the National Academy of Sciences*, 2014, 111(50), pp. 17777–82

29. Ickes, B. R., et al., 'Long-term environmental enrichment leads to regional increases in neurotrophin levels in rat brain', *Experimental Neurology*, 2000, 164(1), pp. 45–52

30. Young, D., et al., 'Environmental enrichment inhibits spontaneous apoptosis, prevents seizures and is neuroprotective', *Nature Medicine*, 1999, 5(4)

31. Hicklin, A., 'How Brooklyn became a writers' mecca', *Guardian*, 7 July 2012

32. Quintero, E., et al., 'Effects of context novelty vs. familiarity on latent inhibition with a conditioned taste aversion procedure', *Behavioural Processes*, 2011, 86(2), pp. 242–9

33. Bouter, L. M., et al., 'Sensation seeking and injury risk in downhill skiing', *Personality and Individual Differences*, 1988, 9(3), pp. 667–73

34. Smith, S. G., 'The essential qualities of a home', *Journal of Environmental Psychology*, 1994, 14(1), pp. 31–46

35. Hall, E. T., *The Hidden Dimension*, Doubleday, 1966

36. Aiello, J. R. and D. E. Thompson, 'Personal space, crowding, and spatial behavior in a cultural context', *Environment and Culture*, 1980, pp. 107–78

37. Lourenco, S. F., M. R. Longo and T. Pathman, 'Near space and its relation to claustrophobic fear', *Cognition*, 2011, 119(3), pp. 448–53

38. Kennedy, D. P., et al., 'Personal space regulation by the human amygdala', *Nature Neuroscience*, 2009, 12(10), pp. 1226–7

39. Evans, G. W. and R. E. Wener, 'Crowding and personal space invasion on the train: Please don't make me sit in the middle', *Journal of Environmental Psychology*, 2007, 27(1), pp. 90–94

40. Schwartz, B., 'The social psychology of privacy', *American Journal of Sociology*, 1968, pp. 741–52

41. Berman, M. G., J. Jonides and S. Kaplan, 'The cognitive benefits of interacting with nature', *Psychological Science*, 2008, 19(12), pp. 1207–12

42. Ulrich, R., 'View through a window may influence recovery', *Science*, 1984, 224(4647), pp. 224–5

43. Dobbs, D., 'The green space cure: the psychological value of biodiversity', *Scientific American*, 13 November 2007

44. 'Tiny house movement', Wikipedia, 2017, wikipedia.org/wiki/Tiny_house_movement

45. Bouchard, T. J., 'Genes, environment, and personality', *Science*, 1994, p. 1700

46. Oishi, S. and U. Schimmack, 'Residential mobility, well-being, and mortality', *Journal of Personality and Social Psychology*, 2010, 98(6), p. 980

47. Jang, Y. and D. E. Huber, 'Context retrieval and context change in free recall: recalling from long-term memory drives list isolation', *Journal of Experimental Psychology: Learning, Memory, and Cognition*, 2008, 34(1), p. 112

48. Rubinstein, R. L., 'The home environments of older people: a description of the psychosocial processes linking person to place', *Journal of Gerontology*, 1989, 44(2), pp. S45–S53.

49. Winograd, E. and W. A. Killinger, 'Relating age at encoding in early childhood to adult recall: development of flashbulb memories', *Journal of Experimental Psychology: General*, 1983, 112(3), p. 413

50. Lollar, K., 'The liminal experience: loss of extended self after the fire', *Qual-*

itative Inquiry, 2009

51. Jones, R. T. and D. P. Ribbe, 'Child, adolescent, and adult victims of residential fire: psychosocial consequences', *Behavior Modification*, 1991, 15(4), pp. 560–80

52. Kim, K. and M. K. Johnson, 'Extended self: medial prefrontal activity during transient association of self and objects', *Social Cognitive and Affective Neuroscience*, 2010, pp. 199-207

53. Proshansky, H. M., A. K. Fabian and R. Kaminoff, 'Place-identity: physical world socialization of the self', *Journal of Environmental Psychology*, 1983, 3(1), pp. 57–83

54. Anton, C. E. and C. Lawrence, 'Home is where the heart is: the effect of place of residence on place attachment and community participation', *Journal of Environmental Psychology*, 2014, 40, pp. 451–61

第3章 工作的大脑

1. 'University of Bologna', Wikipedia, 2017, wikipedia.org/wiki/University_of_Bologna

2. Wilson, M., 'Stunning documentary looks at life inside a marble mine', *Fast Company*, 14 November 2014, fastcodesign.com

3. 'What Percentage of Your Life Will You Spend at Work? ', ReviseSociology. com, 2016, @realsociology

4. Work-related Stress, Anxiety and Depression Statistics in Great Britain, Health and Safety Executive, 2016, hse.gov.uk/statistics/causdis/stress/

5. Number of Jobs, Labor Market Experience, and Earnings Growth: Results from a Longitudinal Survey, Bureau of Labor Statistics, 2017, bls.gov/news. release/nlsoy.toc.htm

6. Erickson, K. I., C. H. Hillman and A. F. Kramer, 'Physical activity, brain, and cognition', *Current Opinion in Behavioral Sciences*, 2015, 4(Supplement C), pp. 27–32

7. Swaminathan, N., 'Why does the brain need so much power?', *Scientific American*, 2008 29(04), p. 2998

8. Sleiman, S. F., et al., 'Exercise promotes the expression of brain derived neurotrophic factor (BDNF) through the action of the ketone body β-hydroxybutyrate', *Elife*, 2016, 5, p. e15092

9. Godman, H., 'Regular exercise changes the brain to improve memory, thinking skills', *Harvard Health Letters*, 2014

10. White, L. J. and V. Castellano, 'Exercise and brain health – implications for multiple sclerosis', *Sports Medicine*, 2008, 38(2), pp. 91–100

11. Kohl, H. W. and H. D. Cook, 'Physical activity, fitness, and physical education: effects on academic performance', in *Educating the Student Body: Taking Physical Activity and Physical Education to School*, National Academies Press, 2013

12. Gonzalez-Mulé, E., K. M. Carter and M. K. Mount, 'Are smarter people happier? Meta-analyses of the relationships between general mental ability and job and life satisfaction', *Journal of Vocational Behavior*, 2017, 99(Supplement C), pp. 146–64

13. Thorén, P., et al., 'Endorphins and exercise: physiological mechanisms and clinical implications', *Medicine and Science in Sports and Exercise*, 1990

14. Almeida, R. P., et al., 'Effect of cognitive reserve on age-related changes in cerebrospinal fluid biomarkers of Alzheimer disease', *JAMA Neurology*, 2015, 72(6), pp. 699–706

15. Scarmeas, N. and Y. Stern, 'Cognitive reserve: implications for diagnosis and prevention of Alzheimer's disease', *Current Neurology and Neuroscience Reports*, 2004, 4(5), pp. 374–380

16. Kurniawan, I. T., et al., 'Effort and valuation in the brain: the effects of anticipation and execution', *Journal of Neuroscience*, 2013, 33(14), p. 6160

17. Hagura, N., P. Haggard and J. Diedrichsen, 'Perceptual decisions are biased by the cost to act', *Elife*, 2017, 6, p. e18422

18. Herz, R S. and J. von Clef, 'The influence of verbal labeling on the perception of odors: evidence for olfactory illusions?', *Perception*, 2001, 30(3), pp. 381–91

19. Elliott, R., et al., 'Differential response patterns in the striatum and orbitofrontal cortex to financial reward in humans: a parametric functional magnetic resonance imaging study', *Journal of Neuroscience*, 2003, 23(1), p. 303

20. Holmes, T. and R. Rahe, 'Holmes–Rahe life changes scale', *Journal of Psychosomatic Research*, 1967, 11, pp. 213–18

21. Howell, R. T., M. Kurai and L. Tam, 'Money buys financial security and psychological need satisfaction: testing need theory in affluence', *Social Indicators Research*, 2013, 110(1), pp. 17–29

22. Sheldon, K. M. and A. Gunz, 'Psychological needs as basic motives, not just

experiential requirements', *Journal of Personality*, 2009, 77(5), pp. 1467–92

23. Roddenberry, A. and K. Renk, 'Locus of control and self-efficacy: potential mediators of stress, illness, and utilization of health services in college students', *Child Psychiatry and Human Development*, 2010, 41(4), pp. 353–370

24. Abramowitz, S. I., 'Locus of control and self-reported depression among college students', *Psychological Reports*, 1969, 25(1), pp. 149–150

25. Williams, J. S., et al., 'Health locus of control and cardiovascular risk factors in veterans with Type 2 diabetes', *Endocrine*, 2016, 51(1), pp. 83–90

26. Lefcourt, H. M., *Locus of Control: Current Trends in Theory and Research*, Psychology Press, 2014

27. Pruessner, J. C., et al., 'Self-esteem, locus of control, hippocampal volume, and cortisol regulation in young and old adulthood', *NeuroImage*, 2005, 28(4), pp. 815–26

28. Lewis, M., S. M. Alessandri and M. W. Sullivan, 'Violation of expectancy, loss of control, and anger expressions in young infants', *Developmental Psychology*, 1990, 26(5), p. 745

29. Leavitt, L. A. and W. L. Donovan, 'Perceived infant temperament, locus of control, and maternal physiological response to infant gaze', *Journal of Research in Personality*, 1979, 13(3), pp. 267–78

30. Colles, S. L., J. B. Dixon and P. E. O'Brien, 'Loss of control is central to psychological disturbance associated with binge eating disorder', *Obesity*, 2008, 16(3), pp. 608–14

31. Rosen, H. J., et al., 'Neuroanatomical correlates of cognitive self-appraisal in neurodegenerative disease', *NeuroImage*, 2010, 49(4), pp. 3358–64

32. Maguire, E. A., K. Woollett and H. J. Spiers, 'London taxi drivers and bus drivers: a structural MRI and neuropsychological analysis', *Hippocampus*, 2006, 16(12), pp. 1091–1101

33. Gaser, C. and G. Schlaug, 'Brain structures differ between musicians and non-musicians', *Journal of Neuroscience*, 2003, 23(27), pp. 9240–5

34. Castelli, F., D. E. Glaser and B. Butterworth, 'Discrete and analogue quantity processing in the parietal lobe: a functional MRI study', *Proceedings of the National Academy of Sciences of the United States of America*, 2006, 103(12), pp. 4693–8

35. Grefkes, C. and G. R. Fink, 'The functional organization of the intraparietal sulcus in humans and monkeys', *Journal of Anatomy*, 2005, 207(1), pp. 3–17

36. Oswald, A. J., E. Proto and D. Sgroi, 'Happiness and productivity', *Journal*

of Labor Economics, 2015, 33(4), pp. 789–822

37. Farhud, D. D., M. Malmir and M. Khanahmadi, 'Happiness and health: the biological factors – systematic review article', *Iranian Journal of Public Health*, 2014, 43(11), p. 1468

38. Zwosta, K., H. Ruge and U. Wolfensteller, 'Neural mechanisms of goal-directed behavior: outcome-based response selection is associated with increased functional coupling of the angular gyrus', *Frontiers in Human Neuroscience,* 2015, 9

39. Elliot, A. J. and M. V. Covington, 'Approach and avoidance motivation', *Educational Psychology Review*, 2001, 13(2), pp. 73–92

40. Cofer, C. N., 'The history of the concept of motivation', *Journal of the History of the Behavioral Sciences*, 1981, 17(1), pp. 48–53

41. Lee, W., et al., 'Neural differences between intrinsic reasons for doing versus extrinsic reasons for doing: an fMRI study', *Neuroscience Research*, 2012, 73(1), pp. 68–72

42. Benabou, R. and J. Tirole, 'Intrinsic and extrinsic motivation', *Review of Economic Studies*, 2003, 70(3), pp. 489–520

43. Lepper, M. R., D. Greene and R. E. Nisbett, "Undermining children's intrinsic interest with extrinsic reward: a test of the 'overjustification' hypothesis", *Journal of Personality and Social Psychology*, 1973, 28(1), pp. 129–37

44. Lapierre, S., L. Bouffard and E. Bastin, 'Personal goals and subjective well-being in later life', *International Journal of Aging and Human Development*, 1997, 45(4), p. 287–303

45. Agnew, R., 'Foundation for a general strain theory of crime and delinquency', *Criminology*, 1992, 30(1), pp. 47–88

46. Higgins, E. T., et al., 'Ideal versus ought predilections for approach and avoidance distinct self-regulatory systems', *Journal of Personality and Social Psychology*, 1994, 66(2), p. 276

47. Leonard, N. H., L. L. Beauvais and R. W. Scholl, 'Work motivation: the incorporation of self-concept-based processes', *Human Relations*, 1999, 52(8), pp. 969–98

48. Neal, D. T., W. Wood and A. Drolet, 'How do people adhere to goals when willpower is low? The profits (and pitfalls) of strong habits', *Journal of Personality and Social Psychology*, 2013, 104(6), p. 959

49. Bem, D. J., 'Self-perception: an alternative interpretation of cognitive dissonance phenomena', *Psychological Review*, 1967, 74(3), p. 183

50. Utevsky, A. V. and M. L. Platt, 'Status and the brain', *PLOS Biology*, 2014, 12(9), p. e1001941

51. Pezzulo, G., et al., 'The principles of goal-directed decision-making: from neural mechanisms to computation and robotics', *Philosophical Transactions of the Royal Society B*, 369(1655), 2014

52. Leung, B. K. and B. W. Balleine, 'The ventral striato-pallidal pathway mediates the effect of predictive learning on choice between goal-directed actions', *Journal of Neuroscience*, 2013, 33(34), p. 13848

53. Media, O., Nuffield Farming Scholarships Trust, 2017, nuffieldscholar.org

54. Miron-Shatz, T., '"Am I going to be happy and financially stable?" How American women feel when they think about financial security', *Judgment and Decision Making*, 2009, 4(1), pp. 102–112

55. Moesgaard, S. 'How money affects the brain's reward system (why money is addictive) ', reflectd.co, 21 March 2013

56. Hyman, S. E. and R. C. Malenka, 'Addiction and the brain: the neurobiology of compulsion and its persistence', *Nature Reviews Neuroscience*, 2001, 2(10), p. 695

57. Sharot, T., *The Optimism Bias: A Tour of the Irrationally Positive Brain*, Vintage, 2011

58. Howell, et al., 'Money buys financial security and psychological need satisfaction: testing need theory in affluence', *Social Indicators Research*, 2012

59. Holmes, T. and R. Rahe, 'The Holmes–Rahe life changes scale', *Journal of Psychosomatic Research*, 1967, 11, pp. 213–18

60. Saarni, C., *The Development of Emotional Competence*, Guilford Press, 1999

61. Rodriguez, T., 'Negative emotions are key to well-being', *Scientific American*, 1 May 2013

62. Adkins, A., 'U.S. employee engagement steady in June', 2016, GALLUP

63. Spicer, A. and C. Cederström, 'The research we've ignored about happiness at work', *Harvard Business Review*, 21 July 2015

64. Van Kleef, G. A., C. K. De Dreu and A. S. Manstead, 'The interpersonal effects of anger and happiness in negotiations', *Journal of Personality and Social Psychology*, 2004, 86(1), pp. 57–76

65. Ferguson, D., 'The world's happiest jobs', *Guardian*, 7 April 2015

66. Peralta, C. F. and M. F. Saldanha, 'Can dealing with emotional exhaustion lead to enhanced happiness? The roles of planning and social support', *Work and Stress*, 2017, 31(2), pp. 121–44

67. Mauss, I. B., et al., 'The pursuit of happiness can be lonely', *Emotion*, 2012, 12(5), p. 908

第4章　快乐源自他人

1. Theeuwes, J., 'Top-down and bottom-up control of visual selection', *Acta Psychologica*, 2010, 135(2), pp. 77–99

2. LoBue, V., et al., 'What accounts for the rapid detection of threat? Evidence for an advantage in perceptual and behavioral responding from eye movements', *Emotion*, 2014, 14(4), pp. 816–23

3. Jabbi, M., J. Bastiaansen and C. Keysers, 'A common anterior insula representation of disgust observation, experience and imagination shows divergent functional connectivity pathways', *PLOS ONE*, 2008, 3(8), p. e2939

4. Clarke, D., 'Circulation and energy metabolism of the brain', *Basic Neurochemistry: Molecular, Cellular and Medical Aspects*, 1999, pp. 637–69

5. Miller, G., *The Mating Mind: How Sexual Choice Shaped the Evolution of Human Nature*, Anchor, 2011

6. Dunbar, R. I., 'The social brain hypothesis and its implications for social evolution', *Annals of Human Biology*, 2009, 36(5), pp. 562–72

7. Flinn, M. V., D. C. Geary and C. V. Ward, 'Ecological dominance, social competition, and coalitionary arms races: why humans evolved extraordinary intelligence', *Evolution and Human Behavior*, 2005, 26(1), pp. 10–46

8. Reader, S. M. and K. N. Laland, 'Social intelligence, innovation, and enhanced brain size in primates', *Proceedings of the National Academy of Sciences of the United States of America*, 2002, 99(7), pp. 4436–41

9. Spradbery, J. P., *Wasps: An Account of the Biology and Natural History of Social and Solitary Wasps*, Sidgwick & Jackson, 1973

10. Gavrilets, S., 'Human origins and the transition from promiscuity to pair-bonding', *Proceedings of the National Academy of Sciences of the United States of America*, 2012, 109(25), pp. 9923–8

11. West, R. J., 'The evolution of large brain size in birds is related to social, not genetic, monogamy', *Biological Journal of the Linnean Society*, 2014, 111(3), pp. 668–78

12. Bales, K. L., et al., 'Neural correlates of pair-bonding in a monogamous primate', *Brain Research*, 2007, 1184, pp. 245–53

13. Dunbar, R. I. M. and S. Shultz, 'Evolution in the social brain', *Science*, 2007, 317(5843), pp. 1344–7

14. Pasquaretta, C., et al., 'Social networks in primates: smart and tolerant species have more efficient networks', *Scientific Reports*, 2014, 4, p. 7600

15. Van Gestel, S. and C. Van Broeckhoven, 'Genetics of personality: are we making progress?' *Molecular Psychiatry*, 2003, 8(10), pp. 840–52

16. Matsuzawa, T., 'Evolution of the brain and social behavior in chimpanzees', *Current Opinion in Neurobiology*, 2013, 23(3), pp. 443–9

17. Gunaydin, Lisa A., et al., 'Natural neural projection dynamics underlying social behavior', *Cell*, 157(7), pp. 1535–51

18. Gardner, E. L., 'Introduction: addiction and brain reward and anti-reward pathways', *Advances in Psychosomatic Medicine*, 2011, 30, pp. 22–60

19. Loken, L. S., et al., 'Coding of pleasant touch by unmyelinated afferents in humans', *Nature Neuroscience*, 2009, 12(5), pp. 547–8

20. Iggo, A., 'Cutaneous mechanoreceptors with afferent C fibres', *Journal of Physiology*, 1960, 152(2), pp. 337–53

21. 'Insular cortex', Wikipedia, 2017, wikipedia.org/wiki/Insular_cortex

22. Kalueff, A. V., J. L. La Porte and C. L. Bergner, *Neurobiology of Grooming Behavior*, Cambridge University Press, 2010

23. Claxton, G., 'Why can't we tickle ourselves?', *Perceptual and Motor Skills*, 1975, 41(1), pp. 335–8

24. Keverne, E. B., N. D. Martensz and B. Tuite, 'Beta-endorphin concentrations in cerebrospinal fluid of monkeys are influenced by grooming relationships', *Psychoneuroendocrinology*, 1989, 14(1), pp. 155–61

25. Gispen, W. H., et al., 'Modulation of ACTH-induced grooming by [DES-TYR1]-γ-endorphin and haloperidol', *European Journal of Pharmacology*, 1980, 63(2), pp. 203–7

26. Dumbar, R., 'Co-evolution of neocortex size, group size and language in humans', *Behavioral and Brain Sciences*, 1993, 16(4), pp. 681–735

27. Dunbar, R. and R. I. M. Dunbar, *Grooming, Gossip, and the Evolution of Language*, Harvard University Press, 1998

28. Crusco, A. H. and C. G. Wetzel, 'The Midas touch', *Personality and Social Psychology Bulletin*, 1984, 10(4), pp. 512–17

29. Dumas, G., et al., 'Inter-brain synchronization during social interaction', *PLOS ONE*, 2010, 5(8), p. e12166

30. Livingstone, M. S. and D. H. Hubel, 'Anatomy and physiology of a color

system in the primate visual cortex', *Journal of Neuroscience*, 1984, 4(1), pp. 309–56

31. Rizzolatti, G., et al., 'From mirror neurons to imitation: facts and speculations', *The Imitative Mind: Development, Evolution, and Brain Bases*, 2002, 6, pp. 247–66

32. Wicker, B., et al., 'Both of us disgusted in my insula', *Neuron*, 2003, 40(3), pp. 655–64

33. Schulte-Rüther, M., et al., 'Mirror neuron and theory of mind mechanisms involved in face-to-face interactions: a functional magnetic resonance imaging approach to empathy', *Journal of Cognitive Neuroscience*, 2007, 19(8), pp. 1354–72

34. Shamay-Tsoory, S. G., J. Aharon-Peretz and D. Perry, 'Two systems for empathy: a double dissociation between emotional and cognitive empathy in inferior frontal gyrus versus ventromedial prefrontal lesions', *Brain*, 2009, 132(3), pp. 617–27

35. de Waal, F. B. M., 'Apes know what others believe', *Science*, 2016, 354(6308), p. 39

36. Brink, T. T., et al., 'The role of orbitofrontal cortex in processing empathy stories in four- to eight-year-old children', *Frontiers in Psychology*, 2011, 2, p. 80

37. Hall, F. S., 'Social deprivation of neonatal, adolescent, and adult rats has distinct neurochemical and behavioral consequences', *Critical Reviews in Neurobiology*, 1998, 12(1–2)

38. Martin, L. J., et al., 'Social deprivation of infant rhesus monkeys alters the chemoarchitecture of the brain: I. Subcortical regions', *Journal of Neuroscience*, 1991, 11(11), pp. 3344–58

39. Metzner, J. L. and J. Fellner, 'Solitary confinement and mental illness in US prisons: a challenge for medical ethics', *Journal of the American Academy of Psychiatry and the Law*, 2010, 38(1), pp. 104–8

40. Izuma, K., D. N. Saito and N. Sadato, 'Processing of the incentive for social approval in the ventral striatum during charitable donation', *Journal of Cognitive Neuroscience*, 2010, 22(4), pp. 621–31

41. Buchanan, K. E. and A. Bardi, 'Acts of kindness and acts of novelty affect life satisfaction', *Journal of Social Psychology*, 2010, 150(3), pp. 235–7

42. Bateson, M., D. Nettle and G. Roberts, 'Cues of being watched enhance co-operation in a real-world setting', *Biology Letters*, 2006, 2(3), pp. 412–14

43. Rigdon, M., et al., 'Minimal social cues in the dictator game', *Journal of Economic Psychology*, 2009, 30(3), pp. 358–67

44. Weir, K., 'The pain of social rejection', *American Psychological Association*, 2012, 43

45. Woo, C. W., et al., 'Separate neural representations for physical pain and social rejection', *Nature Communications*, 2014, 5, p. 5380

46. Wesselmann, E. D., et al., 'Adding injury to insult: unexpected rejection leads to more aggressive responses', *Aggressive Behavior*, 2010, 36(4), pp. 232–7

47. Farrow, T., et al., 'Neural correlates of self-deception and impression-management', *Neuropsychologia*, 2014, 67

48. Morrison, S., J. Decety and P. Molenberghs, 'The neuroscience of group membership', *Neuropsychologia*, 2012, 50(8), pp. 2114–20

49. D'Argembeau, A., 'On the role of the ventromedial prefrontal cortex in self-processing: the valuation hypothesis', *Frontiers in Human Neuroscience*, 2013, 7, p. 372

50. Fischer, P., et al., 'The bystander-effect: a meta-analytic review on bystander intervention in dangerous and non-dangerous emergencies', *Psychological Bulletin*, 2011, 137(4), p. 517

51. Gonçalves, B., N. Perra and A. Vespignani, 'Modeling users' activity on Twitter networks: validation of Dunbar's number', *PLOS ONE*, 2011, 6(8), p. e22656

第5章 爱情、欲求或破灭

1. Clark, C., 'Brain sex in men and women – from arousal to orgasm', *Brain-Blogger*, 2014

2. Laeng, B., O. Vermeer and U. Sulutvedt, 'Is beauty in the face of the beholder?', *PLOS ONE*, 2013, 8(7), p. e68395

3. Järvi, T., et al., 'Evolution of variation in male secondary sexual characteristics', *Behavioral Ecology and Sociobiology*, 1987, 20(3), pp. 161–9

4. Georgiadis, J. R. and M. L. Kringelbach, 'Intimacy and the brain: lessons from genital and sexual touch', in Olausson, H., et al. (eds), *Affective Touch and the Neurophysiology of CT Afferents*, Springer, 2016, pp. 301–21

5. Cazala, F., N. Vienney and S. Stoléru, 'The cortical sensory representation of

genitalia in women and men: a systematic review', *Socioaffective Neuroscience and Psychology*, 2015, 5, p. 10.3402/snp.v5.26428.

6. 'The neuroscience of erogenous zones', 2017, www.bangor.ac.uk/psychology/news/the-neuroscience-of-erogenous-zones-15794.

7. Turnbull, O. H., et al., 'Reports of intimate touch: Erogenous zones and somatosensory cortical organization', *Cortex*, 2014, 53, pp. 146–54

8. Georgiadis, J. R., 'Doing it . . . wild? On the role of the cerebral cortex in human sexual activity', *Socioaffective Neuroscience and Psychology*, 2012, 2, p. 17337

9. Aggleton, E. J. P., et al., *The Amygdala: A Functional Analysis*, Oxford University Press, 2000

10. Baird, A. D., et al., 'The amygdala and sexual drive: insights from temporal lobe epilepsy surgery', *Annals of Neurology*, 2004, 55(1), pp. 87–96

11. Newman, S. W., 'The medial extended amygdala in male reproductive behavior: a node in the mammalian social behavior network', *Annals of the New York Academy of Sciences*, 1999, 877(1), pp. 242–57

12. Goldstein, J. M., 'Sex, hormones and affective arousal circuitry dysfunction in schizophrenia', *Hormones and Behavior*, 2006, 50(4), pp. 612–22

13. Shirtcliff, E. A., R. E. Dahl and S. D. Pollak, 'Pubertal development: correspondence between hormonal and physical development', *Child Development*, 2009, 80(2), pp. 327–37

14. Alexander, G. M. and B. B. Sherwin, 'The association between testosterone, sexual arousal, and selective attention for erotic stimuli in men', *Hormones and Behavior*, 1991, 25(3), pp. 367–81

15. van Anders, S. M., 'Testosterone and sexual desire in healthy women and men', *Archives of Sexual Behavior*, 2012, 41(6), pp. 1471–84

16. Rajfer, J., 'Relationship between testosterone and erectile dysfunction', *Reviews in Urology*, 2000, 2(2), pp. 122–8

17. Sarrel, P. M., 'Effects of hormone replacement therapy on sexual psychophysiology and behavior in postmenopause', *Journal of Women's Health and Gender-Based Medicine*, 2000, 9(1, Supplement 1), pp. 25–32

18. Sarrel, P., B. Dobay and B. Wiita, 'Estrogen and estrogen-androgen replacement in postmenopausal women dissatisfied with estrogen-only therapy: sexual behavior and neuroendocrine responses', *Journal of Reproductive Medicine*, 1998, 43(10), pp. 847–56

19. Purves, D., G. Augustine and D. Fitzpatrick, 'Autonomic regulation of sexual

function', Neuroscience, *Sinauer Associates*, 2001

20. Ishai, A., 'Sex, beauty and the orbitofrontal cortex', *International Journal of Psychophysiology*, 2007, 63(2), pp. 181–5

21. Ortega, V., I. Zubeidat and J. C. Sierra, 'Further examination of measurement properties of Spanish version of the Sexual Desire Inventory with undergraduates and adolescent students', *Psychological Reports*, 2006, 99(1), pp. 147–65

22. Montgomery, K. A., 'Sexual desire disorders', *Psychiatry*, 2008, 5(6), pp. 50–55

23. Gray, J. A., 'Brain systems that mediate both emotion and cognition', *Cognition and Emotion*, 1990, 4(3), pp. 269–88

24. Swerdlow, N. R. and G. F. Koob, 'Dopamine, schizophrenia, mania, and depression: toward a unified hypothesis of cortico-striatopallido-thalamic function', *Behavioral and Brain Sciences*, 1987, 10(2), pp. 197–208

25. Shenhav, A., M. M. Botvinick and J. D. Cohen, 'The expected value of control: an integrative theory of anterior cingulate cortex function', *Neuron*, 2013, 79(2), pp. 217–40

26. Gola, M., M. Miyakoshi and G. Sescousse, 'Sex, impulsivity, and anxiety: interplay between ventral striatum and amygdala reactivity in sexual behaviors', *Journal of Neuroscience*, 2015, 35(46), p. 15227

27. McCabe, M. P., 'The role of performance anxiety in the development and maintenance of sexual dysfunction in men and women', *International Journal of Stress Management*, 2005, 12(4), pp. 379–88

28. Welborn, B. L., et al., 'Variation in orbitofrontal cortex volume: relation to sex, emotion regulation and affect', *Social Cognitive and Affective Neuroscience*, 2009, 4(4), pp. 328–39

29. Spinella, M., 'Clinical case report: hypersexuality and dysexecutive syndrome after a thalamic infarct', *International Journal of Neuroscience*, 2004, 114(12), pp. 1581–90

30. Stoléru, S., et al., 'Brain processing of visual sexual stimuli in men with hypoactive sexual desire disorder', *Psychiatry Research: Neuroimaging*, 2003, 124(2), pp. 67–86

31. Freeman, S. 'What happens in the brain during an orgasm?', 2008, health. howstuffworks.com/sexual-health/sexuality/brain-during-orgasm.htm

32. Pfaus, J. G., 'Reviews: pathways of sexual desire', *Journal of Sexual Medicine*, 2009, 6(6), pp. 1506–33

33. Georgiadis, J. R., et al., 'Men versus women on sexual brain function: prominent differences during tactile genital stimulation, but not during orgasm', *Human Brain Mapping*, 2009, 30(10), pp. 3089–3101

34. Komisaruk, B. R. and B. Whipple, 'Functional MRI of the brain during orgasm in women', *Annual Review of Sex Research*, 2005, 16(1), pp. 62–86

35. Komisaruk, B., et al. 'An fMRI time-course analysis of brain regions activated during self stimulation to orgasm in women', *Society for Neuroscience Abstracts*, 2010

36. Hunter, A., 'Orgasm just by thinking: is it medically possible?', 19 July 2010, cbsnews.com

37. Park, B. Y., et al., 'Is internet pornography causing sexual dysfunctions? A review with clinical reports', *Behavioral Sciences*, 2016, 6(3), p. 17

38. Opie, C., et al., 'Male infanticide leads to social monogamy in primates', *Proceedings of the National Academy of Sciences*, 2013, 110(33), pp. 13328–32

39. Comninos, A. N., et al., 'Kisspeptin modulates sexual and emotional brain processing in humans', *Journal of Clinical Investigation*, 2017, 127(2), p. 709

40. Cho, M. M., et al., 'The effects of oxytocin and vasopressin on partner preferences in male and female prairie voles (Microtus ochrogaster)', 1999, *Behavioral Neuroscience*, 113(5), pp. 1071–9

41. Gardner, E. L., 'Introduction: addiction and brain reward and anti-reward pathways', *Advances in Psychosomatic Medicine*, 2011, 30, pp. 22–60

42. Nephew, B. C., 'Behavioral roles of oxytocin and vasopressin', in T. Sumiyoshi (ed.), *Neuroendocrinology and Behavior*, InTech, 2012

43. Bales, K. L., et al., 'Neural correlates of pair-bonding in a monogamous primate', *Brain Research*, 2007, 1184, pp. 245–53

44. Young, L. J. and Z. Wang, 'The neurobiology of pair bonding', *Nature Neuroscience*, 2004, 7(10), pp. 1048–54

45. Lim, M. M., et al., 'Enhanced partner preference in a promiscuous species by manipulating the expression of a single gene', *Nature*, 2004, 429(6993), p. 754

46. Lim, M. M., E. A. D. Hammock and L. J. Young, 'The role of vasopressin in the genetic and neural regulation of monogamy', *Journal of Neuroendocrinology*, 2004, 16(4), pp. 325–32

47. Fisher, H. E., et al., 'Defining the brain systems of lust, romantic attraction,

and attachment', *Archives of Sexual Behavior*, 2002, 31(5), pp. 413–19

48. Brown, N. J., A. D. Sokal and H. L. Friedman, 'The complex dynamics of wishful thinking: the critical positivity ratio', *American Psychologist*, 2013, 68(9), pp. 801–13

49. Kottemann, K. L., 'The rhetoric of deliberate deception: what catfishing can teach us', University of Louisiana at Lafayette, 2015

50. Aron, A., et al., 'Reward, motivation, and emotion systems associated with early-stage intense romantic love', *Journal of Neurophysiology*, 2005, 94(1), pp. 327–37

51. Fisher, H., 'The drive to love: the neural mechanism for mate selection', *New Psychology of Love*, 2006, pp. 87–115

52. Savulescu, J. and A. Sandberg, 'Neuroenhancement of love and marriage: the chemicals between us', *Neuroethics*, 2008, 1(1), pp. 31–44

53. Dayan, P. and Q. J. Huys, 'Serotonin, inhibition, and negative mood', *PLOS Computational Biology*, 2008, 4(2), p. e4

54. Portas, C. M., B. Bjorvatn and R. Ursin, 'Serotonin and the sleep/wake cycle: special emphasis on microdialysis studies', *Progress inNeurobiology*, 2000, 60(1), pp. 13–35

55. Hesse, S., et al., 'Serotonin and dopamine transporter imaging in patients with obsessive-compulsive disorder', *Psychiatry Research: Neuroimaging*, 2005, 140(1), pp. 63–72

56. Wood, H., 'Love on the brain', *Nature Reviews Neuroscience*, 2001, 2(2), p. 80

57. Zeki, S., 'The neurobiology of love', *FEBS Letters*, 2007, 581(14), pp. 2575–9

58. Johnson-Laird, P. N., 'Mental models and human reasoning', *Proceedings of the National Academy of Sciences*, 2010, 107(43), pp. 18243–50

59. Acevedo, B. P., et al., 'Neural correlates of long-term intense romantic love', *Social Cognitive and Affective Neuroscience*, 2012, 7(2), pp. 145–59

60. Boynton, P. M., The Research Companion: A Practical Guide for Those in Social Science, Health and Development, *Taylor and Francis*, 2016

61. 'Arranged/forced marriage statistics', *Statistic Brain*, 2016, statisticbrain. com/arranged-marriage-statistics/

62. Gahran, A., *Stepping Off the Relationship Escalator: Uncommon Love and Life*, Off the Escalator Enterprises, 2017

63. Twenge, J. M., R. A. Sherman and B. E. Wells, 'Changes in American adults'

reported same-sex sexual experiences and attitudes, 1973–2014', *Archives of Sexual Behavior*, 2016, 45(7), pp. 1713–30

64. Girl on the Net, 'Sexy stories, mostly true', 2017, girlonthenet.com

65. Girl on the Net, *Girl on the Net: How a Bad Girl Fell in Love*, BLINK Publishing, 2016

66. Wilson, G. D., 'Male–female differences in sexual activity, enjoyment and fantasies', *Personality and Individual Differences*, 1987, 8(1), pp. 125–7

67. Levin, R. and A. Riley, 'The physiology of human sexual function', *Psychiatry*, 2007, 6(3), pp. 90–94

68. McQuaid, J., 'Why we love the pain of spicy food', *Wall Street Journal*, 31 December 2014

69. Person, E. S., 'Sexuality as the mainstay of identity: psychoanalytic perspectives', *Signs: Journal of Women in Culture and Society*, 1980, 5(4), pp. 605–630

70. Weaver, H., G. Smith and S. Kippax, 'School-based sex education policies and indicators of sexual health among young people: a comparison of the Netherlands, France, Australia and the United States', *Sex Education*, 2005, 5(2), pp. 171–88

71. Potard, C., et al., 'The relationship between parental attachment and sexuality in early adolescence', *International Journal of Adolescence and Youth*, 2017, 22(1), pp. 47–56

72. Hoffmann, H., E. Janssen and S. L. Turner, 'Classical conditioning of sexual arousal in women and men: effects of varying awareness and biological relevance of the conditioned stimulus', *Archives of Sexual Behavior*, 2004, 33(1), pp. 43–53

73. Hatzenbuehler, M. L., J. C. Phelan and B. G. Link, 'Stigma as a fundamental cause of population health inequalities', *American Journal of Public Health*, 2013, 103(5), pp. 813–21

第6章　你总是要笑的吧

1. Winston, J. S., J. O'Doherty and R. J. Dolan, 'Common and distinct neural responses during direct and incidental processing of multiple facial emotions', *NeuroImage*, 2003, 20(1), pp. 84–97

2. Davila-Ross, M., et al., 'Chimpanzees (pan troglodytes) produce the same

types of "laugh Faces" when they emit laughter and when they are silent', *PLOS ONE*, 2015, 10(6), p. e0127337

3. Ross, M. D., M. J. Owren and E. Zimmermann, 'Reconstructing the evolution of laughter in great apes and humans', *Current Biology*, 2009, 19(13), pp. 1106–11

4. Panksepp, J. and J. Burgdorf, '50-kHz chirping (laughter?) in response to conditioned and unconditioned tickle-induced reward in rats: effects of social housing and genetic variables', *Behavioural Brain Research*, 2000, 115(1), pp. 25–38

5. Weisfeld, G. E., 'The adaptive value of humor and laughter', *Ethology and Sociobiology*, 1993, 14(2), pp. 141–69

6. Pellis, S. and V. Pellis, *The Playful Brain: Venturing to the Limits of Neuroscience*, Oneworld Publications, 2013

7. Wild, B., et al., 'Neural correlates of laughter and humour', *Brain*, 2003, 126(10), pp. 2121–38

8. Selden, S. T., 'Tickle', *Journal of the American Academy of Dermatology*, 2004, 50(1), pp. 93–7

9. Claxton, G., 'Why can't we tickle ourselves?', *Perceptual and Motor Skills*, 1975, 41(1), pp. 335–8

10. Berman, R., 'The psychology of tickling and why it makes us laugh', *Big Think*, 2016, bigthink.com

11. Stafford, T., 'Why all babies love peekaboo', *BBC Future*, 2014, bbc.com

12. Vrticka, P., J. M. Black and A. L. Reiss, 'The neural basis of humour processing', *Nature Reviews Neuroscience*, 2013, 14(12), pp. 860–8

13. Messinger, D. S., A. Fogel and K. L. Dickson, 'All smiles are positive, but some smiles are more positive than others', *Developmental Psychology*, 2001, 37(5), pp. 642–53

14. Scott, S., 'Beyond a joke: how to study laughter', *Guardian*, 10 July 2014

15. Chan, Y. C., et al., 'Towards a neural circuit model of verbal humor processing: an fMRI study of the neural substrates of incongruity detection and resolution', *NeuroImage*, 2013, 66, pp. 169–76

16. Hempelmann, C. F. and S. Attardo, 'Resolutions and their incongruities: further thoughts on logical mechanisms', *Humor*, 2011, 24(2), pp. 125–49

17. Franklin, R. G. Jr and R. B. Adams Jr, 'The reward of a good joke: neural correlates of viewing dynamic displays of stand-up comedy', *Cognitive, Affective and Behavioral Neuroscience*, 2011, 11(4), pp. 508–15

18. Pessoa, L. and R. Adolphs, 'Emotion processing and the amygdala: from a "low road" to "many roads" of evaluating biological significance', *Nature Reviews Neuroscience*, 2010, 11(11), p. 773

19. Scott, S. K., et al., 'The social life of laughter', *Trends in Cognitive Sciences*, 2014, 18(12), pp. 618–20

20. Prof Sophie Scott, 2017, ucl.ac.uk/pals/people/profiles/academic-staff/sophie-scott

21. Berk, L. S., et al., 'Neuroendocrine and stress hormone changes during mirthful laughter', *American Journal of the Medical Sciences*, 1989, 298(6), pp. 390–6

22. Dunbar, R. I., et al., 'Social laughter is correlated with an elevated pain threshold', *Proceedings of the Royal Society B: Biological Sciences*, 2012, 279(1731), pp. 1161–7

23. Manninen, S., et al., 'Social laughter triggers endogenous opioid release in humans', *Journal of Neuroscience*, 2017, 37(25), p. 6125

24. Wildgruber, D., et al., 'Different types of laughter modulate connectivity within distinct parts of the laughter perception network', *PLOS ONE*, 2013, 8(5), p. e63441

25. Philippon, A. C., L. M. Randall and J. Cherryman, 'The impact of laughter in earwitness identification performance', *Psychiatry, Psychology and Law*, 2013, 20(6), pp. 887–98

26. Uekermann, J., et al., 'Theory of mind, humour processing and executive functioning in alcoholism', *Addiction*, 2007, 102(2), pp. 232–40

27. Samson, A. C., et al., 'Perception of other people's mental states affects humor in social anxiety', *Journal of Behavior Therapy and Experimental Psychiatry*, 2012, 43(1), pp. 625–31

28. Wu, C.-L., et al., 'Do individuals with autism lack a sense of humor? A study of humor comprehension, appreciation, and styles among high school students with autism', *Research in Autism Spectrum Disorders*, 2014, 8(10), pp. 1386–93

29. Raine, J., 'The evolutionary origins of laughter are rooted more in survival than enjoyment', *The Conversation*, 13 April 2016

30. Gervais, M. and D. S. Wilson, 'The evolution and functions of laughter and humor: a synthetic approach', *Quarterly Review of Biology*, 2005, 80(4), pp. 395–430

31. Goldstein, J. H. 'Cross cultural research: humour here and there', in A. J.

Chapman and H. C. Foot (eds), *It's a Funny Thing, Humor*, Elsevier, 1977

32. Provine, R. R. and K. Emmorey, 'Laughter among deaf signers', *Journal of Deaf Studies and Deaf Education*, 2006, 11(4), pp. 403–9

33. Davila-Ross, M., et al., 'Chimpanzees (pan troglodytes) produce the same type of "laugh faces" when they emit laughter and when they are silent', *PLOS ONE*, 2015, 10(6), p. e0127337

34. Cowan, M. L. and A. C. Little, 'The effects of relationship context and modality on ratings of funniness', *Personality and Individual Differences*, 2013, 54(4), pp. 496–500

35. Benazzi, F. and H. Akiskal, 'Irritable-hostile depression: further validation as a bipolar depressive mixed state', *Journal of Affective Disorders*, 2005, 84(2), pp. 197–207

36. WalesOnline, 'No joking but comedian Rhod is Wales' sexiest man', 2010, walesonline.co.uk/lifestyle/showbiz/no-joking-comedian-rhod-wales-1878454

37. Krebs, R., et al., 'Novelty increases the mesolimbic functional connectivity of the substantia nigra/ventral tegmental area (SN/VTA) during reward anticipation: evidence from high-resolution fMRI', *NeuroImage*, 2011, 58(2), pp. 647–55

38. Boldsworth, I., The Mental Podcast, 2017, ianboldsworth.co.uk/the-mental-podcast/

39. Boldsworth, I., *The ParaPod*, 2017, ianboldsworth.co.uk/project/the-para-pod/

40. Hyman, S. E. and R. C. Malenka, 'Addiction and the brain: the neurobiology of compulsion and its persistence', *Nature Reviews Neuroscience*, 2001, 2(10), p. 695

41. Heimberg, R. G., *Social Phobia: Diagnosis, Assessment, and Treatment*, Guilford Press, 1995

42. Atkinson, J. W., 'Motivational determinants of risk-taking behavior', *Psychological Review*, 1957, 64(6 pt 1), p. 359

43. Samson, A. C. and J. J. Gross, 'Humour as emotion regulation: the differential consequences of negative versus positive humour', *Cognition and Emotion*, 2012, 26(2), pp. 375–84

44. Gil, M., et al., 'Social reward: interactions with social status, social communication, aggression, and associated neural activation in the ventral tegmental area', *European Journal of Neuroscience*, 2013, 38(2), pp. 2308–18

45. Goh, C. and M. Agius, 'The stress-vulnerability model: how does stress impact on mental illness at the level of the brain and what are the consequences?', *Psychiatria Danubina*, 2010, 22(2), pp. 198–202

46. Gelkopf, M., S. Kreitler and M. Sigal, 'Laughter in a psychiatric. ward: somatic, emotional, social, and clinical influences on schizophrenic patients', *Journal of Nervous and Mental Disease*, 1993, 181(5), pp. 283–9

第 7 章　快乐的阴暗面

1. Flett, G. L., K. R. Blankstein and T. R. Martin, 'Procrastination, negative self-evaluation, and stress in depression and anxiety', in J. R. Ferrari, J. H. Johnson and W. G. McCown (eds), *Procrastination and Task Avoidance*, Springer, 1995, pp. 137–67

2. Sørensen, L. B., et al., 'Effect of sensory perception of foods on appetite and food intake: a review of studies on humans', *International Journal of Obesity*, 2003, 27(10), p. 1152

3. Myers Ernst, M. and L. H. Epstein, 'Habituation of responding for food in humans', *Appetite*, 2002, 38(3), pp. 224–34

4. Brennan, P., H. Kaba and E. B. Keverne, 'Olfactory recognition: a simple memory system', *Science*, 1990, 250(4985), pp. 1223–6

5. Maldarelli, C., 'Here's why twin studies are so important to science and NASA', *Popular Science*, 1 March 2016, popsci.com

6. Kendler, K. S., et al., 'A Swedish national twin study of lifetime major depression', *American Journal of Psychiatry*, 2006, 163(1), pp. 109–14

7. Kensinger, E. A. and S. Corkin, 'Two routes to emotional memory: distinct neural processes for valence and arousal', *Proceedings of the National Academy of Sciences of the United States of America*, 2004, 101(9), pp. 3310–15

8. Hoffmann, H., E. Janssen and S. L. Turner, 'Classical conditioning of sexual arousal in women and men: effects of varying awareness and biological relevance of the conditioned stimulus', *Archives of Sexual Behavior*, 2004, 33(1), pp. 43–53

9. Dusenbury, L., et al., 'A review of research on fidelity of implementation: implications for drug abuse prevention in school settings', *Health Education Research*, 2003, 18(2), pp. 237–56

10. Freeman, B., S. Chapman and M. Rimmer, 'The case for the plain packaging

of tobacco products', *Addiction*, 2008, 103(4), pp. 580–90

11. Christiano, A. and A. Neimand, 'Stop raising awareness already', *Stanford Social Innovation Review*, Spring 2017

12. Marteau, T. M., G. J. Hollands and P. C. Fletcher, 'Changing human behavior to prevent disease: the importance of targeting automatic processes', *Science*, 2012, 337(6101), p. 1492

13. Dolcos, F., K. S. LaBar and R. Cabeza, 'Dissociable effects of arousal and valence on prefrontal activity indexing emotional evaluation and subsequent memory: an event-related fMRI study', *NeuroImage*, 2004, 23(1), pp. 64–74

14. Volkow, N. D., G.-J. Wang and R. D. Baler, 'Reward, dopamine and the control of food intake: implications for obesity', *Trends in Cognitive Sciences*, 2011, 15(1), pp. 37–46

15. Petty, R. E. and P. Brinol, 'Attitude change', *Advanced Social Psychology*, 2010, pp. 217–59

16. Beck, J. G. and S. F. Coffey, 'Assessment and treatment of PTSD after a motor vehicle collision: empirical findings and clinical observations,' *Professional Psychology: Research and Practice*, 2007, 38(6), pp. 629–39

17. Clark, R. E. and L. R. Squire, 'Classical conditioning and brain systems: the role of awareness', *Science*, 1998, 280(5360), pp. 77–81

18. Sharot, T., *The Optimism Bias: A Tour of the Irrationally Positive Brain*, Vintage, 2011

19. Cummins, R. A. and H. Nistico, 'Maintaining life satisfaction: the role of positive cognitive bias', *Journal of Happiness Studies*, 2002, 3(1), pp. 37–69

20. Sharot, T., et al., 'Neural mechanisms mediating optimism bias', *Nature*, 2007, 450(7166), pp. 102–5

21. Koob, G. F. and M. Le Moal, 'Plasticity of reward neurocircuitry and the "dark side" of drug addiction', *Nature Neuroscience*, 2005, 8(11), pp. 1442–4

22. Arias-Carrion, O. and E. Poppel, 'Dopamine, learning, and reward-seeking behavior', *Acta Neurobiologiae Experimentalis*, 2007, 67(4), pp. 481–8

23. Koob, G. F. and M. Le Moal, 'Addiction and the brain antireward system', *Annual Review of Psychology*, 2008, 59, pp. 29–53

24. Gardner, E. L., 'Introduction: addiction and brain reward and anti-reward pathways', *Advances in Psychosomatic Medicine*, 2011, 30, pp. 22–60

25. Arató, M., et al., 'Elevated CSF CRF in suicide victims', *Biological Psychiatry*, 25(3), pp. 355–9

26. Knoll, A. T. and W. A. Carlezon, 'Dynorphin, stress, and depression', *Brain*

Research, 2010, 1314C, p. 56

27. Koob, G. F. and M. L. Moal, 'Drug abuse: hedonic homeostatic dysregulation', *Science*, 1997, 278(5335), p. 52

28. 'A tale of anxiety and reward – the role of stress and pleasure in addiction relapse', *The Brain Bank North West*, 2014, thebrainbank. scienceblog.com

29. Michl, P., et al., 'Neurobiological underpinnings of shame and guilt: a pilot fMRI study', *Social Cognitive and Affective Neuroscience*, 2014, 9(2), pp. 150–7

30. Chang, Luke J., et al., 'Triangulating the neural, psychological, and economic bases of guilt aversion', *Neuron*, 2011, 70(3), pp. 560–72

31. Gilovich, T., V. H. Medvec and K. Savitsky, 'The spotlight effect in social judgment: an egocentric bias in estimates of the salience of one's own actions and appearance', *Journal of Personality and Social Psychology*, 2000, 78(2), p. 211

32. Silani, G., et al., 'Right supramarginal gyrus is crucial to overcome emotional egocentricity bias in social judgments', *Journal of Neuroscience*, 2013, 33(39), pp. 15466–76

33. Wolpert, S., 'Brain reacts to fairness as it does to money and chocolate, study shows', *UCLA Newsroom*, 21 April 2008

34. Tabibnia, G. and M. D. Lieberman, 'Fairness and cooperation arerewarding', *Annals of the New York Academy of Sciences*, 2007, 1118(1), pp. 90–101

35. Denke, C., et al., 'Belief in a just world is associated with activity in insula and somatosensory cortices as a response to the perception of norm violations', *Social Neuroscience*, 2014, 9(5), pp. 514–21

36. Blackwood, N., et al., 'Self-responsibility and the self-serving bias: an fMRI investigation of causal attributions', *NeuroImage*, 2003, 20(2), pp. 1076–85

37. O'Connor, Z., 'Colour psychology and colour therapy: caveat emptor', *Color Research and Application*, 2011, 36(3), pp. 229–34

38. Utevsky, A. V. and M. L. Platt, 'Status and the brain', *PLOS Biology*, 2014, 12(9), p. e1001941

39. Costandi, M., 'The brain boasts its own social network', *Scientific American*, 20 April 2017

40. Gil, M., et al., 'Social reward: interactions with social status, social communication, aggression, and associated neural activation in the ventral tegmental area', *European Journal of Neuroscience*, 2013, 38(2), pp. 2308–18

41. Samson, A. C. and J. J. Gross, 'Humour as emotion regulation: the differen-

tial consequences of negative versus positive humour', *Cognition and Emotion*, 2012, 26(2), pp. 375–84

42. Isenberg, D. J., 'Group polarization: a critical review and meta-analysis', *Journal of Personality and Social Psychology*, 1986, 50(6), p. 1141

43. Scheepers, D., et al., 'The neural correlates of in-group and self-face perception: is there overlap for high identifiers? ', *Frontiers in Human Neuroscience*, 2013, 7, p. 528

44. Murphy, J. M., et al., 'Depression and anxiety in relation to social status: a prospective epidemiologic study', *Archives of General Psychiatry*, 1991, 48(3), pp. 223–9

45. De Dreu, C. K., et al., 'Oxytocin promotes human ethnocentrism', *Proceedings of the National Academy of Sciences*, 2011, 108(4), pp. 1262–6

46. Hart, A. J., et al., 'Differential response in the human amygdala to racial outgroup vs ingroup face stimuli', *NeuroReport*, 2000, 11(11), pp. 2351–4

47. Avenanti, A., A. Sirigu and S. M. Aglioti, 'Racial bias reduces empathic sensorimotor resonance with other-race pain', *Current Biology*, 2010, 20(11), pp. 1018–22

48. Zebrowitz, L. A., B. White and K. Wieneke, 'Mere exposure and racial prejudice: exposure to other-race faces increases liking for strangers of that race', *Social Cognition*, 2008, 26(3), pp. 259–75

49. Rupp, H. A. and K. Wallen, 'Sex differences in response to visual sexual stimuli: a review', *Archives of Sexual Behavior*, 2008, 37(2), pp. 206–18

50. Cummins, R. G., 'Excitation transfer theory', *International Encyclopedia of Media Effects*, 2017, pp. 1–9

51. Blaszczynski, A. and L. Nower, 'A pathways model of problem and pathological gambling', *Addiction*, 2002, 97(5), pp. 487–99

52. De Brabander, B., et al., 'Locus of control, sensation seeking, and stress', *Psychological Reports*, 1996, 79(3 Pt 2), pp. 1307–12

53. Patoine, B., 'Desperately seeking sensation: fear, reward, and the human need for novelty', *The Dana Foundation*, 13 October 2009

54. Bouter, L. M., et al., 'Sensation seeking and injury risk in downhill skiing', *Personality and Individual Differences*, 1988, 9(3), pp. 667–73

55. McCutcheon, K., 'Haemophobia', *Journal of Perioperative Practice*, 2015, 25(3), p. 31

56. Burnett, D., 'James Foley's murder, and the psychology of our fascination with the gruesome', *Telegraph*, 20 August 2014

57. Varma-White, K., 'Morbid curiosity: why we can't look away from tragic images', TODAY.com, 19 July 2014

58. Brakoulias, V., et al., 'The characteristics of unacceptable/taboo thoughts in obsessive-compulsive disorder', *Comprehensive Psychiatry*, 2013, 54(7), pp. 750–7

59. Roberts, P., 'Forbidden thinking', *Psychology Today*, 1 May 1995

60. Johnson-Laird, P. N., 'Mental models and human reasoning', *Proceedings of the National Academy of Sciences*, 2010, 107(43), pp. 18243–50

61. Wegner, D. M., et al., 'Paradoxical effects of thought suppression', *Journal of Personality and Social Psychology*, 1987, 53(1), pp. 5–13

62. Mann, T. and A. Ward, 'Forbidden fruit: does thinking about a prohibited food lead to its consumption?', *International Journal of Eating Disorders*, 2001, 29(3), pp. 319–27

63. Etchells, P. J., et al., 'Prospective investigation of video game use in children and subsequent conduct disorder and depression using data from the Avon longitudinal study of parents and children', *PLOS ONE*, 2016, 11(1), p. eo147732

第8章　各年龄段的快乐

1. Burnett, D., 'Women and yogurt: what's the connection? ', *Guardian*, 30 August 2013

2. Straus, W. Jr and A. J. E. Cave, 'Pathology and the posture of Neanderthal man', *Quarterly Review of Biology*, 1957, 32(4), pp. 348–63

3. Lee, M., 'Why are babies' heads so large in proportion to their body sizes? ', livestrong.com, 13 June 2017

4. Barras, C., 'The real reasons why childbirth is so painful and dangerous', bbc.com, 22 December 2016

5. Shonkoff, J. P. and D. A. Phillips (eds), 'From neurons to neighborhoods: the science of early childhood development', National Research Council and Institute of Medicine, 2000

6. Harlow, H. F., 'Love in infant monkeys', *Scientific American*, 1959

7. Houston, S. M., M. M. Herting and E. R. Sowell, 'The neurobiology of childhood structural brain development: conception through adulthood', *Current Topics in Behavioral Neurosciences*, 2014, 16, pp. 3–17

8. Stafford, T., 'Why all babies love peekaboo', bbc.com, 18 April 2014

9. Center on the Developing Child, 'Five numbers to remember about early childhood development', 2009, www.developingchild.harvard.edu

10. Dahl, R. E., 'Sleep and the developing brain', *Sleep*, 2007, 30(9), pp. 1079–80

11. Danese, A. and B. S. McEwen, 'Adverse childhood experiences, allostasis, allostatic load, and age-related disease', *Physiology and Behavior*, 2012, 106(1), pp. 29–39

12. Shonkoff, J. P., et al., 'The lifelong effects of early childhood adversity and toxic stress', *Pediatrics*, 2012, 129(1), pp. e232–46

13. Avants, B., et al. 'Early childhood home environment predicts frontal and temporal cortical thickness in the young adult brain', Society for Neuroscience annual meeting, 2012

14. Jack, F., et al., 'Maternal reminiscing style during early childhood predicts the age of adolescents' earliest memories', *Child Development*, 2009, 80(2), pp. 496–505

15. Brink, T. T., et al., 'The role of orbitofrontal cortex in processing empathy stories in four- to eight-year-old children', *Frontiers in Psychology*, 2011, 2, p. 80

16. Neisser, U., et al., 'Intelligence: knowns and unknowns', *American Psychologist*, 1996, 51(2), p. 77

17. Sherif, M., et al., *Intergroup Conflict and Cooperation: The Robbers Cave Experiment*, Wesleyan, 1954/1961

18. Houston, S. M., et al., 'The neurobiology of childhood structural brain development: conception through adulthood', *Current Topics in Behavioral Neurosciences*, 2014, 16, pp. 3–17

19. Galbally, M., et al., 'The role of oxytocin in mother–infant relations: a systematic review of human studies', *Harvard Review of Psychiatry*, 2011, 19(1), pp. 1–14

20. Wan, M. W., et al., 'The neural basis of maternal bonding', *PLOS ONE*, 2014, 9(3), p. e88436

21. Magon, N. and S. Kalra, 'The orgasmic history of oxytocin: love, lust, and labor', *Indian Journal of Endocrinology and Metabolism*, 2011, 15(7), p. 156

22. Noriuchi, M., Y. Kikuchi and A. Senoo, 'The functional neuroanatomy of maternal love: mother's response to infant's attachment behaviors', *Biological Psychiatry*, 2008, 63(4), pp. 415–23

23. Schore, A. N., 'Effects of a secure attachment relationship on right brain development, affect regulation, and infant mental health', *Infant Mental Health Journal*, 2001, 22(1–2), pp. 7–66

24. Ainsworth, M. D. S., et al., *Patterns of Attachment: A Psychological Study of the Strange Situation*, Psychology Press, 2015

25. Wiseman, H., O. Mayseless and R. Sharabany, 'Why are they lonely? Perceived quality of early relationships with parents, attachment, personality predispositions and loneliness in first-year university students', *Personality and Individual Differences*, 2006, 40(2), pp. 237–48

26. Blustein, D. L., M. S. Prezioso and D. P. Schultheiss, 'Attachment theory and career development', *The Counseling Psychologist*, 1995, 23(3), pp. 416–32

27. Potard, C., et al., 'The relationship between parental attachment and sexuality in early adolescence', *International Journal of Adolescence and Youth*, 2017, 22(1), pp. 47–56

28. Baumrind, D., 'The influence of parenting style on adolescent competence and substance use', *Journal of Early Adolescence*, 1991, 11(1), pp. 56–95

29. Haycraft, E. and J. Blissett, 'Eating disorder symptoms and parenting styles', *Appetite*, 2010, 54(1), pp. 221–224

30. Baumrind, D., 'Current patterns of parental authority', *Developmental Psychology*, 1971, 4(1 pt 2), p. 1

31. Foster, A. D. and M. R. Rosenzweig, 'Learning by doing and learning from others: human capital and technical change in agriculture', *Journal of Political Economy*, 1995, 103(6), pp. 1176–1209

32. Landry, S. H., et al., 'Does early responsive parenting have a special importance for children's development or is consistency across early childhood necessary?', *Developmental Psychology*, 2001, 37(3), pp. 387–403

33. Kaplowitz, P. B., et al., 'Earlier onset of puberty in girls: relation to increased body mass index and race', *Pediatrics*, 2001, 108(2), p. 347

34. Neubauer, A. C. and A. Fink, 'Intelligence and neural efficiency: measures of brain activation versus measures of functional connectivity in the brain', *Intelligence*, 2009, 37(2), pp. 223–9

35. Santos, E. and C. A. Noggle, 'Synaptic pruning', in S. Goldstein and J. A. Naglieri (eds), *Encyclopedia of Child Behavior and Development*, Springer, 2011, pp. 1464–5

36. Carskadon, M. A., 'Patterns of sleep and sleepiness in adolescents', *Pediatrician*, 1990, 17(1), pp. 5–12

37. Owens, J. A., K. Belon and P. Moss, 'Impact of delaying school start time on adolescent sleep, mood, and behavior', *Archives of Pediatrics and Adolescent Medicine*, 2010, 164(7), pp. 608–14

38. McClintock, M. K. and G. Herdt, 'Rethinking puberty: the development of sexual attraction', *Current Directions in Psychological Science*, 1996, 5(6), pp. 178–83

39. Casey, B. J., R. M. Jones and T. A. Hare, 'The adolescent brain', *Annals of the New York Academy of Sciences*, 2008, 1124(1), pp. 111–26

40. Spear, L. P., 'The adolescent brain and age-related behavioral manifestations', *Neuroscience and Biobehavioral Reviews*, 2000, 24(4), pp. 417–63

41. Reyna, V. F. and F. Farley, 'Risk and rationality in adolescent decision making: implications for theory, practice, and public policy', *Psychological Science in the Public Interest*, 2006, 7(1), pp. 1–44

42. Lenroot, R. K. and J. N. Giedd, 'Brain development in children and adolescents: insights from anatomical magnetic resonance imaging', *Neuroscience and Biobehavioral Reviews*, 2006, 30(6), pp. 718–29

43. Henry, J. P., 'Biological basis of the stress response', *Integrative Physiological and Behavioral Science*, 1992, 27(1), pp. 66–83

44. Philpot, R. M. and L. Wecker, 'Dependence of adolescent novelty-seeking behavior on response phenotype and effects of apparatus scaling', *Behavioral Neuroscience*, 2008, 122(4), pp. 861–75

45. Walter, C., *Last Ape Standing: The Seven-Million-Year Story of How and Why We Survived*, Bloomsbury Publishing USA, 2013

46. Weon, B. M. and J. H. Je, 'Theoretical estimation of maximum human lifespan', *Biogerontology*, 2009, 10(1), pp. 65–71

47. Deng, W., J. B. Aimone and F. H. Gage, 'New neurons and new memories: how does adult hippocampal neurogenesis affect learning and memory?', *Nature Reviews Neuroscience*, 2010, 11(5), pp. 339–50

48. Rakic, P., 'Neurogenesis in adult primate neocortex: an evaluation of the evidence', *Nature Reviews Neuroscience*, 2002, 3(1), pp. 65–71

49. Shephard, E., G. M. Jackson and M. J. Groom, 'Learning and altering behaviours by reinforcement: neurocognitive differences between children and adults', *Developmental Cognitive Neuroscience*, 2014, 7: pp. 94–105

50. Nisbett, R. E., et al., 'Intelligence: new findings and theoretical developments', *American Psychologist*, 2012, 67(2), pp. 130–59

51. Esch, T. and G. B. Stefano, 'The neurobiology of stress management', *Neu-*

roendocrinology Letters, 2010, 31(1), pp. 19–39

52. Goh, C. and M. Agius, 'The stress-vulnerability model: how does stress impact on mental illness at the level of the brain and what are the consequences?', *Psychiatria Danubina*, 2010, 22(2), pp. 198–202

53. Ulrich-Lai, Y. M., et al., 'Pleasurable behaviors reduce stress via brain reward pathways', *Proceedings of the National Academy of Sciences of the United States of America*, 2010, 107(47), pp. 20529–34

54. Milman, A., 'The impact of tourism and travel experience on senior travelers' psychological well-being', *Journal of Travel Research*, 1998, 37(2), pp. 166–70

55. Glocker, M. L., et al., 'Baby schema in infant faces induces cuteness perception and motivation for caretaking in adults', *Ethology*, 2009, 115(3), pp. 257–63

56. 'Holly Brockwell', from www.hollybrockwell.com

57. Brockwell, H., 'Why can't I get sterilised in my 20s?', *Guardian*, 28 January 2015

58. Feldman, S., 'Structure and consistency in public opinion: the role of core beliefs and values', *American Journal of Political Science*, 1988, pp. 416–40

59. Moussavi, S., et al., 'Depression, chronic diseases, and decrements in health: results from the World Health Surveys', *Lancet*, 2007, 370(9590), pp. 851–8

60. Pinquart, M., 'Creating and maintaining purpose in life in old age: a meta-analysis', *Ageing International*, 2002, 27(2), pp. 90–114

61. Bonanno, G. A., et al., 'Resilience to loss and chronic grief: a prospective study from preloss to 18-months postloss', *Journal of Personality and Social Psychology*, 2002, 83(5), p. 1150

62. Chang, S. H. and M. S. Yang, 'The relationships between the elderly loneliness and its factors of personal attributes, perceived health status and social support', *Kaohsiung Journal of Medical Sciences*, 1999, 15(6), pp. 337–47

63. Peters, R., 'Ageing and the brain', *Postgraduate Medical Journal*, 2006, 82(964), pp. 84–8

64. Myers, B. L. and P. Badia, 'Changes in circadian rhythms and sleep quality with aging: mechanisms and interventions', *Neuroscience and Biobehavioral Reviews*, 1996, 19(4), pp. 553–71

65. Whalley, L. J., 'Brain ageing and dementia: what makes the difference?', *British Journal of Psychiatry*, 2002, 181(5), p. 369

66. Ebner, N. C. and H. Fischer, 'Emotion and aging: evidence from brain and

behavior', *Frontiers in Psychology*, 2014, 5, p. 996

67. Chapman, S. B., et al., 'Shorter term aerobic exercise improves brain, cognition, and cardiovascular fitness in aging', *Frontiers in aging neuroscience*, 2013, 5

68. Almeida, R. P., et al., 'Effect of cognitive reserve on age-related changes in cerebrospinal fluid biomarkers of Alzheimer disease', *JAMA Neurology*, 2015, 72(6), pp. 699–706

69. 'Elderly playgrounds', *Injury Prevention*, 2006, 12(3), p. 170

70. Sharot, T., *The Optimism Bias: A Tour of the Irrationally Positive Brain*, Vintage, 2011

71. Burnett, D., '"Your film has ruined my childhood!" Why nostalgia trumps logic on remakes', *Guardian*, 1 June 2016

72. Sedikides, C. and T. Wildschut, 'Past forward: nostalgia as a motivational force', *Trends in Cognitive Sciences*, 2016, 20(5), pp. 319–21

73. Zhou, X., et al., 'Counteracting loneliness', Psychological Science, 2008, 19(10), pp. 1023–9

74. Caspari, R., 'The evolution of grandparents', Scientific American, 2011, 305(2), pp. 44–9

75. Jago, C., 'Always Look on the Bright Side of Death', 2017, http://rationalcancer.blogspot.com/

图书在版编目（CIP）数据

我的快乐还有救吗：神经科学家揭秘大脑的快乐真
相 /（英）迪安·博内特（Dean Burnett）著；周东译
. -- 福州：福建教育出版社，2022.8（2023.6重印）
　　书名原文：The Happy Brain
　　ISBN 978-7-5334-9372-1

Ⅰ.①我… Ⅱ.①迪… ②周… Ⅲ.①大脑—普及读
物 Ⅳ.①R338.2-49

中国版本图书馆CIP数据核字(2022)第074674号

The Happy Brain: The Science of Where Happiness Comes From, and Why
Copyright © Dean Burnett, 2018
This edition arranged with FABER AND FABER LTD.
through Big Apple Agency, Inc., Labuan, Malaysia.
Simplified Chinese edition copyright:
2022 Ginkgo(Shanghai)Book Co., Ltd
All rights reserved.

本书中文简体版权归属于银杏树下（上海）图书有限责任公司

著作权合同登记号 图字13-2022-031

我的快乐还有救吗
Wo De Kuaile Haiyou Jiu Ma

作　　者：	[英]迪安·博内特		
译　　者：周　东		出 版 人：江金辉	
责任编辑：雷　娜		筹划出版：后浪出版公司	
出版统筹：吴兴元		特约编辑：马　楠	
营销推广：ONEBOOK		装帧制造：墨白空间·杨和唐	
排版制作：刘　伟		经　　销：新华书店	

出版发行　福建教育出版社
　　　　　（福州市梦山路 27 号　邮编：350025　http：//www.fep.com.cn
　　　　　编辑部电话：0591-83726290　发行部电话：0591-83721876/87115073，010-62027445）

印　刷：嘉业印刷（天津）有限公司　　开　本：889 毫米 ×1194 毫米　1/32
印　张：11.5　　　　　　　　　　　　字　数：222 千字
版　次：2022 年 8 月第 1 版　　　　　印　次：2023 年 6 月第 2 次印刷
书　号：ISBN 978-7-5334-9372-1　　定　价：55.00 元

读者服务：reader@hinabook.com 188-1142-1266　　购书服务：buy@hinabook.com 133-6657-3072
投稿服务：onebook@hinabook.com 133-6631-2326　　网上订购：https://hinabook.tmall.com/（天猫官方直营店）